W0254937

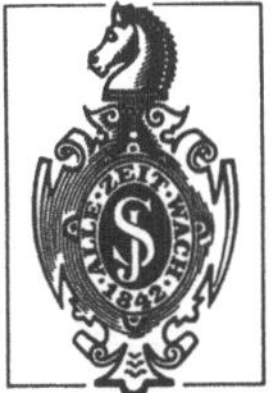

K.G. Wurster

Einfluß von Leistungssport auf das endokrine System der Frau

Mit einem Geleitwort von D. Jeschke

Mit 54 Abbildungen

Springer-Verlag
Berlin Heidelberg New York Tokyo

Priv.-Doz. Dr. med. habil. Kurt Götz Wurster

Frauenklinik Charlottenhaus
Gerokstraße 31
7000 Stuttgart 1

Die vorliegende Arbeit wurde dankenswerterweise durch das
Bundesinstitut für Sportwissenschaft, 5000 Köln-Müngersdorf,
unterstützt.
Gesch.-Z.: VF 0407/01/11/83 und VF 0407/01/18/84

Titelbild: Kurt Götz Wurster

ISBN-13:978-3-540-16388-6   e-ISBN-13:978-3-642-71124-4
DOI: 10.1007/978-3-642-71124-4

CIP-Kurztitelaufnahme der Deutschen Bibliothek
Wurster, Kurt Götz: Einfluß von Leistungssport auf das endokrine System der Frau /
Kurt Götz Wurster. – Berlin ; Heidelberg ; New York ; Tokyo : Springer 1986
ISBN-13:978-3-540-16388-6

Geleitwort

Die hormonale Regulation bei körperlicher Aktivität gehört zu den Schwerpunktthemen heutiger sportmedizinischer Forschung. Die Reaktionen dieses komplexen Regelsystems der visceralen Funktionen auf unterschiedlichste sportliche Belastungen, Adaptationen durch Training und auch Veränderungen durch Pharmaka sind aus physiologischer, klinischer und sportlicher Sicht von theoretischem wie praktischem Interesse. Man erwartet neue Erkenntnisse über die Grenzen der physiologischen Belastbarkeit und Trainierbarkeit, zum Problem des hormonalen Dopings, besonders aber für eine sinnvolle Trainingsgestaltung nicht nur zur Leistungsverbesserung im Spitzensport, sondern auch für präventive und rehabilitative sportliche Maßnahmen.

Offensichtlich erscheinende Zusammenhänge zwischen hormonaler Regulation und sportlicher Belastung zeigen sich im Hochleistungssport der Frauen. In manchen kompositorischen Sportarten werden Höchstleistungen von jungen Athletinnen erbracht, deren körperliche Entwicklung in Relation zum Alter zurückgeblieben erscheint. Sie und auch umfangreich trainierende Ausdauersportlerinnen berichten über primäre und sekundäre Amenorrhöen.
Diese gynäkologischen Probleme waren der Ausgangspunkt für die vorliegende Studie. An Hand von hypophysären, ovariellen und adrenalen Proteo- und Steroidhormonen wurde sowohl der Ursache von Zyklusunregelmäßigkeiten als auch generell dem Umfang und der Dynamik hormonaler Reaktionen auf standardisierte ergometrische, in Art und Umfang verschiedene sportliche Belastungen und im Verlauf eines Trainings nachgegangen. Spitzenathletinnen, gering und untrainierte Frauen wie auch Männer wurden untersucht. Der Schwerpunkt lag aber auf gynäkologischen Fragestellungen. Insbesondere interessierten der Einfluß von Trainingszustand, Zykluszeitpunkt, Zyklusstabilität und hormonalen Kontrazeptiva auf Hormonantworten.

Das mit klinischem und sportmedizinischem Sachverstand verfaßte Werk bietet wichtige und grundlegend neue Informationen für die gynäkologische Betreuung von Sportlerinnen. Darüber hinaus vermittelt es jedem endokrinologisch Interessierten eine Fülle neuer Ergebnisse über die nicht geschlechtsspezifischen, von der Sportart abhängigen Reaktionen dieses komplexen Regelsystems, aus denen richtungsweisende Fragestellungen für weitere Forschungsarbeiten deutlich werden.

Tübingen, Januar 1986 Dieter Jeschke

Vorwort

Sport hat vielfältige Einflüsse auf das Herz-Kreislauf-System, den Halte- und Stützapparat sowie auch auf die inkretorischen Organe. Während sich die Sportmedizin mit den ersten beiden Bereichen schon seit längerem befaßt, wendet sich die Forschung der Endokrinologie erst seit kurzem zu. Zwar ist das vermehrte Auftreten von Zyklusstörungen bei Ausdauersportarten seit geraumer Zeit bekannt, doch die Entstehung und die damit verbundenen endokrinen Veränderungen sind bisher weitgehend unbekannt.
Ziel der vorliegenden Studien war es, die Akutveränderungen jener Hormone unter körperlicher Belastung zu analysieren, welche die reproduktiven Funktionen steuern. Es galt, Ausmaß und Qualität der hormonellen Veränderungen unter der physischen und psychischen Anstrengung des Sports zu erfassen. Diese Grundlagenkenntnisse sind notwendig, um Beratung, Diagnostik und Therapie gynäkologisch-endokrinologischer Veränderungen bei Sportlerinnen realisieren zu können.
An Hand des Sports ist es jedoch auch möglich geworden, die Genese von Zyklusstörungen unter anderen belastenden Lebensbedingungen zu verstehen und zu behandeln.
Die vorliegenden Untersuchungen werfen jedoch eine Vielzahl neuer Fragen auf, die auf diesem noch jungen Forschungsschwerpunkt bearbeitet werden müssen.
Mein Wunsch ist es, die Sportlerinnen vor negativen Auswirkungen des Sports zu bewahren, ohne den Sport selbst dabei in Frage zu stellen. Dies ist auch mein Arbeitsziel für die Zukunft.

Stuttgart, Januar 1986 Kurt Götz Wurster

Inhaltsverzeichnis

X

Danksagung

Herrn Professor Dr. H. A. Hirsch danke ich herzlich für die großzügige Unterstützung und Möglichkeit, daß ich auf dem Gebiet gynäkologischer und endokrinologischer Fragen des Leistungssports arbeiten und diese Habilitationsschrift anfertigen konnte.
Herrn Professor Dr. E. Keller gilt mein Dank für die kritischen Anregungen und Diskussionen. Herr Professor Dr. D. Jeschke hat mit seinen Mitarbeitern des Institutes für Sportmedizin der Universität Tübingen die Durchführung der Testreihen ermöglicht; ebenso war er mir wertvoller Diskussionspartner, wofür ich herzlich danke.
Durch finanzielle Zuwendung für Personal- und Sachkosten vom Bundesinstitut für Sportwissenschaft, Köln-Müngersdorf sind diese Untersuchungen ermöglicht worden. Seinem Direktor, Herrn Professor Dr. A. Kirsch sowie Herrn Professor Dr. R. Felten gilt mein Dank.
Für die computerunterstützte Aufarbeitung und statistische Auswertung des Datenmaterials danke ich Herrn Professor U. Schubring und Herrn H. P. Schill vom Zentrum für Datenverarbeitung der Universität Tübingen.
Für die engagierte Mitarbeit der technischen Assistentin Frau B. Horrer bei diesen Studien, deren Auswertung und bei der Bearbeitung des Buches bis zur Drucklegung bedanke ich mich herzlich. Ihre Stelle finanzierte das Bundesinstitut für Sportwissenschaft.
Herr Dr. M. Zwirner und die Assistentinnen des endokrinologischen Labors halfen bei den umfangreichen Hormonanalysen. Frau M. Liebenau und Frau L. Koros-Zipplies unterstützten die Aufarbeitung des Datenmaterials.
Die korrekte Ausführung der Schreibarbeiten lag in den Händen von Frau M. Keller und Frau R. Pompe.
Beim Springer-Verlag bedanke ich mich für die intensive und gute Zusammenarbeit.
Schließlich danke ich ganz besonders allen Athletinnen der Deutschen Leichtathletiknationalmannschaft mit ihrer Vizepräsidentin, Frau Ilse Bechthold und allen anderen untersuchten Personen für ihre Teilnahme.

Abkürzungsverzeichnis

ABW	– Quartilsabweichung = 1/2 Quartilsabstand
ACTH	– Adrenokortikotropes Hormon
AMW	– Atemminutenvolumen (l/min)
AMV max. rel.	– Relatives maximales Atemminutenvolumen (l/min/kg) (max. AMV dividiert durch Körpergewicht in kg)
Cort	– Kortisol
DHEA	– Dehydroepiandrosteron
DHT	– Dihydrotestosteron
Endo	– β-Endorphin
FSH	– Follikelstimulierendes Hormon
E_2	– Östradiol-17β
EW	– Einzelwerte
h	– Stunde
HF	– Herzfrequenz (Schläge/min)
$\triangle$ HF	– Maximale Herzfrequenz minus Ruheherzfrequenz
$\triangle$ Laktat	– Maximaler Laktatwert minus Ruhelaktat (mmol/l)
LH	– Luteinisierendes Hormon
LH-RH	– LH-Releasinghormon
MDC	– minimal detectable concentration
min	– Minute
Pille	– Hormonales Kontrazeptivum
Prl	– Prolaktin
Prog	– Progesteron
SHBG	– sex hormone binding globulin
Subk.Fett	– Subkutanes Fettgewebe
Testo oder T	– Gesamttestosteron = Testosteron
f T	– Freies Testosteron
U	– Umdrehungen
$\dot{V}O_2$	– Sauerstoffaufnahme (l/min)
$\dot{V}O_2$ max. rel.	– relative maximale Sauerstoffaufnahme (ml/min/kg) (max. $\dot{V}O_2$ dividiert durch Körpergewicht in kg)
W	– Watt
$\tilde{x}$	– Median

1 Einleitung

Der Einfluß von körperlicher Belastung stellt für die endokrine Regulation eine bisher wenig bekannte Größe dar. Wo und in welchem Umfang Sport in die Regelkreissysteme der generativen Hormone eingreift, wurde nicht umfassend untersucht. Die Gynäkologie ist auf den Sport durch zunehmende Berichte über Amenorrhöen bei Sportlerinnen aufmerksam geworden (Feicht et al. 1978; Schwartz et al. 1980; Shangold 1980). Frisch et al. (1980, 1981) sahen bei Ballettänzerinnen in 10 % eine primäre Amenorrhö (18,5 $\pm$ 0,5 Jahre) und in 15 % eine sekundäre Amenorrhö. Die Menarche war um 1 Jahr verspätet. Beim Vergleich von Ballettänzerinnen mit Musikschülerinnen und einer Kontrollgruppe fand die Menarche bei Ballettänzerinnen um rund 3 Jahre verspätet statt (Warren 1980). 2 von 15 Tänzerinnen hatten in der Untersuchung von Warren mit 18 Jahren eine primäre Amenorrhö. Dabei fiel auf, daß bei 10 der 15 Balletteusen die Sexualentwicklung fortgeschritten und die Menarche eingetreten war, als eine Verletzung sie zu einer mehr als 2monatigen Trainingsreduktion oder Pause gezwungen hatte. Das Körpergewicht war in diesem Intervall unverändert geblieben, auch das Verhältnis Fett zu Muskulatur. Bei 11 der 13 Mädchen war die Amenorrhö bei Wiederaufnahme des Trainings erneut eingetreten.

Frisch et al. (1981) konnten bei Schwimmerinnen und Läuferinnen zeigen, daß frühzeitiges Training die Menarche deutlich verzögert. Jedes Jahr Training vor der Menarche soll nach den Autoren die Menarche um 0,4 Jahre hinausschieben. Diese Untersuchungen ebenso wie die Schlußfolgerungen werden jedoch angezweifelt (Bonen et al. 1981).

Größere systematische Untersuchungen haben aufgezeigt, daß zunehmendes Lauftraining und damit mehr Trainingskilometer Zyklusstörungen verursachen können (Dale et al. 1979).

Bei ihrem Auftreten werden die einzelnen Stufen von der Corpus-luteum-Insuffizienz über die Anovulation bis hin zur Amenorrhö durchlaufen. Die Zunahme solcher Zyklusstörungen scheint parallel mit der Anzahl der Trainingskilometer zu gehen (Feicht et al. 1978; Dale et al. 1979; Warren 1980; Wakat u. Sweeny 1979; Wakat et al. 1982). Mehr als 30 - 50 km/Woche steigern die Amenorrhörate auf 20 - 50 % (Feicht et al. 1978). Neben dem Langstreckenlauf sind in weiteren Ausdauersportarten Zyklusstörungen häufiger anzutreffen (Erdelyi 1976; Goldman u. Dill 1977; Wilmore et al. 1977; Shangold et al. 1979). Schwimmerinnen mit einem wöchentlichen Trainingsumfang von 100.000 Yards und mehr bekamen gehäuft Oligomenorrhöen (Russel et al. 1984).

Neben dem Umfang spielt die Intensität des Trainings bei der Genese von Zyklusstörungen mit. Eine zu rasche Intensivierung des Trainings kann sich negativ auswirken. Frauen mit unregelmäßiger Periode empfinden dasselbe Training anstrengender und belastender als Frauen mit regelmäßigem Zyklus.

Die Abnahme des Körperfetts wird als weiterer Grund für die Zyklusirregularitäten angeschuldigt (Oscai 1973; Frisch 1977, 1981). Sowohl beim Ballett als auch beim Langstreckenlauf ist Schlanksein von großem Vorteil, so daß der Wunsch um körperliche Leistungsfähigkeit bei niedrigem Gewicht zu einer ungenügenden Ernährung führt (Frisch 1981). Frisch (1981) konnte eine signifikant verminderte Zufuhr von Kalorien, Proteinen, Fett und Kalzium nachweisen, vorwiegend bei jenen Frauen, die vor der Menarche mit dem Training begonnen hatten. Aus ihren Ergebnissen postulierte Frisch ein kritisches Menarchegewicht sowie einen Mindestfettgehalt, die zum Auftreten der ersten Periodenblutung nötig seien.

Regelmäßige körperliche Anstrengung, vornehmlich im aeroben Ausdauerbereich, führt zu einer enormen Steigerung des Energieumsatzes. Dies bedingt Kalorien-, Flüssigkeits- und Elektrolytverluste sowie über längere Zeit gesteigerte Körperkerntemperaturen [bis auf 41° C bei einer Ausdauerbelastung von mehr als 1 h (Keizer 1983)], die bei der Ernährung, unter Vermeidung einer Gewichtszunahme, wieder ausgeglichen werden müssen.

Bei der genaueren Analyse wurden weitere Punkte aufgezeigt, die mit sportbedingten Zyklusstörungen assoziiert sind (Baker 1981; Baker et al. 1981; Shangold 1982 a, b; Bonen 1983 b):

- Junges Alter
- Verspätete Menarche
- Zyklusirregularitäten
  in der Anamnese
- Nullipara

- Gewichtsverlust
- Geringes Körperfett
- Trainingsentwicklung
- Trainingsumfang
- Streß im Training

In vielen Sportarten selektionieren die unterschiedlichen Anforderungen jene Mädchen und Frauen, die für die spezifischen Anforderungen der einzelnen Disziplinen am besten geeignet sind. Ballettänzerinnen sind schlank und grazil. Ausdauersportlerinnen (Langstreckenlauf, Skilanglauf) benötigen ebenfalls eine günstige Gewichts-Größen-Relation, während beim Kugelstoßen, Diskuswerfen, Rudern oder bei Mannschaftsballsportarten mehr die athletischen Qualitäten erfolgreich machen. Die Eigenselektion des Sports von differenten genetischen Konstitutionstypen für die einzelnen Disziplinen hat auch seine Auswirkungen auf gynäkologische Probleme. Denn pyknische Mädchen haben bekanntermaßen früher ihre Menarche und regelmäßigere Zyklen als leptosome (Schindler 1983).

Neben optimalen physischen Voraussetzungen zur Erbringung guter Ausdauerleistungen muß besonders die psychische Bereitschaft ausgesprochen stark sein, um das erhöhte Trainings-und Wettkampfvolumen in diesen Sportarten zu bewältigen. In diesem Zusammenhang haben Yates et al. (1983) in ihrer Arbeit "Running - analogue of Anorexia?" eine Fragestellung aufgeworfen, die nicht unwidersprochen geblieben ist (Wurster et al. 1984). Im Vergleich ähnelten männliche Marathonläufer einer Gruppe von Anorexiepatientinnen in bezug auf sozioökonomischen und familiären Hintergrund sowie ihre Persönlichkeitsmerkmale, wie z. B. Aggressionshemmung, außergewöhnlich hohe Selbsterwartungen, höhere Toleranz gegen Beschwerden und Schmerzen, Verleugnung möglicher ernsthafter Schwächen und Neigung zu Depressionen. Sie fanden einerseits bei anorektischen Frauen und ihren Familien ein zwanghaftes Verhalten zum Sport, wie sie andererseits bei "echten" Läufertypen bizarre Vorurteile gegen Nahrung und ein ungewöhnliches Hervorheben des dünnen und schlanken Körpers registrierten. Yates et al. (1983) kamen zu dem vorläufigen Schluß, daß beide Phänomene einen z. T. erfolgreichen, obgleich gefährlichen Versuch darstellen können, eine eigene Identität zu finden.

Wolf et al. (1985) haben sowohl bei jugendlichen als auch bei erwachsenen Leistungssportlerinnen Persönlichkeitsmuster gefunden, die den Sport zur Bewältigung ihrer psychischen Probleme gewählt haben. Die Psyche einer Hochleistungssportlerin ist durch den ausgeprägten Drang um körperliche Bestleistungen, die nur durch extremen Trainingsfleiß zu erbringen sind, eigenen Gesetzmäßigkeiten unterworfen. Daß psychische Veränderungen [z. B. Anorexia nervosa, Hypnose (Adlercreutz et al. 1982)] über suprahypothalamische Zentren Einfluß auf das reproduktive System ausüben können, ist bekannt. Inwieweit dies für den Sport gilt, ist bisher nicht erforscht.

Die Vielzahl der genannten Punkte, die zusammen mit den Zyklusstörungen im Sport vorkommen, wirft die Frage auf, ob die einzelnen Faktoren Ursache oder Folge der sportassoziierten Zyklusstörungen sind.

Verschiedene Studien konnten zeigen, daß intensive körperliche Belastung ein kräftiger Stimulus für den Anstieg der Plasmakonzentration verschiedener Sexualhormone ist (Dessypris et al. 1976; Kuoppasalmi et al. 1976; Jurkowski et al. 1978; Bonen et al. 1979; Keil et al. 1979; Übersicht bei Galbo 1981, 1983; Lucking 1982). Dies trifft sowohl für die Östrogene (Keizer et al. 1981) als auch für die Gestagene (Bonen et al. 1979) zu. Auch die Steroide der Nebenniere, wie Kortisol (Dallman u. Jones 1973; Few 1974; Davies u. Few 1976), Kortikosteron und 11-Desoxykortisol (Tacker et al. 1978), DHEA und Androstendion (Cumming et al. 1982; Wurster et al. 1983) werden vorübergehend im peripheren Plasma erhöht gefunden.

Von den hypophysären Hormonen steigen bei extremer körperlicher Belastung ACTH (Dessypris et al. 1980; Moretti et al. 1981; Barwich et al. 1984), Wachstumshormon (Sidney u. Shepard 1977; Sutton 1978; Sutton et al. 1978) und Prolaktin (Brisson et al. 1980; Shangold et al. 1981; Wurster et al. 1982) deutlich an. Über die Veränderung der Gonadotropine FSH und LH liegen widersprüchliche Ergebnisse vor (Baker et al. 1982; Cumming et al. 1982).

Über Ätiologie, Dauer und klinische Auswirkungen der beschriebenen Hormonveränderungen ist bisher wenig bekannt. Der Einfluß intensiver körperlicher Belastung auf Sekretion, Metabolismus und Clearance von Hormonen ist bisher nur mit radioaktiv markiertem Kortisol (Few 1974) und ^{3}H-Östradiol (Keizer et al. 1980) untersucht worden.

In der zitierten Arbeiten wurden folgende Punkte nicht immer berücksichtigt:
- Einfluß der Zyklusphasen bei Ruhewerten wie Hormonantworten von zyklusabhängigen Steroiden,
- enges Zeitraster bei Blutabnahmen (mehr als nur zwei oder drei Proben) zur Erfassung des Ausmaßes und der Dynamik der hormonellen Veränderungen,
- parallele Bestimmung mehrerer Hormone zur Erkennung von Gesetzmäßigkeiten,
- Vergleiche von standardisierten Labor- und disziplintypischen Trainings- und Wettkampfbelastungen.

Auf der Basis der bisherigen Kenntnisse wurde die vorliegende Untersuchung so angelegt, daß durch eine ausreichende Zahl von Blutabnahmen zur Bestimmung hypophysärer, ovarieller und adrenaler Hormone die Dynamik der Hormonveränderungen erkennbar wird. Die gleichzeitige Erfassung von Herz-Kreislauf- und metabolischen Parametern soll einen näheren Einblick in die Regulation des reproduktiven Systems der Frau ermöglichen.

Dazu wurden drei Gruppen mit unterschiedlichem Trainingszustand untersucht:
1) Spitzenathletinnen der Deutschen Leichtathletiknationalmannschaft,
2) Leistungssportlerinnen und -sportler im Langstreckenlauf
3) untrainierte Studentinnen.

Alle drei Gruppen wurden im Labor unter standardisierten Bedingungen bis zu ihrer individuellen Maximalleistung belastet. Die beiden Sportlergruppen wurden zusätzlich unter Bedingungen untersucht, wie sie im täglichen Training auftreten. Vier Athletinnen konnten im Rahmen eines Länderkampfs unter der zusätzlichen psychischen Belastung eines Wettkampfs Hormonuntersuchungen unterzogen werden.

Folgenden Aspekten wurde nachgegangen:
1) Umfang und Dynamik der Veränderung von hypophysären, ovariellen und adrenalen Proteo- und Steroidhormonen bei körperlicher Belastung.
2) Reihenfolge der Hormonantwort innerhalb der einzelnen Hormone und deren gegenseitige Beeinflussung.
3) Zeitliche Zuordnung der Hormonveränderung zur körperlichen Belastung.
4) Einfluß von Herzfrequenz, pH, Laktat, aerober und anaerober Kapazität auf die Hormonveränderungen.
5) Einfluß von Trainingszustand, Zykluszeitpunkt und Zyklusstabilität auf die Hormonantworten.
6) Unterschiede zwischen standardisierter und qualitativ differenzierter Belastung einschließlich Wettkampfbelastung.
7) Einfluß hormonaler Kontrazeptiva auf die Hormonantwort bei physischer Anstrengung.
8) Klinische Veränderungen der sportinduzierten Hormondynamik (z.B. Zyklusgeschehen).

2 Untersuchte Personen, Methodik

In der Zeit von April 1981 bis Februar 1984 wurden bei insgesamt 107 Personen im Rahmen von 152 körperlichen Belastungen Blutproben für Hormonanalysen entnommen. Die Untersuchung umfaßte folgende drei Gruppen:

1) Hochleistungssportlerinnen der Leichtathletiknationalmannschaft,
2) Leistungssportlerinnen und -sportler mit für ihr Hobby erheblichem Trainingsaufwand,
3) untrainierte Frauen als Vergleichsgruppe.

Die körperliche Belastung erfolgte unter

a) standardisierten Bedingungen auf Fahrradergometer oder Laufband,
b) qualitativ differenzierten Bedingungen im Training und Wettkampf.

Die körperliche Belastung auf dem Laufband bzw. Fahrradergometer wurde stetig gesteigert, bis zum Abbruch durch Erschöpfung. Bei der qualitativ differenzierten Belastung wurde jene ausgewählt, die für die jeweilige Disziplin typisch und mit hoher Belastungsintensität verbunden ist. Die Läuferinnen wurden bei Tempoläufen und die Werferinnen bei Wurfserien oder im Krafttraining untersucht.

Die Frauen in der Leistungssportgruppe trainierten alle für Marathonläufe. Deshalb erfolgte die Untersuchung über die 42-km-Distanz. Zum Vergleich wurde die Leistungssportgruppe einige Wochen später ebenfalls auf dem Laufband belastet.

Neben dieser Querschnittsstudie konnten insgesamt 21 Frauen nach einem Trainingsintervall erneut derselben Belastung unterzogen werden: 10 Hochleistungssportlerinnen wurden nach 1 Jahr und 11 Untrainierte nach einem 8wöchigen Ausdauertraining in einer Längsschnittuntersuchung erneut untersucht.

Die Blutentnahmen erfolgten nach folgendem Zeitraster:

-   30 min und 1 min vor Belastungsbeginn,
-   nach 1/3 und 2/3 der Belastung,
-   1, 5, 10, 30, 60 und in einigen Fällen 90 sowie 120 min nach Abbruch der Belastung.

Folgende Parameter wurden analysiert: FSH, LH, Prolaktin, Östradiol, Progesteron, Kortisol, DHEA, Testosteron, freies Testosteron, Dihydrotestosteron und SHBG. In der Marathongruppe wurden bei einem Teil der Untersuchungen zusätzlich die ACTH- und ß-Endorphinspiegel gemessen. Bei den Marathonläufern erfolgte keine Östradiol- und Progesteronbestimmung.

2.1 UNTERSUCHTE PERSONEN

Abhängig von Intensität und Umfang des Trainings wurden untersucht:

1) 56 Frauen der deutschen Leichtathletiknationalmannschaft,
2) 6 weibliche und 20 männliche Sportler aus Süddeutschland,
3) 25 Studentinnen als untrainierte Vergleichsgruppe.

Folgende Daten wurden erfaßt: Alter, Gewicht, Größe, Zyklusanamnese, subkutaner Fettgehalt, Vitalkapazität, Tiffeneau-Test, Zeitspanne des Leistungssports und heutiger Trainingsumfang.

Das Ausbleiben der Menarche bei einem mindestens 16 Jahre alten Mädchen wurde als
primäre Ammenorrhö gewertet. Als sekundäre Amenorrhö wurde ein mehr als 3monatiges
blutungsfreies Intervall eingestuft. Im Falle der Einnahme hormoneller Kontrazeptiva wurde
die Zyklusstabilität vor der Einnahme oder während eines mindestens 6monatigen hormon-
freien Zeitraums bewertet.

23 Frauen nahmen zum Zeitpunkt der Untersuchungen orale Kontrazeptiva. Die Ergebnisse
werden in 3.1.5 und 3.2.4 getrennt dargestellt. Die verwendeten Präparate sind in Anhang-
Tabelle 1 aufgelistet. Getrennte Beurteilungen nach der Zusammensetzung oder Dosierung
der Steroide konnten wegen zu kleiner Fallzahlen in den jeweiligen Gruppen nicht erfolgen.

Die Sportlerinnen der Nationalmannschaft waren noch nie schwanger, 5 Marathonläuferinnen
hatten insgesamt 7 Kinder, 1 Studentin hatte einmal geboren.

2.2 BESCHREIBUNG DER GRUPPEN

2.2.1 Hochleistungssportlerinnen

28 Athletinnen waren aus dem A- oder B-Bundeskader, 28 aus den C- und D-Kadern der
jeweiligen Landesverbände. Sie betrieben seit mindestens 3 Jahren intensiv Leistungssport.
Alle Sportlerinnen hatten bereits mehrere Einsätze auf internationaler Ebene. Bei den
Deutschen Meisterschaften belegten sie einen der ersten 10 Plätze. Folgende Disziplinen
wurden untersucht:

Kurzstrecke	100	-	200 m	$n = 22$
Mittelstrecke	400	-	800 m	$n = 19$
Langstrecke	1500	-	10000 m	$n = 8$
Wurf	Kugel	-	Diskus	$n = 7$

10 Athletinnen nahmen nach 1 Jahr erneut an einer Untersuchung teil.

2.2.2 Leistungssportlerinnen und -sportler (Marathongruppe)

Die Läuferinnen und Läufer widmeten sich mindestens schon seit 3 Jahren dem Langstreckenlauf und im Speziellen der 42-km-Distanz. Ihre Bestzeiten auf der Marathondistanz von 2:30
bis 3 h bei den Männern und 3 bis 3:30 h bei den Frauen entsprachen dem mittleren
Leistungsstandard bei Deutschen Meisterschaften.

24 der 26 Marathonläuferinnen und -läufer wurden zum Vergleich einige Wochen später auch
auf dem Laufband untersucht.

2.2.3 Untrainierte Frauen

Die untrainierte Vergleichsgruppe setzte sich vornehmlich aus Studentinnen zusammen. Sie
wurde nach folgenden Kriterien ausgewählt:
-   Bisher kein Leistungssport und in den letzten 2 Jahren kein regelmäßiges Training von
    mehr als 2 h pro Woche,
-   kein Übergewicht (subkutaner Fettgehalt bei durchschnittlich 15 %, mit Maximalwerten
    von 23 %),
-   Interesse am Breitensport.

11 Studentinnen nahmen nach der Erstuntersuchung 2mal wöchentlich für 1 h an einem Lauftraining oder einem Aerobicprogramm teil. Nach 2monatigem Training wurde der Leistungsstand erneut im Labor ermittelt.

2.3 BELASTUNGSMODUS

Bei der körperlichen Arbeit wurden zwei verschiedene Belastungsmuster gewählt:

1) standardisiert,
2) qualitativ differenziert nach Disziplinen.

Unter folgenden Belastungsmodi fanden die 152 Untersuchungen statt:

Laufband	n = 67
Fahrradergometer	n = 36
Lauftraining	n = 12
Wurftraining	n = 5
Krafttraining	n = 2
Wettkampf	n = 4
Marathonlauf	n = 26

2.3.1 Standardisierte Belastung

Die standardisierte Belastung erfolgte im Labor auf dem Laufband oder dem Fahrradergometer. Folgende Meßdaten wurden vor und während der Belastung und in einer 5minütigen Erholungsphase ermittelt: Herzfrequenz (HF), Atemminutenvolumen (AMV), Sauerstoffaufnahme ($\dot{V}O_2$), pH und Laktat. Anhand dieser Parameter sowie der Beurteilung durch Untersucher und Athletin wurde der Grad der Ausbelastung in Prozent festgelegt.

In allen Laufdisziplinen wurde entsprechend der sportartspezifischen Parallelen auf dem Laufband belastet. Bei 7 der 15 Sprinterinnen hatte man mit rasch steigender Bandgeschwindigkeit ihrer Disziplin Rechnung getragen.

Die Vergleichsgruppe wurde auf dem Fahrradergometer untersucht, da mit dieser Belastungsform die körperliche Leistungsfähigkeit bis zur körperlichen Erschöpfung besser zu erfassen ist. Personen mit wenig Lauferfahrung haben erhebliche koordinative Probleme bei höherer Bandgeschwindigkeit. Viele behindert die Atemmaske beim Laufen. Deshalb brechen Ungeübte meist vor Erreichen der Grenzen ihrer körperlichen Leistungsfähigkeit den Lauf auf dem Band ab. Zur Vermeidung methodischer Fehler wurde daher die gesamte Vergleichsgruppe auf dem Fahrradergometer belastet.

2.3.2 Qualitativ differenzierte Belastung

Die qualitativ differenzierte Belastung hatte jene Veränderungen zu erfassen, die im täglichen, disziplinspezifischen Training ablaufen. Je nach Disziplin wurde im Lauf-, Wurf- oder Krafttraining untersucht. Umfang und Intensität entsprachen dem Leistungsstand der jeweiligen Athletinnen und Athleten. Die Leistungssportgruppe hatte die Marathondistanz von 42 km zu bewältigen. Nur sehr wenige Athletinnen sind bereit, sich im Rahmen eines Wettkampfs Blut für Hormonanalysen abnehmen zu lassen.

2.4 INHALT UND AUSFÜHRUNG DER BELASTUNGEN

Die Laufband- und Fahrradergometerbelastung der Hochleistungssportlerinnen wie der Untrainierten erfolgte zwischen 9 und 12 Uhr, die Laufbanduntersuchung bei der Marathongruppe zwischen 14 und 15 Uhr. Die Laboruntersuchungen wurden in einem vollklimatisierten Raum durchgeführt.

Die qualitativ differenzierten Belastungen erfolgten zwischen 10 und 12 Uhr und zwischen 16 und 19 Uhr. Die Marathonläufe fanden zwischen Ende April und Mitte Juni bei trockenem Wetter und Temperaturen zwischen 8 und 24° C statt, die qualitativ differenzierte Belastung der Hochleistungssportlerinnen bei trockenem Wetter und Temperaturen zwischen 18 und 24° C. Um 14 Uhr war Start des Marathonlaufs. Alle Untersuchten hatten normal gegessen. Bei der qualitativ differenzierten Belastung durfte nach Belieben getrunken werden.

2.4.1 Laufbandbelastung

Die Lauffläche hatte eine Steigung von 5 %. Begonnen wurde mit einer Bandgeschwindigkeit von 8 km/h. Nach jeweils 3 min wurde die Geschwindigkeit nach seitlichem Heraustreten um 2 km/h erhöht. Die Steigerung erfolgte bis zur körperlichen Erschöpfung. Geschwindigkeiten von 12 - 18 km/h wurden erreicht. Bei 7 Sprinterinnen wurde die Geschwindigkeit bis 12 km/h im Dreiminutentakt gesteigert, danach jede Minute um 2 km/h.

2.4.2 Fahrradergometerbelastung

Die Fahrradergometerbelastung erfolgte im Sitzen. Der Anfangswiderstand betrug 50 W. Parallel zum Rhythmus auf dem Laufband wurde nach jeweils 3 min um 50 W gesteigert. Die Tretgeschwindigkeit lag bei 60 Umdrehungen pro Minute. Sowohl auf dem Fahrrad wie auf dem Laufband sollte versucht werden, bei Erreichen der Leistungsgrenze bis zum Ablauf der nächsten halben oder ganzen Minute durchzuhalten. Somit wurden die erzielten Ergebnisse besser miteinander vergleichbar.

2.4.3 Lauftraining

Das Lauftraining wurde bei 7 Sprinterinnen und 7 Mittel- bis Langstreckenläuferinnen im Frühjahr im Rahmen eines Trainingslagers durchgeführt. Die Trainingsperiode beinhaltete eine erhebliche Steigerung an Intensität und Umfang des Trainings (8 bis 12 Trainingseinheiten à 2 h pro Woche). Bei den Läuferinnen wurde eine für sie typische, extensive Trainingseinheit ausgewählt, die dem Leistungsvermögen wie Trainingszustand der einzelnen Athletinnen Rechnung trug (Tempoläufe mit kurzen Pausen über zuerst zunehmende, dann wieder abnehmende Distanzen).

Getrennt nach Disziplinen und Belastungstypen wurden vier Gruppen gebildet:

Sprint (100 - 200 m)
- 5 - 7 Tempoläufe zwischen 100 und 500 m mit mittlerer Intensität und jeweils 4- bis 6minütiger Pause (n = 7)

Langsprint (200 - 400 m)
- 4 - 6 Tempoläufe zwischen 200 und 500 m mit hoher Intensität und jeweils 8- bis 15minütiger Pause (n = 2)

Mittelstrecke (400 m)
- 10 Serien Tempoläufe gegen Widerstand (Reifenläufe) zwischen 50 und 150 m mit mittlerer Intensität (n = 1)

Mittel- bis Langstrecke (800 - 3000 m)
- 4 - 5 Tempoläufe zwischen 1000 und 2000 m mit mittlerer Intensität und jeweils 2- bis 5minütiger Pause (n = 2).

Mit Aufwärmprogramm und abschließendem Auslaufen dauerte das Programm ca. 1 1/2 - 2 h.

2.4.4 Wurftraining

Das Wurftraining wurde wie das Lauftraining im Rahmen eines Trainingslagers durchgeführt. 3 Diskuswerferinnen und 2 Kugelstoßerinnen hatten mit Technikschulung intensive Wurfserien zu absolvieren. Zwar differierte der Inhalt der Trainingseinheit etwas, doch sind Ausmaß und Belastungsqualität miteinander vergleichbar. Mit 3 unterschiedlich schweren Disken bzw. Kugeln wurden 32 - 50 Würfe bzw. Stöße absolviert. Mit Warmlaufen und Gymnastik sowie abschließendem Auslaufen dauerte die Einheit ebenfalls ca. 1 1/2 -2 h.

2.4.5 Krafttraining

2 Diskuswerferinnen, die am Wurftraining teilgenommen haben, wurden 1 Jahr später erneut im Trainingslager bei einem Krafttraining untersucht. Mit steigenden Hantelgewichten wurden folgende Übungen durchgeführt:
gestrecktes Reißen, Flachbank und tiefe Kniebeugen mit maximalen Gewichten zwischen 90 und 120 kg.

Folgende Gesamtgewichte wurden bewegt:

1. Athletin: Anreißen 2910 kg, Flachbank 3160 kg, Kniebeugen vorne 3448 kg.
2. Athletin: gestrecktes Reißen 350 kg, Reißen 1510 kg, Flachbank 4055 kg, Kniebeugen hinten 4015 kg.

2.4.6 Wettkampf

Bei einem Länderkampf der Leichtathletiknationalmannschaft der Frauen gegen die Wettkämpferinnen eines osteuropäischen Landes wurden bei 4 Athletinnen vor und nach der Konkurrenz Blutabnahmen vorgenommen. Es betraf die Disziplinen 400 m, 400 m Hürden, 800 m und 1500 m. Systematische Abnahmen waren leider nicht möglich, so daß keine genaue Dynamik der hormonellen Veränderungen zu erfassen war.

2.4.7 Marathonlauf

20 Männer und 7 Frauen wurden in Einzelläufen auf der Marathonstrecke untersucht. Der Lauf fand auf einem 6 km langen Rundkurs im Wald statt. In jeder Runde war ein Höhenunterschied von 55 m zu bewältigen.

2.5 WIEDERHOLUNGSUNTERSUCHUNGEN

45 Personen wurden ein zweites Mal untersucht. Zum Teil erfolgte dieselbe Form des Belastungsmusters, zum Teil unterschied sich die Qualität der physischen wie psychischen Beanspruchung. Die Untersuchungsmodalität, die Verteilung auf die verschiedenen Leistungs- und Disziplingruppen sowie der Zeitraum zwischen den beiden Untersuchungen waren wie folgt:

n	1. Untersuchung	-	2. Untersuchung	Zeitintervall
3	100 - 200 m, Laufband	-	100 - 200 m, Laufband	1 Jahr
3	400 - 800 m, Laufband	-	400 - 800 m, Laufband	1 Jahr
11	Untrainierte, Fahrrad	-	Untrainierte, Fahrrad	2 Monate
1	200 - 400 m, Lauftraining	-	200 - 400 m, Lauftraining	3 Monate
2	Wurftraining (Diskus)	-	Krafttraining	1 Jahr
1	800 m, Wettkampf	-	800 m, Lauftraining	1 Jahr
24	Marathonlauf	-	Marathon, Laufband	2 Monate

2.6. BLUTABNAHMEN, PLASMAGEWINNUNG

Zur mehrfachen Blutgewinnung wurde ein 18-gg-Appocath-T-Teflonkatheter in eine Unterarmvene gelegt und mit einer Kappe verschlossen. Der Katheter wurde nach jeder Entnahme mit 2 - 3 ml physiologischer Kochsalzlösung durchgespült, um eine Gerinnselbildung zu verhindern. Die ersten 1,5 ml Blut bei der Probengewinnung wurden verworfen, weitere 10 - 12 ml in eine Li-Heparin-Monovette der Fa. Sarstedt zur Plasmagewinnung entnommen und sofort in einem Eisbad gekühlt. Die Zentrifugation der Proben erfolgte in einer Kühlzentrifuge bei $+2^{0}$ C und 3000 U/min für 15 min. Anschließend wurde das Plasma portioniert und bis zur Bestimmung bei -25^{0} C tiefgefroren.

Zur Analyse von ACTH und ß-Endorphin betrug die Zeitspanne zwischen Entnahme und Zentrifugation bei sichergestellter Kühlkette maximal 10 min. An einem vorgekühlten Arbeitsplatz wurden die Proben in Portionen abpipettiert und eingefroren.

Die Blutproben zur pH- und Laktatbestimmung wurden nach vorheriger Hyperämisierung aus dem Ohrläppchen gewonnen. Die pH-Bestimmung erfolgte sofort, die Proben zur Laktatanalyse wurden bis zur Aufarbeitung in Eiswasser gelagert.

2.6.1 Zeitraster der Blutentnahmen für die biochemischen Parameter

Standardisierte Belastung

Beim Legen des Venenkatheters 30 min vor der Untersuchung sowie 1 min vor Start der Belastung erfolgten Ruhewertabnahmen. Bei der Laufband- und Fahrradergometeruntersuchung wurde nach den ersten zwei Belastungsstufen (6 min nach Beginn, entsprechend nach 3 min à 10 km/h bzw. 100 W) eine Blutprobe entnommen. Bei entsprechender Leistung wurde die Abnahme unter der Belastung nach 14 km/h bzw. 200 W wiederholt. 1, 5, 10, 30, 60 und in einigen Fällen 90 sowie 120 min nach Abbruch der Belastung wegen körperlicher Erschöpfung wurden weitere Blutproben gewonnen. In der Marathongruppe erfolgten 1 min vor Belastungsbeginn nur Blutentnahmen für die ACTH- und ß-Endorphinbestimmung. Während sowie 5 min nach der Belastung fand keine Probengewinnung statt.

Die pH- und Laktatwerte wurden nur bei standardisierter Belastung bestimmt. Nach einem Ruhewert erfolgten die Abnahmen während der Belastung, jeweils in der Umschaltpause auf die nächst höhere Bandgeschwindigkeit bzw. Fahrradwiderstand, alle 3 min sowie am Belastungsende, nach 1, 3 und 5 min Erholungspause.

Qualitativ differenzierte Belastung

In denselben Zeitabständen wie auf dem Laufband erfolgten bei der qualitativ differenzierten Belastung die Blutabnahmen. 1 min vor Beginn sowie während des Trainings nach 1/3 und 2/3 der Gesamtbelastung wurde eine Probe entnommen, bei den Marathonläufen nach 40 und 120 min Laufzeit. Die Abnahmen nach Ende der körperlichen Arbeit entsprachen dem Zeitraster der standardisierten Belastung.

2.7 BESTIMMUNG DER BIOCHEMISCHEN PARAMETER

pH

Gerät: Automatic Gas Check AVL 940, AVL, Bad Homburg.

Laktat

Reagenzien: Laktat UV-Test, Boehringer, Mannheim.
Gerät: Spektralphotometer PM6, Zeiss, Oberkochen.

Hormone und Transportglobulin

Die Proteo- und Steroidhormone sowie das Transportglobulin SHBG wurden in Doppelanalysen mit Radioimmunoassays (RIA) bestimmt. Die methodischen Prinzipien des RIA, das verwendete Isotop, die minimal entdeckbare Konzentration (MDC) sowie die Hersteller sind in Tabelle 1 aufgelistet. Tabelle 2 gibt die Meßbereiche, die Intraassayvarianz und die Konzentrationen des einen oder der zwei Kontrollseren zur Ermittlung der Interassayvarianz wider. Abbildung 1 zeigt die bei den Untersuchungen vorhandenen Interassayvarianzen in Prozent. Bei der Testosteron und Dihydrotestosteronbestimmung kam es bei einer Analysenserie zu einem technischen Defekt. Für eine Neubestimmung war bei 20 Proben nicht mehr genügend Serum vorhanden, und eine Wiederholung der Untersuchung war nicht möglich. Deshalb fehlt bei der standardisierten Belastung u.a. der letzte Wert von DHT in 2 Gruppen.

2.8 BESTIMMUNG DES SUBKUTANEN FETTGEWEBES

Die Bestimmung des subkutanen Fettgehalts ist ausreichend valide (Costill et al. 1970; Buskirk 1974). Sie erfolgte durch Messung der Hautfaltendicke mit Hilfe des Lange Skinfold Calipers an drei Stellen:

1) Dorsalseite über dem M. triceps, in der Mitte des hängenden linken Unterarms an der Hautfalte in Längsrichtung,
2) unterhalb der Spitze der Skapula an vertikaler Hautfalte,
3) 5 cm lateral des Nabels an horizontaler Hautfalte.

Die drei Werte wurden addiert. Dem Normogramm von Buskirk war dann das Gesamtkörperfett in Prozent zu entnehmen.

Tabelle 1. Methoden der Hormon- und Globulinbestimmungen

Hormon	RIA-Prinzip	Isotop	MDC	Kit-Hersteller
FSH	Doppelantikörper	^{125}J	50 ng/ml	Serono, Freiburg
LH	Doppelantikörper	^{125}J	12,5 ng/ml	Amersham Buchler, Braunschweig
ACTH	Doppelantikörper	^{125}J	10 pg/ml	Immuno Nuclear Corporation, Stillwater, USA
ß-Endorphin	Extraktion Doppelantikörper	^{125}J	3 pmol/l	Immuno Nuclear Corporation, Stillwater, USA
Prolaktin	Doppelantikörper	^{125}J	2,5 ng/ml	Clinical Assays, Cambridge, USA
Östradiol	Doppelantikörper	^{125}J	10 pg/ml	EIR, Würenlingen, Schweiz ,
Progesteron	Doppelantikörper	^{125}J	0,1 ng/ml	Radioassay Systems Laboratories, Leapwood, USA
Kortisol	Doppelantikörper	^{125}J	10 ng/ml	Amersham Buchler, Braunschweig
DHEA	Extraktion Dextranaktivkohle	^{3}H	0,07 ng/ml	UFK Tübingen (n. Abraham 1977)
Gesamt-testosteron	Extraktion Chromatographie Dextranaktivkohle	^{3}H	0,05 ng/ml	UFK Tübingen (n. Abraham 1977)
DHT	Extraktion Chromatographie Dextranaktivkohle	^{3}H	0,05 ng/ml	UFK Tübingen (n. Abraham 1977)
SHBG	Kompetitive Bindungsanalyse	^{3}H	-	Serono, Freiburg
Freies Testosteron	Indirekte Bestimmung aus SHBG und Gesamttestosteron, nach der Beschreibung von Anderson et al. (1975)			

Tabelle 2. Meßbereiche, Intraassayvarianz und Mittelwerte der Kontrollproben zur Interassayvarianzbestimmung

Hormon	Meßbereich	Intraassayvarianz ($\bar{x} \pm$ SD%)	Interassayvarianz Level 1 ($\bar{x}$)	Level 2 ($\bar{x}$)
FSH	50 - 3200 ng/ml	$5 \pm 1,3$	407	839
LH	12,5 - 800 ng/ml	$7 \pm 2,5$	56	118
ACTH	10 - 500 pg/ml	$9 \pm 3,1$	23	218
ß-Endorphin	3 - 80 pmol/l	$7 \pm 2,5$	10	-
Prolaktin	2,5 - 100 ng/ml	$5 \pm 1,8$	12	26
Östradiol	10 - 1000 pg/ml	$9 \pm 4,6$	27	195
Progesteron	0,1 - 40 ng/ml	$8 \pm 4,5$	3	-
Kortisol	10 - 600 ng/ml	$9 \pm 4,0$	79	322
DHEA	0,1 - 15 ng/ml	$6 \pm 2,6$	6	-
Testosteron	0,05 - 10 ng/ml	$6 \pm 3,2$	0,3	0,8
DHT	50 - 5000 pg/ml	$7 \pm 4,7$	140	-
SHBG	10 - 300 nmol/l	$8 \pm 4,9$	39	164

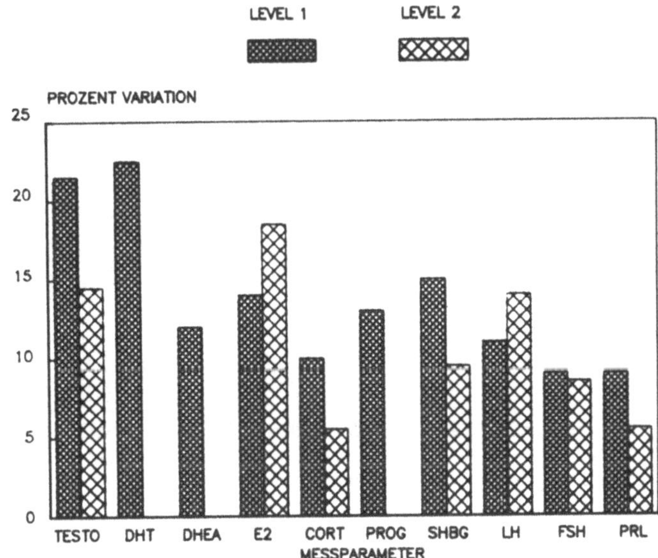

Abb. 1. Präzisionsprofil der Hormonbestimmungen, Interassayvarianz

2.9 VERWENDETE GERÄTE

Gamma-Counter

Messung der ^{125}J - Radioimmunoassays mit dem Multi Crystal Gamma Counter LB 2101, Firma Berthold, Wildbad.

Beta-Counter

Messung der ^{3}H-markierten Radioimmunoassays mit dem Isocap 3000 Beta-Counter, Firma Searle, Chicago, USA.

Laufband

Lauf- und Belastungsgerät mit der Möglichkeit zur manuellen, automatischen und computergesteuerten Belastungsänderung, getrennt für Geschwindigkeit (0,1 - 29,9 km/h) und Steigung (0 - 39,5 %).
Laufergometertest LE/6 der Firma Jaeger, Höchberg.

Fahrradergometer

Fahrradergometer mit elektronisch geregeltem Generator und Getriebe sowie Drehzahl- und Momentgeber; Belastungsregelungen zwischen 20 und 500 W (Arstila 1972).
Fahrradergometer 380 von Siemens & Elema AB, Solna/Schweden.

Ergo-Pneumotest

Universal-Pneumotachograph zur Messung der Lungenventilation, der Sauerstoffaufnahme, der Kohlendioxidabgabe und der Pulsfrequenz.
Ergo-Pneumotest, Jaeger, Würzburg.

Hautfaltentastzirkel

Lange Skinfold Caliper Cambridge Scientific Industries, Cambridge, Maryland, USA.

2.10 STATISTISCHE BERECHNUNGEN

In der gesamten Arbeit wurden Mediane ($\tilde{x}$) und Quartilsabweichungen (ABW) angegeben. Bei Tabellen und Abweichungen stehen die Quartilsabweichungen in Klammer. In Abbildungen und Tabellen wurden bei weniger als 4 Personen pro Gruppe Einzelwerte angegeben.

Zu Signifikanzaussagen bei abhängigen Stichproben wurde der Wilcoxon-Test (Weber 1972) und bei unabhängigen Stichproben der U-Test (Sachs 1972) angewandt.

Als Maß für die Hormonveränderungen wurden die Flächen unter den Hormonkurven mit der Triangulationsmethode berechnet.

Bei der standardisierten Belastung wurden zwei Flächen ermittelt:
Fläche I ab 1 min vor Belastungsbeginn bis 60 min nach Belastungsende minus der Fläche unterhalb des Ausgangswerts.

Fläche II ab 1 min nach Belastungsende bis 60 min nach Belastungsende minus der Fläche unterhalb des Ausgangswerts.

Da bei der Flächenberechnung die Fläche unterhalb des Ausgangswerts abgezogen wird, resultieren bei Hormonabfällen (vgl. FSH S. 36 u. 74) negative Flächenwerte. Aus der Sicht biologischer Wirkungen wird bei negativen Werten die Fläche als kleiner bezeichnet, die einen größeren Minusbetrag aufweist, wenn also bei der Belastung die Werte tiefer unter das

Ausgangsniveau abfallen. Beim Fehlen des letzten Werts wurde dieser anhand der bekannten Entwicklung extrapoliert, jedoch nicht in die Schaubilder eingetragen.

Für die qualitativ differenzierte Belastung wurde nur die Fläche II berechnet, da sonst bei der sehr unterschiedlichen Belastungsdauer die Flächen nicht mehr zum Vergleich der einzelnen Disziplinen herangezogen werden können.

3 Ergebnisse

3.1 STANDARDISIERTE BELASTUNG

Bei den anamnestischen Daten wie den Herz-, Kreislauf- und Lungenfunktionsergebnissen blieb die mögliche Einnahme eines hormonellen Kontrazeptivums unberücksichtigt, da die Gruppen in ihren Daten und Ergebnissen sich nicht voneinander unterschieden (Anhang-Tabellen 2, 3, 7 und 8, Anhang-Abb. 1 und 2).

Bei 7 der 15 Kurzstreckenläuferinnen wurde nach 9minütiger Belastung die Laufbandgeschwindigkeit im 1- statt im 3-min-Takt gesteigert. Es ergaben sich keine statistisch signifikanten Unterschiede zwischen den beiden Belastungsmodalitäten, so daß keine getrennte Darstellungen erfolgen.

3.1.1 Anamnestische und klinische Daten

Die anamnestischen und klinischen Daten aller 86 Personen, die unter standardisierten Bedingungen belastet wurden, sind in Tabelle 3 enthalten. Die Hochleistungssportlerinnen waren mit 18 - 20 Jahren 4 - 5 Jahre jünger als die untrainierte Vergleichsgruppe. Sie hatten bei besserer Größen-Gewichts-Relation signifikant weniger subkutanes Fettgewebe. Bei den Langstreckenläuferinnen lag von allen die günstigste Größen-Gewichts-Relation und der geringste Körperfettanteil vor. Ihr Trainingspensum in Stunden wie Einheiten pro Woche war am höchsten.

Die Gruppe der Marathonläuferinnen und -läufer war im Mittel 41 Jahre alt. Die Frauen entsprachen von Gewicht, Größe und subkutanem Fett den Kurz- und Mittelstreckenläuferinnen. Ihr Trainingseinsatz war mit 7 h pro Woche erheblich und erreichte rund 70 % von dem der Hochleistungssportlerinnen.

Die Vitalkapazität lag in der Tendenz bei den Mittelstrecklerinnen am höchsten, gefolgt von den Lang- und Kurzstreckenläuferinnen. Die Marathonläuferinnen und die untrainierten Frauen hatten eine niedrige Vitalkapazität. Die Unterschiede waren jedoch statistisch nicht signifikant.

Der Tiffeneau-Test lag bei den Hochleistungssportlerinnen ebenso wie bei den untrainierten Frauen um 90 %. Die Marathongruppe hatte einen signifikant verminderten Tiffeneau-Test von 81 - 84 %.

3.1.2 Gynäkologische Daten

Zyklusstabilität

Die Zyklusstabilität war in den einzelnen Untersuchungsgruppen sehr unterschiedlich. Sie nahm bei den Hochleistungssportlerinnen mit zunehmender Laufstrecke ab (Tabelle 4). Während bei der Kurzstrecke 11 von 15 Frauen (73 %) einen regelmäßigen Menstruationszyklus aufwiesen, waren bei den Langstreckenläuferinnen 3 von 5 amenorrhoisch. Die

Tabelle 3. Anamnestische und klinische Daten $[\tilde{x}$ (ABW) oder Einzelwerte$]$ von 86 Personen mit standardisierter Belastung

Disziplin	n	Alter (J.)	Gewicht (kg)	Größe (cm)	Subk. Fett (%)	Sport seit Jahren	Trainings- stunden pro Woche	Trainings- einheiten pro Woche	Vital- kapazität (l/min)	Tiffeneau- Test (%)
Kurzstrecke	15	18 (1,0)	57 (2,0)	171 (4,0)	10 (3,0)	6 (2,0)	9 (1,0)	5 (1,0)	4,0 (0,2)	90 (4,0)
Mittelstrecke	15	20 (2,5)	56 (4,5)	170 (2,0)	11 (2,0)	5 (2,0)	10 (2,0)	5 (0,5)	4,6 (0,4)	89 (3,0)
Langstrecke	5	20 (2,0)	52 (1,5)	167 (4,0)	9 (3,5)	5 (2,0)	11 (1,0)	6 (0,5)	4,3 (0,2)	95 (1,6)
Wurf	2	30/24	75/80	166/181	36/22	13/12	5/14	3/7	4,1/6,0	89/77
Sportlerinnen - gesamt	37	19 (1,5)	56 (4,0)	171 (3,5)	10 (2,5)	5 (2,0)	10 (1,5)	5 (1,0)	4,2 (0,3)	90 (3,1)
Marathon (Frauen)	4	41 (1,0)	55 (3,0)	166 (5,5)	11 (3,5)	12 (8,0)	7 (3,0)	5 (1,0)	3,9 (0,4)	84 (4,0)
Marathon (Männer)	20	41 (6,0)	67 (3,3)	176 (3,0)	8 (2,0)	-	8 (2,0)	-	5,3 (3,9)	81 (5,0)
Untrainierte	25	24 (1,5)	58 (4,5)	165 (3,0)	16 (3,5)	-	-	-	3,8 (0,3)	90 (5,3)

untrainierten Studentinnen hatten wie die Kurzstreckenläuferinnen in 73 % eine regelmäßige Periode, die gesamte Hochleistungssportgruppe nur in 60 %. Die anderen Gruppen oder Disziplinen waren für eine Beurteilung zu klein.

Tabelle 4. Zyklusstabilität bei Frauen mit standardisierter Belastung (n = 66)

Disziplin	n	Regelm. Zyklus	Unregelm.	Amenorrhö
Kurzstrecke	15	11	4	-
Mittelstrecke	15	9	5	1
Langstrecke	5	1	1	3
Wurf	2	1	1	-
Sportlerinnen - gesamt	37	22	11	4
Marathon	4	4	-	-
Untrainierte	25	18	5	2

Einflüsse auf die Zyklusstabilität

Tabelle 5 zeigt die Altersverteilung bei unterschiedlicher Zyklusstabilität. In der Hochleistungssportgruppe hatten Frauen mit regelmäßigem Zyklus ein höheres Alter als mit unregelmäßiger Periode oder Amenorrhö. Die gleiche Tendenz zeigte sich bei den untrainierten Frauen, doch waren hier die beiden amenorrhoischen Frauen 25 Jahre alt.

Tabelle 5. Altersverteilung bei unterschiedlicher Zyklusstabilität -Aufteilung nach Trainingszustand   n = 62, $\tilde{x}$ (ABW)

	n	Regelm. Zyklus	Unregelm.	Amenorrhö
Hochleistungssport	37	20 (1,5)	18 (2,5)	19 (2,3)
Untrainierte	25	24 (1,0)	22 (1,5)	25 (0,0)

Als weiterer Faktor für die Zyklusstabilität wird der prozentuale Anteil von Fett am Körpergewicht angenommen. Tabelle 6 stellt den Fettgehalt nach Trainingszustand und Zyklusstabilität dar. Innerhalb der beiden Gruppen hatten Frauen mit regelmäßigem Zyklus mehr subkutanes Körperfett als Frauen mit Zyklusstörungen.

Tabelle 6. Subkutaner Fettgehalt in % bei unterschiedlicher Zyklusstabilität -Aufteilung nach Trainingszustand (n = 62)

	n	Regelmäßiger Zyklus	Unregelm. Zyklus und Amenorrhö
Hochleistungssport	37	11,7 %	10,8 %
Untrainierte	25	16,0 %	14,6 %

Tabelle 7 zeigt die Zyklusstabilität bei unterschiedlichem subkutanem Fettgehalt. Unregelmäßige oder fehlende Periodenblutungen nahmen bei abnehmendem Körperfett signifikant zu.

Tabelle 7. Zyklusstabilität bei unterschiedlichem subkutanen Fettgehalt (n = 66)

Subkutaner Fettgehalt %	n	Regelm. %	Unregelm. Zyklus %	Amenorrhö %
15	24	67	25	8
15	42	67	24	9
davon 12	30	64	23	13
10	19	58	21	21
8	5	60	-	40
6	2	-	-	100

Zyklusphasen zum Zeitpunkt der Belastung

Die Untersuchungen fanden nicht zu identischen Zykluszeitpunkten statt. Tabelle 8 zeigt die Zuordnung der verschiedenen Disziplinen zu den einzelnen Zyklusphasen sowie der Einnahme hormoneller Kontrazeptiva.

Tabelle 8. Zyklusphasen zum Zeitpunkt der standardisierten Belastung (n = 66)

Disziplin	n	Follikel-phase	Ovulation	Luteal-phase	Hormonelle Kontrazeption
Kurzstrecke	15	7	1	2	5
Mittelstrecke	15	7	1	2	5
Langstrecke	5	5	-	-	-
Wurf	2	-	-	-	2
Sportlerinnen - gesamt	37	19	2	4	12
Marathon	4	3	-	-	1
Untrainierte	25	10	3	8	4

3.1.3 Herz-, Kreislauf- und Lungenfunktion

Die maximale Herzfrequenz zu Belastungsende, der Nettoanstieg in der Herzfrequenz (Δ HF), die Herzfrequenz nach 1-, 3- und 5minütiger Erholung, die maximale Laktatänderung sowie die geringste pH-Konzentration sind zusammen mit dem Grad der Ausbelastung in Tabelle 9 dargestellt.

Abb. 2 zeigt die aerobe Kapazität mit dem maximalen Atemminutenvolumen und der maximalen Sauerstoffaufnahme sowie die durch das Körpergewicht dividierten Relativwerte.

Hochleistungssportlerinnen

Die Disziplinen mit zunehmenden Laufdistanzen erzielten höhere Laufgeschwindigkeiten und damit eine signifikant längere Belastungsdauer bis zum Erreichen ihrer maximalen Leistungsfähigkeit. Die Mittelstreckenläuferinnen erreichten 118 % und die Langstreckenläuferinnen

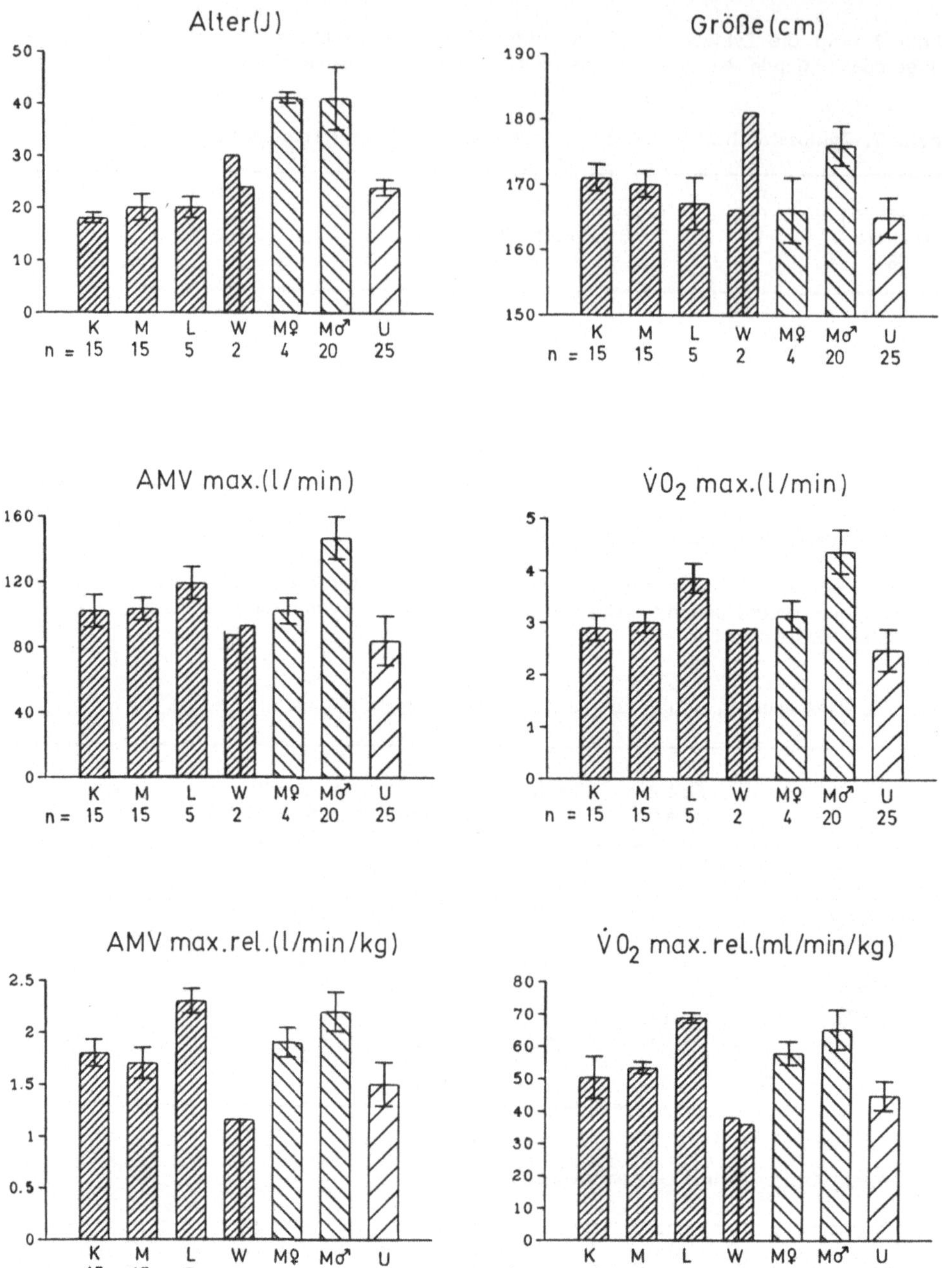

Abb. 2. Alter, Größe und aerobe Kapazität [x̃ (ABW) oder Einzelwerte] bei 86 standardisierten Belastungen

18

154 % der Belastungsdauer von Sprinterinnen (Tabelle 9). Die maximalen Herzfrequenzen
waren in allen 3 Disziplinen identisch. Die Langstreckenläuferinnen hatten einen signifikant
größeren maximalen Herzfrequenzanstieg (Δ HF) als die Kurz- und Mittelstreckenläuferinnen. Der Puls nach 5minütiger Erholung war trotz der sich signifikant unterscheidenden
Belastungszeit in allen 3 Disziplinen statistisch nicht different, mit Tendenzen zur rascheren
Erholung bei den Langstreckenläuferinnen.

Der Laktatanstieg (Δ Laktat) wie der geringste pH-Wert (pH min.) unterschieden sich in den
3 Disziplinen bei identischem Grad der Ausbelastung nicht. Die erste Werferin hatte eine
hohe maximale Herzfrequenz mit relativ geringem maximalen Herzfrequenzanstieg und
langsamer Pulserholung. Die zweite Werferin zeigte bei doppelt so langer Belastungsdauer
einen geringeren Herzfrequenzanstieg mit schnellerer Erholung (D- gegen A-Kader-Athletin).
Die metabolischen Veränderungen (Laktat, pH) waren im Vergleich zu den Laufdisziplinen
geringer.

Das maximale Atemminutenvolumen (AMV max.) wie das relative Atemminutenvolumen
(AMV max. rel./kg KG) unterschieden sich zwischen Kurz- und Mittelstreckenläuferinnen
nicht, die Langstreckenläuferinnen erreichten signifikant höhere Werte (Abb. 2). Die maximale Sauerstoffaufnahme ($\dot{V}O_2$ max.) und ihr relativer Wert ($\dot{V}O_2$ max. rel./kg KG) zeigten bei
den Langstreckenläuferinnen signifikant höhere Werte. Die aerob-anaerobe Kapazität der
Werferinnen lag deutlich unterhalb der der Sprinterinnen.

Leistungssportlerinnen und -sportler (Marathongruppe)

Bei den Marathonläuferinnen entsprach die Belastungsdauer der der Mittelstreckenläuferinnen, die Männer der Marathongruppe erreichten im Mittel nicht ganz die Zeiten der
Langstreckenläuferinnen (Tabelle 9). Die maximale Herzfrequenz lag bei der Marathongruppe
niedriger als bei den Hochleistungssportlerinnen. Die maximale Herzfrequenzänderung der
Marathongruppe (Δ HF) unterschied sich statistisch nicht von jener der Hochleistungssportlerinnen. In den einzelnen Stufen der Erholung lag der Puls um 20 Schläge unter dem der
Spitzenathletinnen.

Beim selben Grad der Ausbelastung wurden identische Laktatwerte, jedoch etwas höhere,
statistisch nichtsignifikante pH-Werte im Vergleich zu den Hochleistungssportlerinnen erreicht. Die Werte der absoluten wie relativen $\dot{V}O_2$ und AMV erreichten in der Marathongruppe
bei den Frauen das Niveau der Kurz- bis Mittelstreckenläuferinnen (Abb. 2). Im Vergleich zu
den Langstreckenläuferinnen lag die relative maximale Sauerstoffaufnahme signifikant niedriger. Die Männer der Marathongruppe erzielten Relativwerte wie die der Langstreckenläuferinnen.

Untrainierte Frauen

Die untrainierten Frauen erreichten bei kürzerer Belastung die maximale Herzfrequenz der
Marathonläuferinnen (Tabelle 9). Die Herzfrequenz sank in der Erholung signifikant langsamer
als bei den Hochleistungssportlerinnen. Der minimale pH lag bei identischen Werten zwar
höher als bei den Hochleistungssportlerinnen, doch dieser Unterschied war statistisch nicht
signifikant. Die absoluten wie relativen $\dot{V}O_2$- wie AMV-Werte der untrainierten Frauen lagen
signifikant unterhalb des Niveaus der Hochleistungssportlerinnen (Abb. 2).

Tabelle 9. Herzfrequenz-, Laktat- und pH-Veränderungen [$\bar{x}$ (ABW) oder Einzelwerte] von 86 Personen bei standardisierter Belastung

Disziplin	n	Belastungs- dauer (min)	HF max.	Δ HF	HF +1'	HF +3' nach Belastung	HF +5'	Δ Laktat (mmol/l)	pH min	Grad der Ausbel. (%)
Kurzstrecke	15	11 (0,5)	195 (6,5)	127 (9,5)	165 (11)	120 (7,5)	111 (6,5)	9,0 (1,3)	7,21 (0,03)	90 (5,0)
Mittelstrecke	15	13 (1,5)	190 (9,0)	121 (10,0)	166 (9,0)	118 (7,0)	110 (7,0)	8,5 (1,9)	7,21 (0,06)	90 (5,0)
Langstrecke	5	17 (0,5)	196 (4,0)	139 (10,5)	163 (3,5)	111 (8,0)	105 (5,5)	9,7 (2,9)	7,20 (0,03)	90 (5,0)
Wurf	2	8/16	197/184	110/106	155/156	125/102	115/94	5,8/4,3	7,29/7,27	80/70
Marathon (Frauen)	4	13 (0,5)	186 (9,5)	130 (9,0)	145 (10)	100 (9,0)	90 (4,5)	9,8 (1,4)	7,23 (0,03)	90 (5,0)
Marathon (Männer)	20	16 (1,5)	180 (4,5)	124 (7,0)	142 (10,5)	97 (6,0)	90 (7,5)	9,5 (2,2)	7,25 (0,04)	90 (5,0)
Untrainierte	25	10 (0,5)	186 (7,3)	104 (7,2)	171 (11,0)	131 (10,0)	116 (12)	9,7 (1,3)	7,26 (0,03)	90 (5,0)

3.1.4 Hormone und Transportglobulin

Prolaktin, Kortisol, Dehydroepidandrosteron, Testosteron, Dihydrotestosteron sowie das "sex hormone binding globulin" werden im folgenden ohne Berücksichtigung der Zyklusphase dargestellt. Bei FSH, LH, Östradiol und Progesteron wird nach Follikel- und Lutealphase getrennt.

Die FSH- und LH-Ergebnisse der Männer in der Marathongruppe werden bei in den Abb. der Follikelphase mit dargestellt.

Pro Abbildung erfolgt die Darstellung der 3 Disziplinen Kurz-, Mittel- und Langstrecke, der untrainierten Frauen sowie der Marathonläuferinnen und -läufer. Der schraffierte Bereich gibt maßstabsgerecht die Dauer der standardisierten Belastung an.

Die statistische Auswertung der Hormonergebnisse erfolgte mit dem Wilcoxon-Test zur Analyse der einzelnen Belastungszeitpunkte sowie mit dem U-Test zur Ermittlung der Gruppenunterschiede für verschiedene Abnahmezeitkombinationen und die Flächen unter den Hormonkurven. Die vollständigen Signifikanztafeln sind in den Anhang-Tabellen 4 a-o, 5 a-k und 6 a, b, d, e dargestellt.

Prolaktin .

In Abb. 3 ist der Prolaktinverlauf dargestellt. Keine der untersuchten Personen hatte basal erhöhte Prolaktinwerte ($>$ 15 ng/ml). Das Ausmaß der Prolaktinänderung durch körperliche Belastung variierte erheblich. Innerhalb folgender Gruppen wurde nur eine bis zu 1,5fache Steigerung der Prolaktinkonzentration auf maximal 9 ng/ml gemessen: 2 von 10 Kurzstreckenläuferinnen, 1 von 3 Marathonläuferinnen, 7 von 20 Marathonläufern und 7 von 21 untrainierten Frauen. Alle anderen wiesen Anstiege bis maximal 58 ng/ml auf. Bei allen Sportlerinnen stieg Prolaktin erst 1 min nach Belastungsende signifikant an, das Maximum wurde nach 5- bis 10minütiger Erholung gemessen, unabhängig von der Dauer der körperlichen Arbeit. Mit zunehmender Belastungsdauer nahmen die Anstiege von 140 % bei den Kurzstreckenläuferinnen auf 390 % bei den Langstreckenläuferinnen zu. Im Vergleich zu den Hochleistungssportlerinnen wiesen die untrainierten Frauen in ihrem Basalwert signifikant höhere Prolaktinspiegel auf. Sie hatten beim Legen des Venenkatheters 30 min vor der Belastung die höchsten Werte mit einem signifikanten Abfall nach 6minütiger Belastung und erneutem Anstieg 10 min nach Belastungsende. Außer den Mittelstreckenläuferinnen und den Marathonläufern hatten alle Gruppen nach 60minütiger Erholung ihre Ausgangswerte wieder erreicht.

Die Marathonläufer hatten bei gleicher Belastungsdauer wie die Mittelstreckenläuferinnen signifikant niedrigere Prolaktinanstiege.

Die untrainierten Frauen hatten im Vergleich zu allen anderen Gruppen die kleinsten Prolaktinflächen. Zwischen den untrainierten Frauen und den Kurzstreckenläuferinnen sowie Marathonläufern lag dabei nur für die Fläche I (1 min vor Beginn der Belastung bis 60 min nach Ende der Belastung) eine signifikante Differenz vor. Wegen der erheblichen Streuung in den Einzelwerten bestand zwischen den Athletinnen der Kurz-, Mittel- und Langstrecke kein signifikanter Flächenunterschied. Die Mittel- und Langstreckenläuferinnen wiesen größere Flächen unter der Prolaktinkurve auf als die Marathonläufer.

Eine Galaktorrhö bestand bei keiner der Frauen.

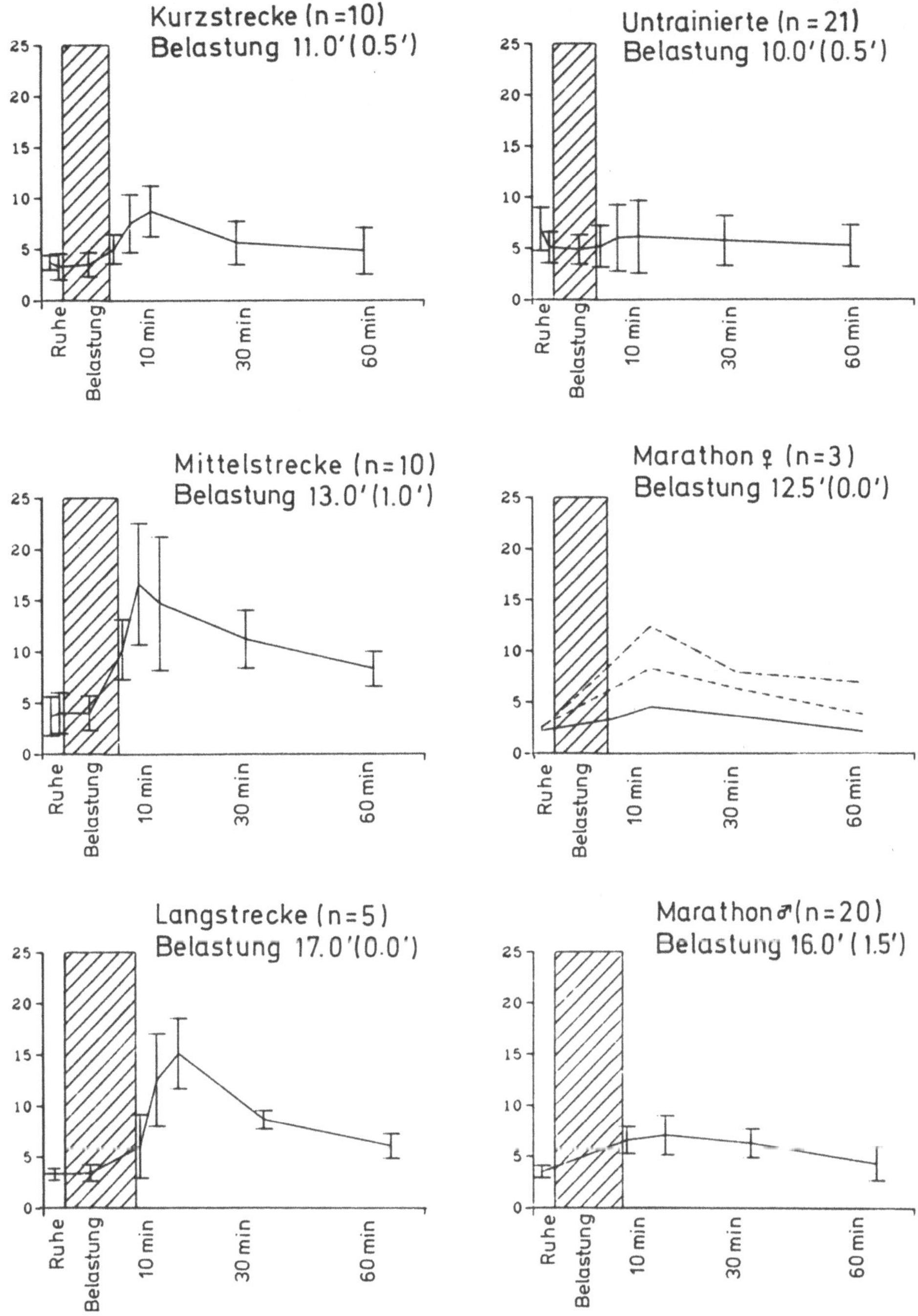

Abb. 3. Prolaktin [ng/ml, $\bar{x}$ (ABW)] bei standardisierter Belastung bei Frauen ohne hormonale Kontrazeption

Kortisol

Die Basalwerte von Kortisol waren bei den Kurzstreckenläuferinnen und den untrainierten Frauen identisch, nahmen jedoch signifikant zu in der Reihenfolge: Mittel-, Langstreckenläuferinnen, Marathonläufer und -läuferinnen (Abb. 4). Bei den Kurz- und Mittelstreckenläuferinnen stieg Kortisol bereits in der Ruhephase vor der Belastung signifikant bis zu seinem Maximum 10 min nach Belastungsende an. Zwar hatten die Kurzstreckenläuferinnen von einem niedrigeren Basalwert mit 81 % einen größeren Anstieg als die Langstreckenläuferinnen mit 37 %, doch waren diese Δ-Anstiege unter den Gruppen zu keinem Zeitpunkt statistisch signifikant. Dagegen lag der Anstieg vom Basal- zum Maximalwert bei den Kurz- und Mittelstreckenläuferinnen im Vergleich zu den untrainierten Frauen signifikant höher.

Die Marathonläufer erreichten die höchsten Kortisolwerte bei einem Anstieg um 72 %, der signifikant größer war als bei den Kurz- und Mittelstreckenläuferinnen. Die Einzelfalldarstellungen der 3 Marathonläuferinnen zeigen die große interindividuelle Variabilität mit Anstiegen von 88 - 227 %. In den zahlenmäßig größeren Gruppen hatten die Kortisolspiegel nach 60minütiger Belastung die Ausgangswerte statistisch gesichert noch nicht erreicht. Bei 11 Personen wurden zusätzlich 2 - 4 h nach Belastungsende Blutproben entnommen. Im Mittel lagen die Werte gering unterhalb der Ausgangswerte.

Beim Vergleich der Flächen unter den Hormonkurven hatten die Gruppen der Mittelstreckenläuferinnen und der Marathonläufer signifikant größere Werte als die Gruppe der untrainierten Frauen. Weitere Flächenunterschiede bestanden nicht.

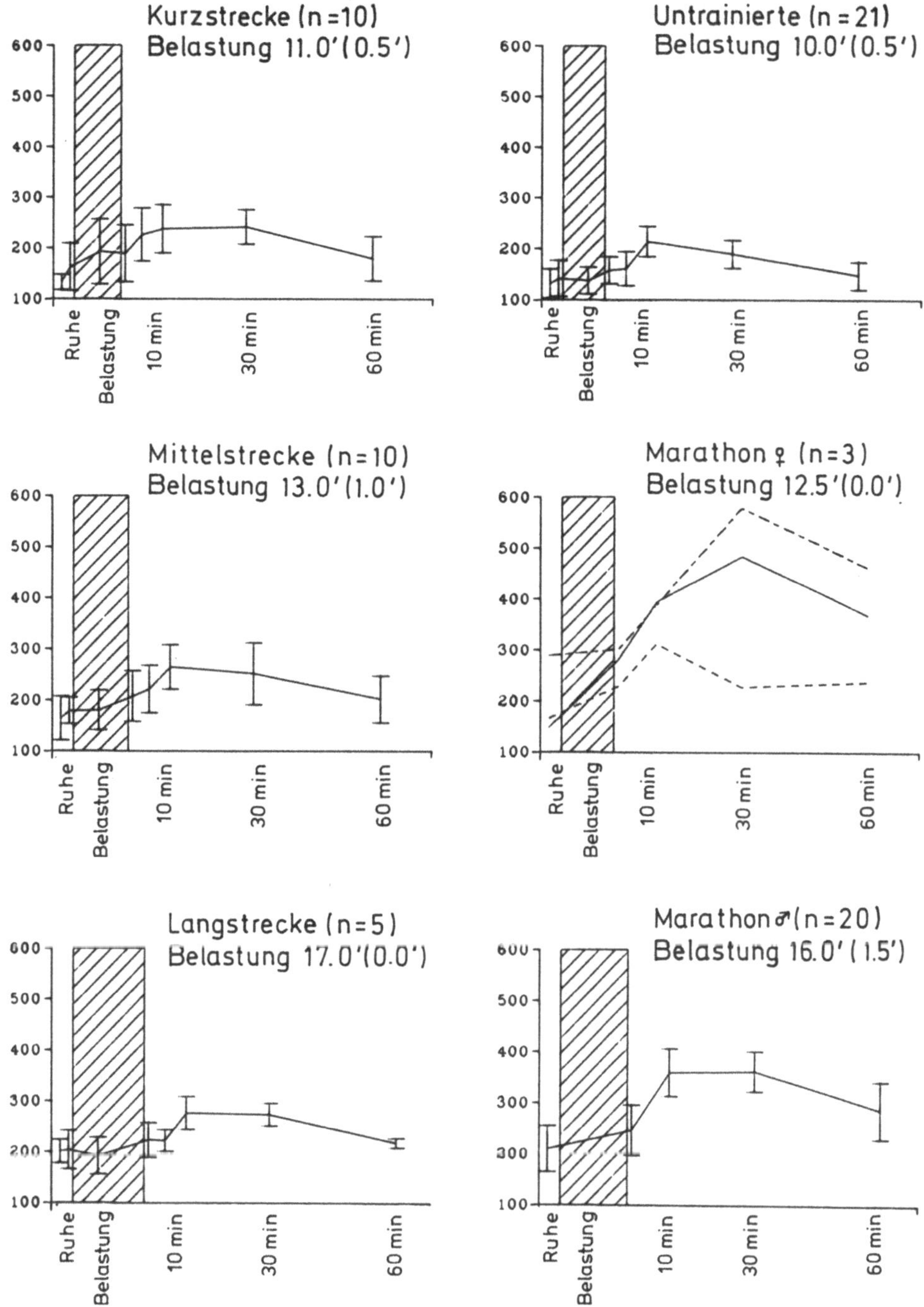

Abb. 4. Kortisol $[\text{ng/ml}, \tilde{x} (\text{ABW})]$ bei standardisierter Belastung bei Frauen ohne hormonale Kontrazeption

Dehydroepiandrosteron (DHEA)

Bei den Ruhewerten von DHEA 30 min vor Belastungsbeginn gab es bei erheblichen Streuungen keine auffälligen Unterschiede (Abb. 5). Bereits nach 6minütiger Belastung stieg DHEA
bei den Kurz- und Langstreckenläuferinnen signifikant an, in den anderen Gruppen ab
Belastungsende bis zu Maximalwerten nach 10 min Erholung. Dabei wurde die obere Normgrenze von 7 ng/ml deutlich überschritten. Die Anstiege zum Maximum waren bei den Mittel-
und Langstreckenläuferinnen größer als bei den Kurzstreckenläuferinnen und den untrainierten Frauen. Zwischen Kurzstreckenläuferinnen und untrainierten Frauen bestanden in den
einzelnen Etappen der Hormonveränderung keine signifikanten Unterschiede.

DHEA stieg bei den Marathonläufern im Vergleich zu den anderen Gruppen am geringsten an,
jedoch war der Verlauf der Hormonantwort auf die maximale körperliche Belastung identisch.
Nach 60minütiger Erholung lagen die DHEA-Konzentrationen im Niveau der Ausgangswerte.

Signifikante Flächenunterschiede unter den DHEA-Verlaufskurven bestanden nicht.

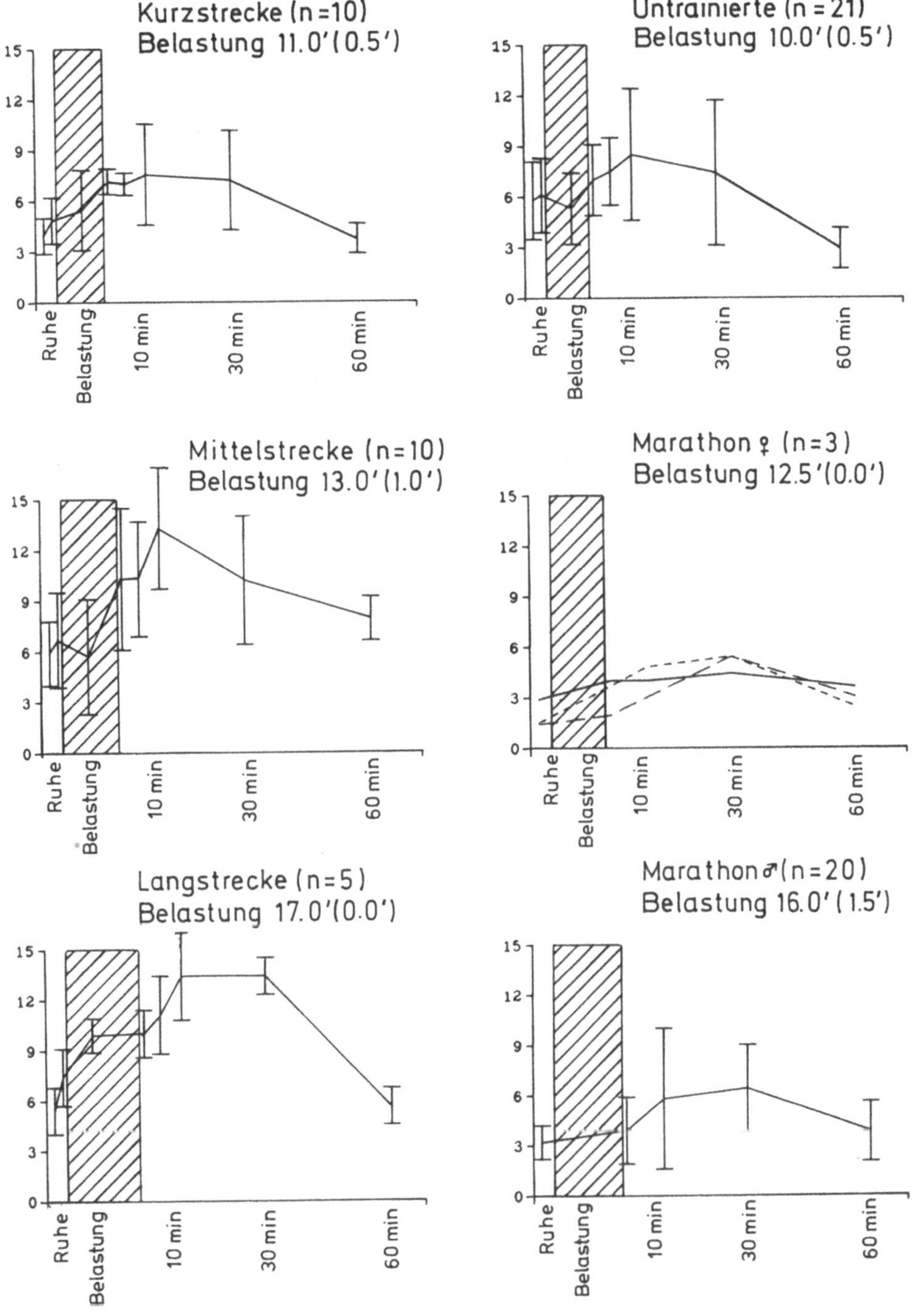

Abb. 5. DHEA [ng/ml, $\tilde{x}$ (ABW)] bei standardisierter Belastung bei Frauen ohne hormonale Kontrazeption

Gesamttestosteron

Die Basalwerte von Gesamttestosteron, im folgenden als Testosteron bezeichnet, unterschieden sich bei den Frauen nicht wesentlich, höhere Werte zeigten nur die Langstreckenläuferinnen und, statistisch gesichert, die untrainierten Frauen (Abb. 6). Bei den Kurz- und Mittelstreckenläuferinnen war ein signifikanter Anstieg 1 bzw. 5 min nach Belastungsende nachweisbar. Uneinheitliche Kurvenverläufe mit großer interindividueller Variabilität führten in der Gruppe der Langstreckenläuferinnen zu keinen signifikanten Testosteronveränderungen. 2 Langstreckenläuferinnen erreichten unter der Belastung mit 0,95 bzw. 0,99 ng/ml Werte oberhalb der physiologischen Grenze von 0,7 ng/ml.

Die untrainierten Frauen hatten die höchsten Testosteronkonzentrationen direkt beim Legen des Venenkatheters mit einem Abfall bis zum Beginn der Belastung und neuerlichem Anstieg zum Maximum 1 - 5 min nach Abbruch der Fahrradergometerbelastung. Die Testosteronanstiege der untrainierten Frauen waren signifikant kleiner als bei den Hochleistungssportlerinnen.

Die Marathonläufer hatten bei physiologischen Testosteronruhewerten gleich große prozentuale Anstiege wie die weibliche Hochleistungssportgruppe. In allen Gruppen waren die Testosteronspiegel nach 60minütiger Erholung auf die Ausgangswerte zurückgekehrt.

Bei der Flächenberechnung bestand zwischen den 6 Gruppen kein signifikanter Unterschied unter den Testosteronkurven.

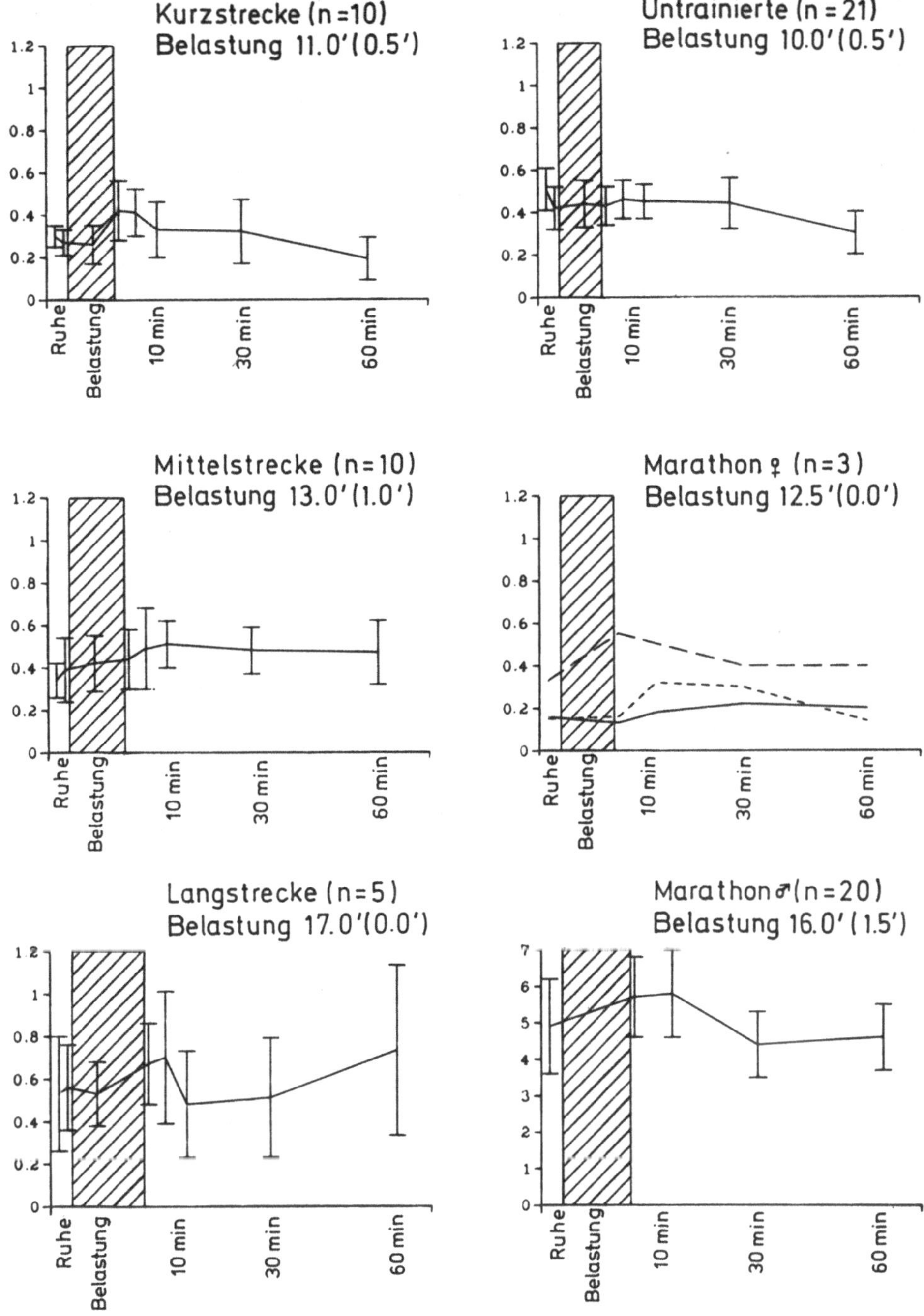

Abb. 6. Gesamttestosteron [ng/ml, $\tilde{x}$ (ABW)] bei standardisierter Belastung bei Frauen ohne hormonale Kontrazeption

29

Freies Testosteron

Die freie Testosteronkonzentration zeigte unter Belastung erheblich größere interindividuelle Streuungen als die Gesamttestosteronkonzentration. Die basalen freien Testosteronwerte lagen bei der Hochleistungssportgruppe in den Disziplinen mit längerer Laufstrecke deutlich höher (Abb. 7). Auch die untrainierten Frauen hatten im Vergleich zu den Kurzstreckenläuferinnen signifikant höhere Basalwerte. Signifikante Anstiege des freien Testosterons waren bei den Kurz- und Mittelstreckenläuferinnen und den untrainierten Frauen zum Zeitpunkt 5 min nach Ende der Belastung nachzuweisen. Bei den Langstreckenläuferinnen wurden, wie beim Gesamttestosteron, auch beim freien Testosteron keine signifikanten Änderungen ermittelt.

Bei den Marathonläufern war der Anstieg durch die Belastung nicht signifikant, die höchste Konzentration nach 10minütiger Erholung fiel jedoch im Laufe der Erholung signifikant ab. Wesentliche Unterschiede im Hormonverlauf zwischen den Gruppen beschränkten sich auf Bezüge zu den Marathonläufern, bei denen kein signifikanter freier Testosteronanstieg nachweisbar war.

Wie bei Gesamttestosteron bestanden beim freien Testosteron keine signifikanten Unterschiede bei den Flächen unter den Hormonkurven.

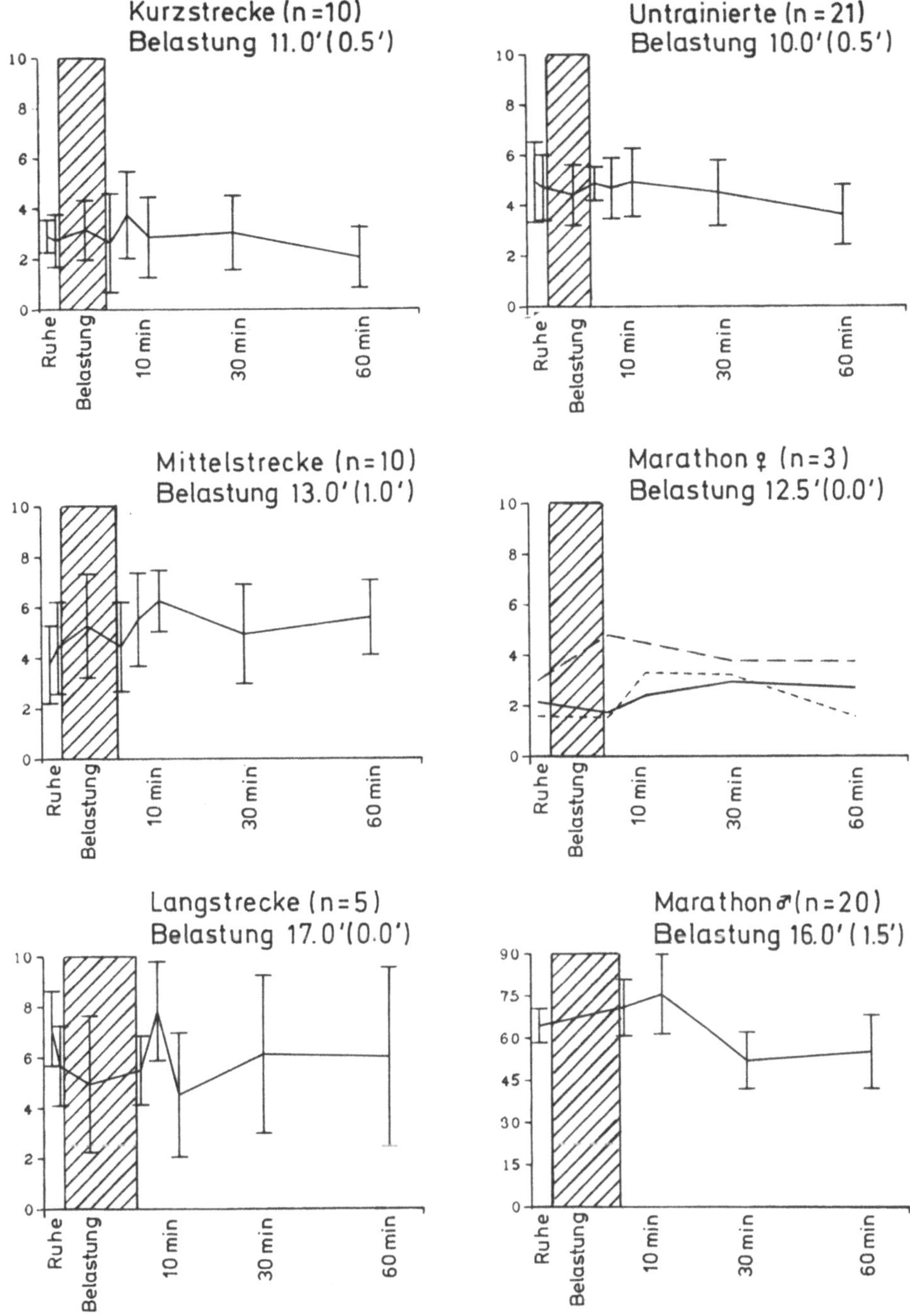

Abb. 7. Freies Testosteron $[\text{pg/ml}, \tilde{x}\,(\text{ABW})]$ bei standardisierter Belastung bei Frauen ohne hormonale Kontrazeption

Dihydrotestosteron (DHT)

Die interindividuellen Schwankungen waren bei DHT besonders groß (s. Quartilsabweichungen in Abb. 8). Durch die sich z. T. gegenläufig verhaltenden Werte kam es bei den relativ kleinen Fallzahlen zu einem wellenförmigen Kurvenverlauf. Bei den größeren Gruppen - untrainierte Frauen und Marathonläufer - waren Anstiege mit Maximalwerten 1 - 5 min nach der Belastung statistisch signifikant.

Die Flächen unter den Dihydrotestosteronkurven unterschieden sich statistisch nicht.

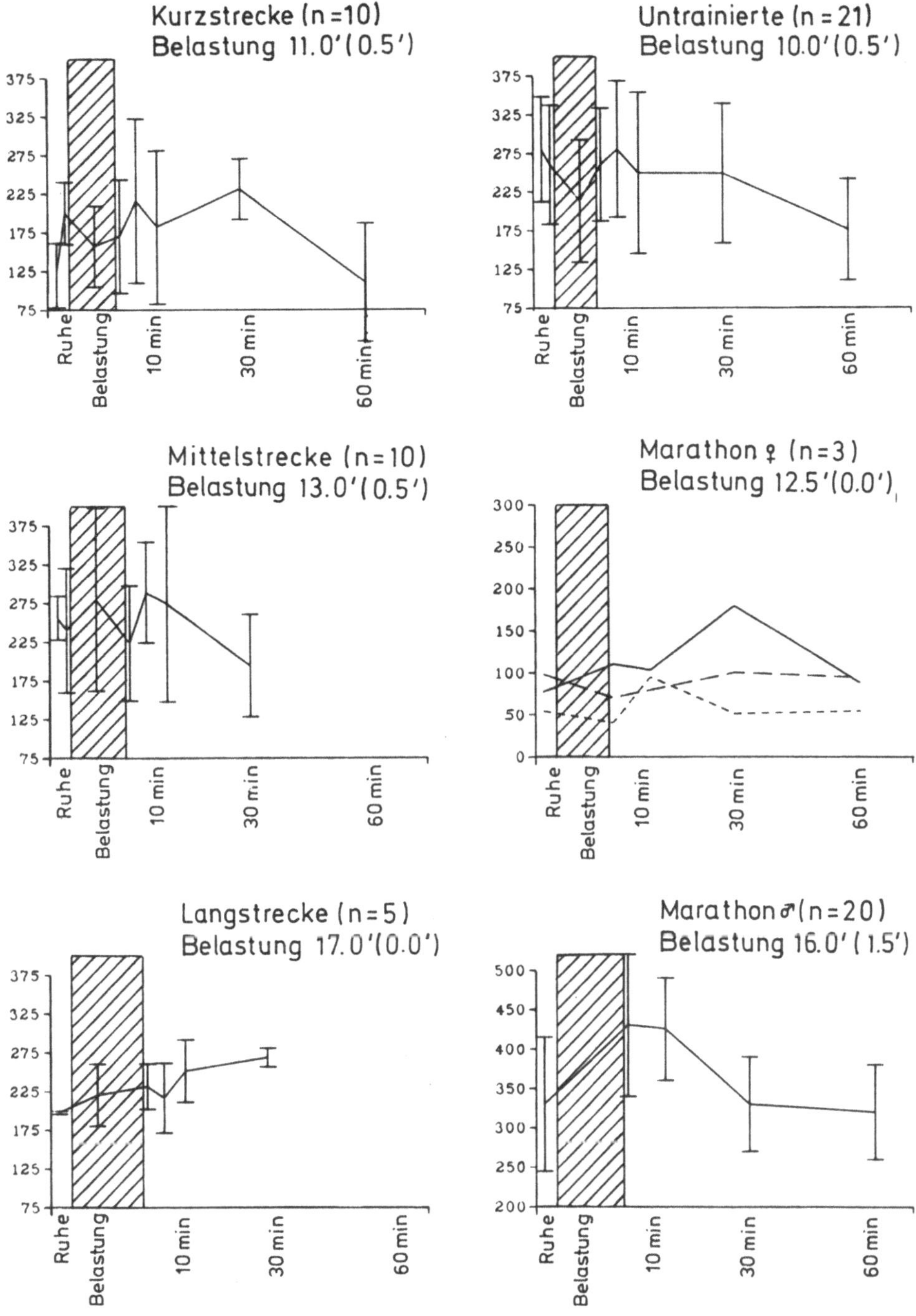

Abb. 8. DHT $[\text{pg/ml},\ \tilde{x}\,(\text{ABW})]$ bei standardisierter Belastung bei Frauen ohne hormonale Kontrazeption

Sex hormone binding globulin (SHBG)

Das Transportprotein SHBG unterschied sich in seiner Basiskonzentration innerhalb der Hochleistungssportgruppe nicht, die untrainierten Frauen sowie die Marathonläufer hatten dagegen signifikant niedrigere Ruhewerte (Abb. 9). SHBG stieg in allen Gruppen um 2 - 17 % auf sein Maximum 1 min nach Belastungsende an und fiel während 30minütiger Erholung wieder signifikant ab. SHBG erreichte 60 min nach Belastungsende seine Ausgangskonzentration.

Flächenunterschiede beim SHBG bestanden zwischen den Gruppen nicht.

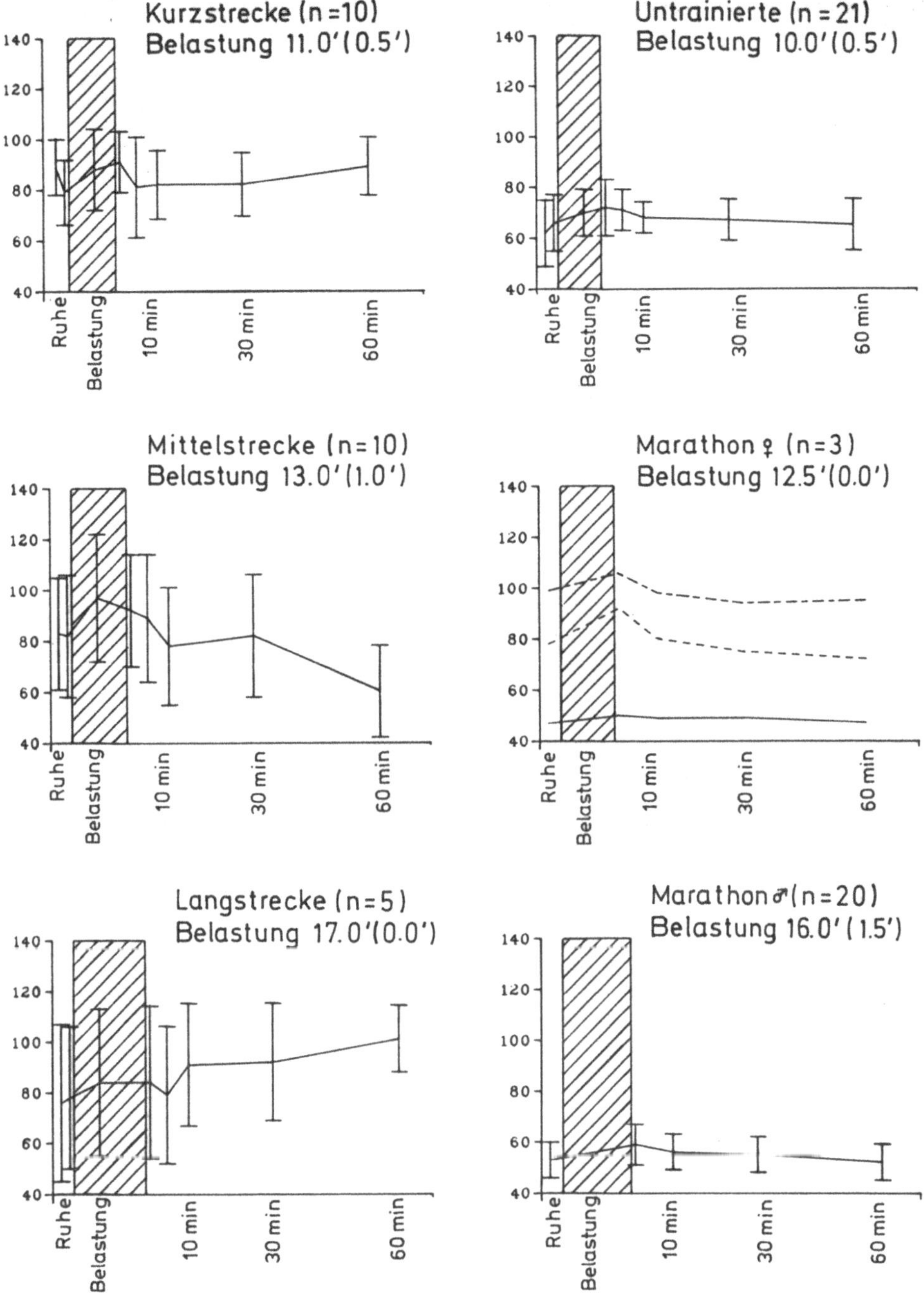

Abb. 9. SHBG [nmol/l, $\tilde{x}$ (ABW)] bei standardisierter Belastung bei Frauen ohne hormonale Kontrazeption

Follikelstimulierendes Hormon (FSH)

<u>Follikelphase:</u> FSH zeigte im Vergleich zu den anderen Hormonen einen entgegengesetzten Verlauf (Abb. 10). FSH stieg in allen Gruppen bis zum Beginn der Laufband- oder Fahrradergometerbelastung an, ohne daß diese Veränderung statistisch zu sichern war. FSH fiel dann während der Belastung signifikant um 14 - 46 % ab, mit den tiefsten Werten 1 - 5 min nach Belastungsende. Auf den Zeitpunkt der niedrigsten Werte hatte die Belastungsdauer keinen Einfluß.

Hochleistungssportlerinnen wiesen in ihren FSH-Werten nach 60minütiger Erholung keine Unterschiede mehr zu den Ausgangswerten auf, bei den untrainierten Frauen fiel FSH nach 10 min Erholung weiter ab.

Bei den Einzelfalldarstellungen der 3 Frauen in der Marathongruppe befand sich eine Läuferin mit den FSH-Werten um 3000 ng/ml am 16. Zyklustag. Bei ihr stieg FSH um 37 % an. (Mit LH-Werten um 500 ng/ml, E_2-Werten um 15 pg/ml und Progesteron um 0,4 ng/ml hatte sie trotz regelmäßigem 28tägigen Zyklus keine suffiziente Follikelphase.)

Ein Vergleich der Ausgangswerte zwischen den Gruppen war nicht möglich, da sich die Frauen nicht in identischen Zykluszeitpunkten befunden hatten.

Die Männer der Marathongruppe wiesen FSH-Abnahmen mit tiefsten Werten 10 min nach Belastungsende auf. Nach 60minütiger Erholung waren die Ausgangswerte wieder erreicht.

Aus den Abfällen von FSH resultierten negative Flächen (s. 2.10). Die Untrainierten zeigten durch kleinere negative Flächen einen geringeren FSH-Abfall als die Langstreckenläuferinnen.

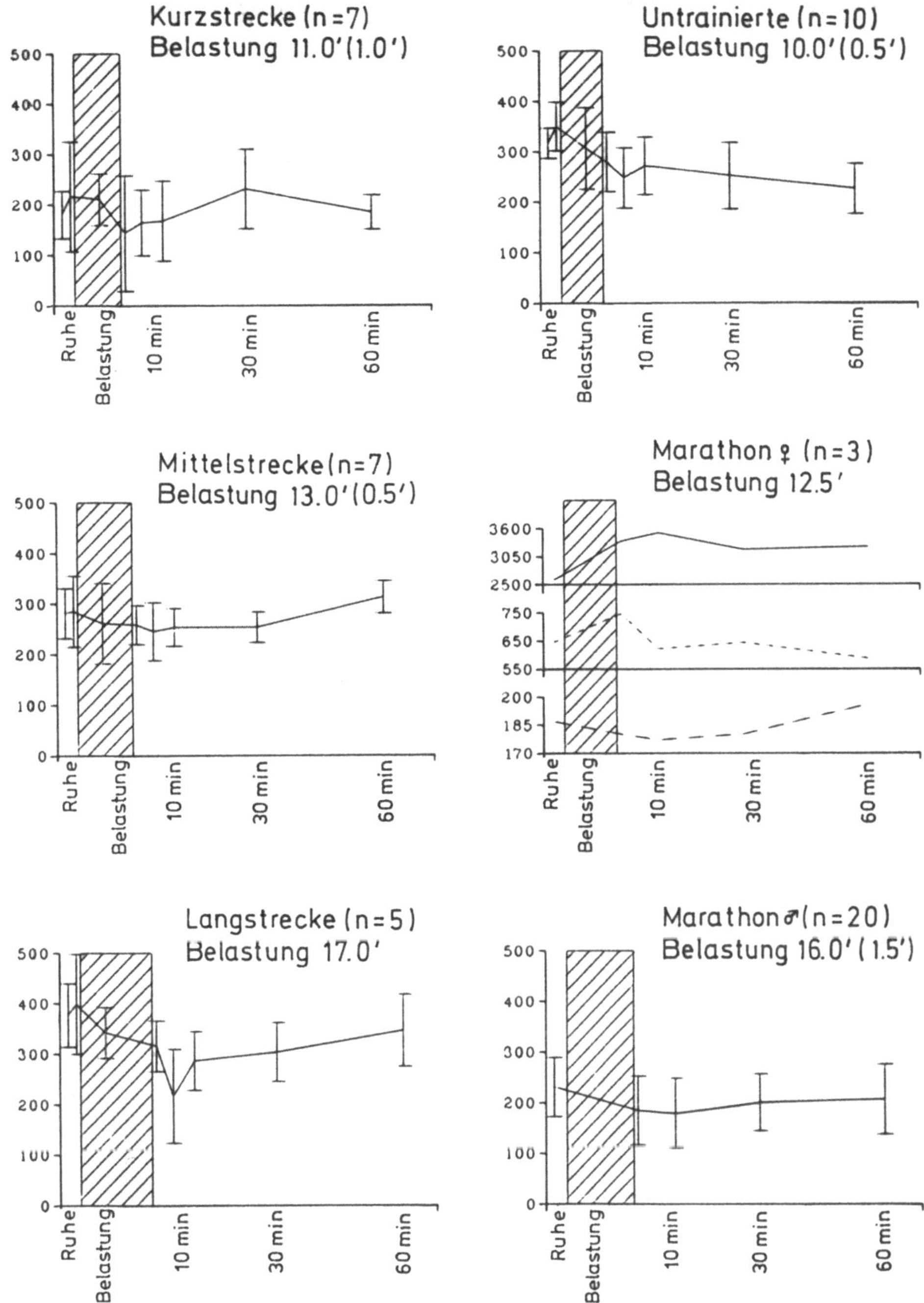

Abb. 10. FSH [ng/ml, x̃ (ABW)] bei standardisierter Belastung bei Frauen in der Follikelphase

Luptealphase: Bei den 8 untrainierten Frauen kam es, wie in der Follikelphase, zu einem
32prozentigem signifikanten FSH-Abfall 1 - 10 min nach Abschluß der körperlichen Belastung
(Abb. 11). Die Einzelfalldarstellungen der 4 Hochleistungssportlerinnen zeigten dieselben
Veränderungen wie in der Follikelphase. Der FSH-Abfall betrug zwischen 36 und 48 %. Nach
30 - 60 min bestanden keine FSH-Unterschiede mehr zu den Ausgangswerten.

Die kleine Anzahl an Untersuchten ließ einen Gruppenvergleich der von den FSH-Kurven
eingeschlossenen Flächen nicht zu.

Da die FSH-Änderung in Follikel- und Lutealphase identisch war, sind beim Flächenvergleich
in der Anhang-Tabelle 6a die FSH-Werte mit aufgeführt. Auch für den Gesamtzyklus waren
die o.g. Gruppenunterschiede in den FSH-Flächen signifikant. Die Kurz- und Mittelstreckenläuferinnen hatten, berechnet an der Fläche, geringere Abfälle als die Langstreckenläuferinnen, ebenso die Marathonläuferinnen geringere Abfälle als die Marathonläufer.

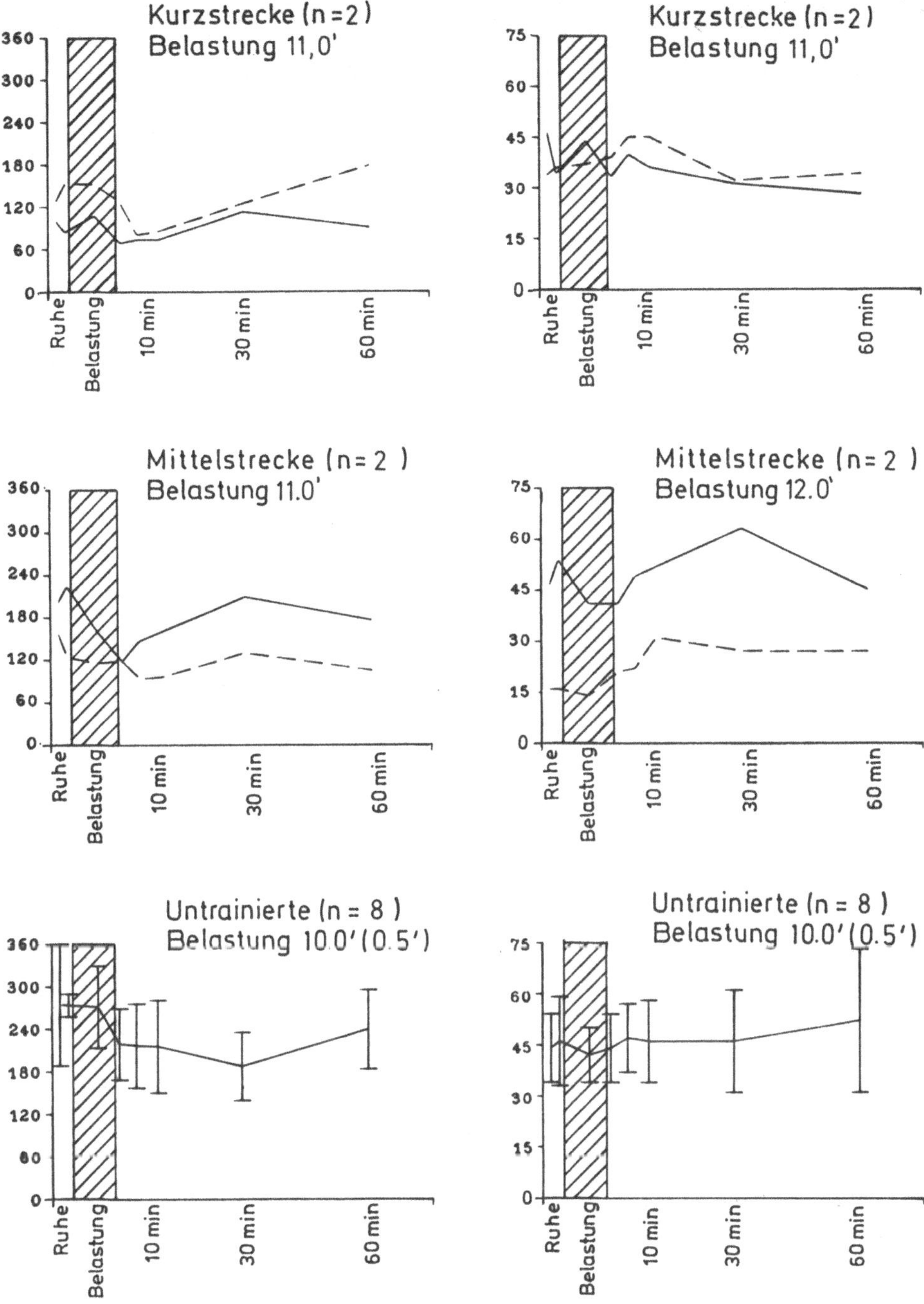

Abb. 11. FSH (links, ng/ml) und LH (rechts, ng/ml) $\left[\text{EW oder } \tilde{x} \text{ (ABW)}\right]$ bei standardisierter Belastung in der Lutealphase

Luteinisierendes Hormon (LH)

Follikelphase: Der Verlauf der LH-Konzentration über den Abnahmezeitraum hinweg zeigte
ein uneinheitliches Bild (Abb. 12). Gesetzmäßige Änderungen über das Ausmaß der pulsatilen
Ausschüttung hinaus waren nicht zu erkennen. Der Vergleich der Gruppen untereinander wies
keine auffallenden Unterschiede auf.

Die geringen LH-Änderungen bewirkten keine Unterschiede in den Flächen unter den
Hormonkurven der verschiedenen Gruppen.

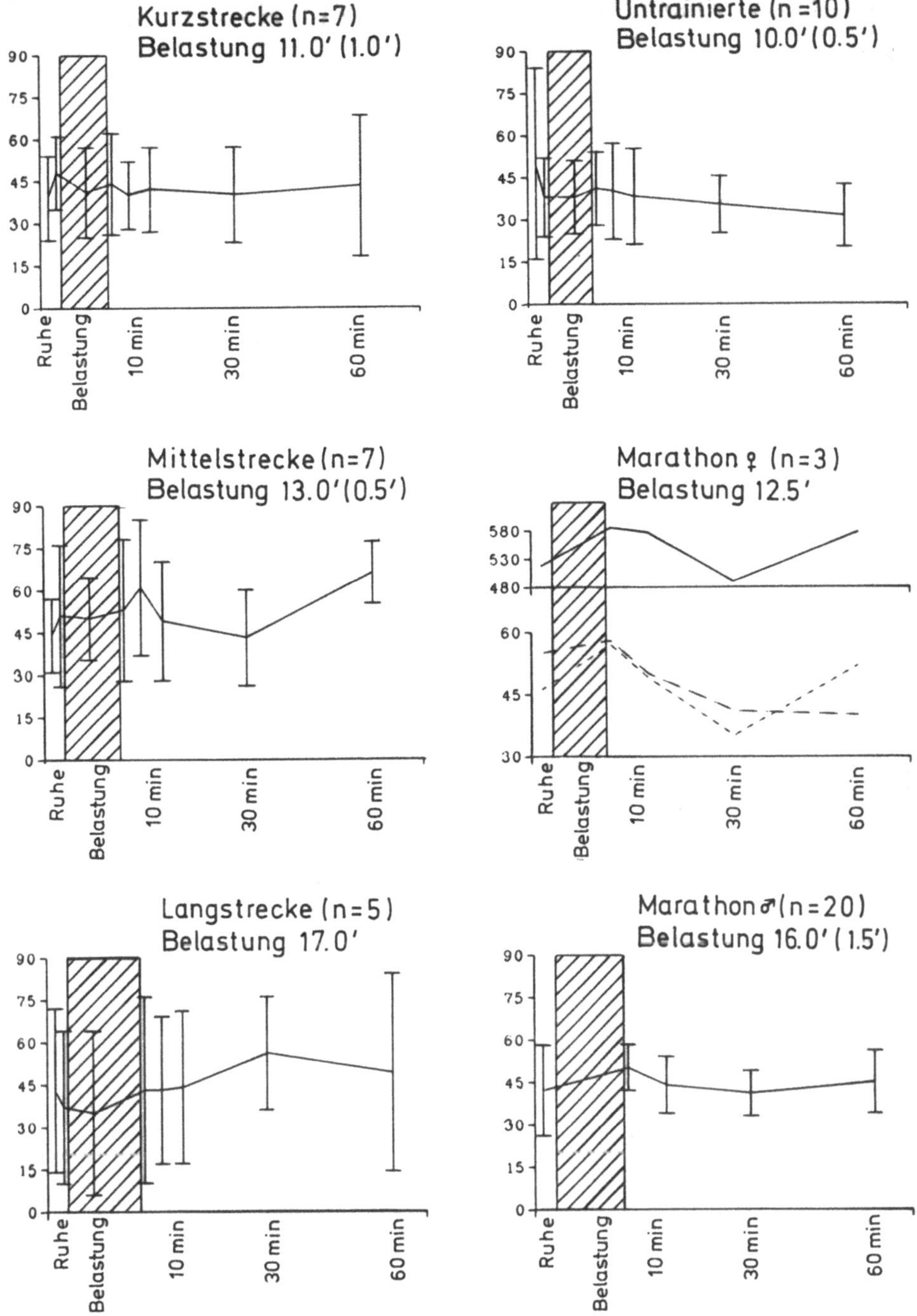

Abb. 12. LH $[\text{ng/ml}, \tilde{x}\,(\text{ABW})]$ bei standardisierter Belastung bei Frauen in der Follikelphase

Lutealphase: LH erfuhr in der Lutealphase durch die körperliche Maximalbelastung keine signifikante Änderung (Abb. 11). Sowohl bei den Spitzenathletinnen wie den untrainierten Frauen konnten nur geringe LH-Schwankungen nachgewiesen werden. Systematische Einflüsse der körperlichen Belastung auf die LH-Ausschüttung waren nicht erkennbar.

Für die Lutealphase war ein Gruppenvergleich der LH-Flächen bei der kleinen Anzahl der Untersuchten nicht möglich.

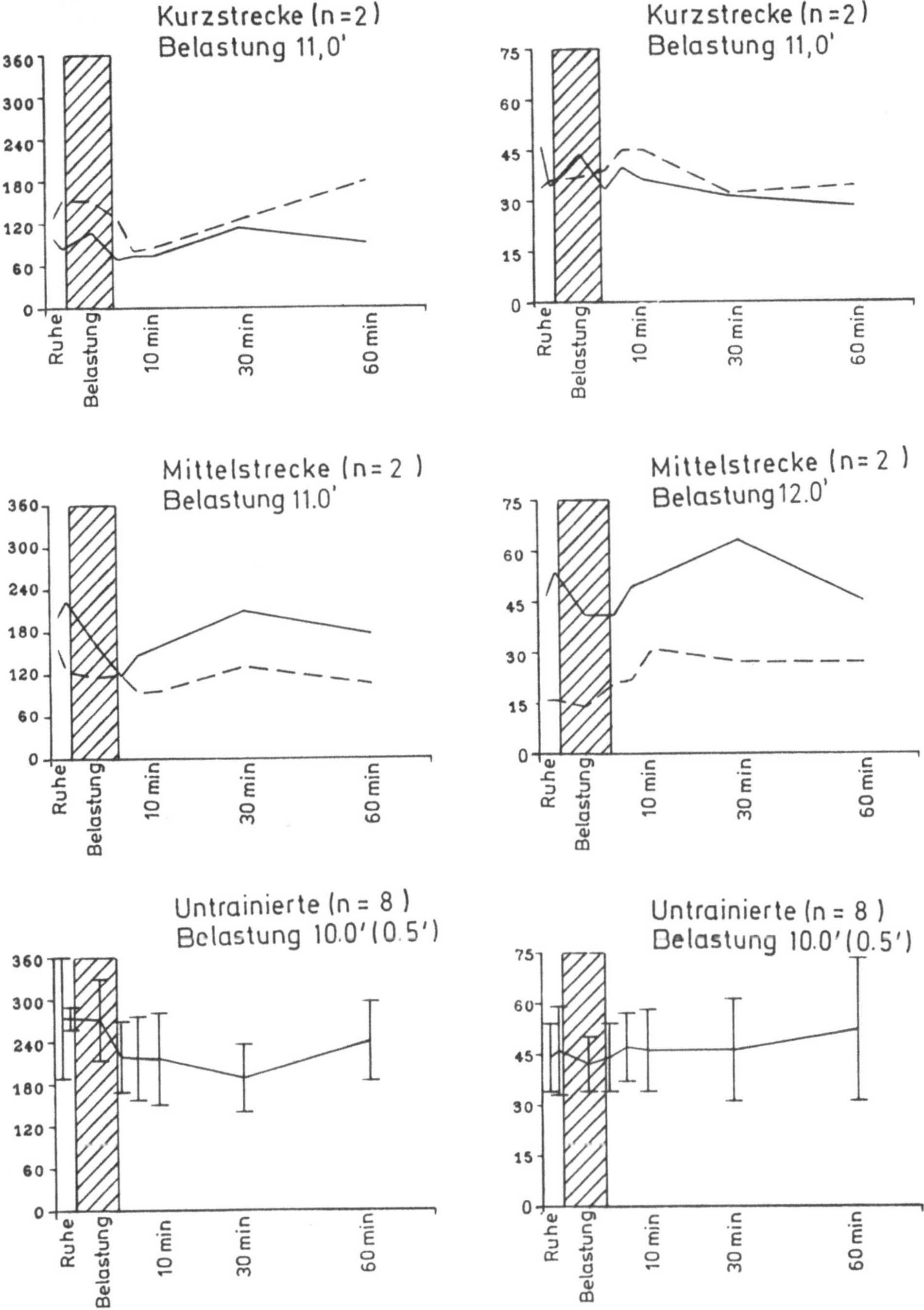

Abb. 11. FSH (links, ng/ml) und LH (rechts, ng/ml) $[$EW oder $\tilde{x}$ (ABW)$]$ bei standardisierter Belastung in der Lutealphase

Östradiol (E_2)

<u>Follikelphase:</u> Durch die körperlich erschöpfende Arbeit stieg Östradiol bei allen Untersuchungen an (Abb. 13). Der Anstieg zum Maximalwert nach 1- bis 5minütiger Erholung war statistisch zu sichern, mit Ausnahme der Mittelstreckenläuferinnen, die aufgrund der großen individuellen Schwankungen keine signifikanten Änderungen aufwies. Die höchsten prozentualen Anstiege hatten die untrainierten Frauen mit 59 %, gefolgt von den Kurzstreckenläuferinnen mit 29 %, den Mittelstreckenläuferinnen von 24 % und den Langstreckenläuferinnen von 13 %. Auffällig war, daß die E_2-Konzentration nach 60minütiger Erholung bei den untrainierten Frauen 12 % oberhalb des Ausgangswerts, bei den Kurzstreckenläuferinnen 16 %, den Mittelstreckenläuferinnen 21 % und den Langstreckenläuferinnen 51 % unterhalb des Ausgangswerts lag. Die 3 Marathonläuferinnen wiesen ähnliche Trends auf.

Die von den Östradiolkurven eingeschlossenen Flächen unterschieden sich statistisch jedoch nicht.

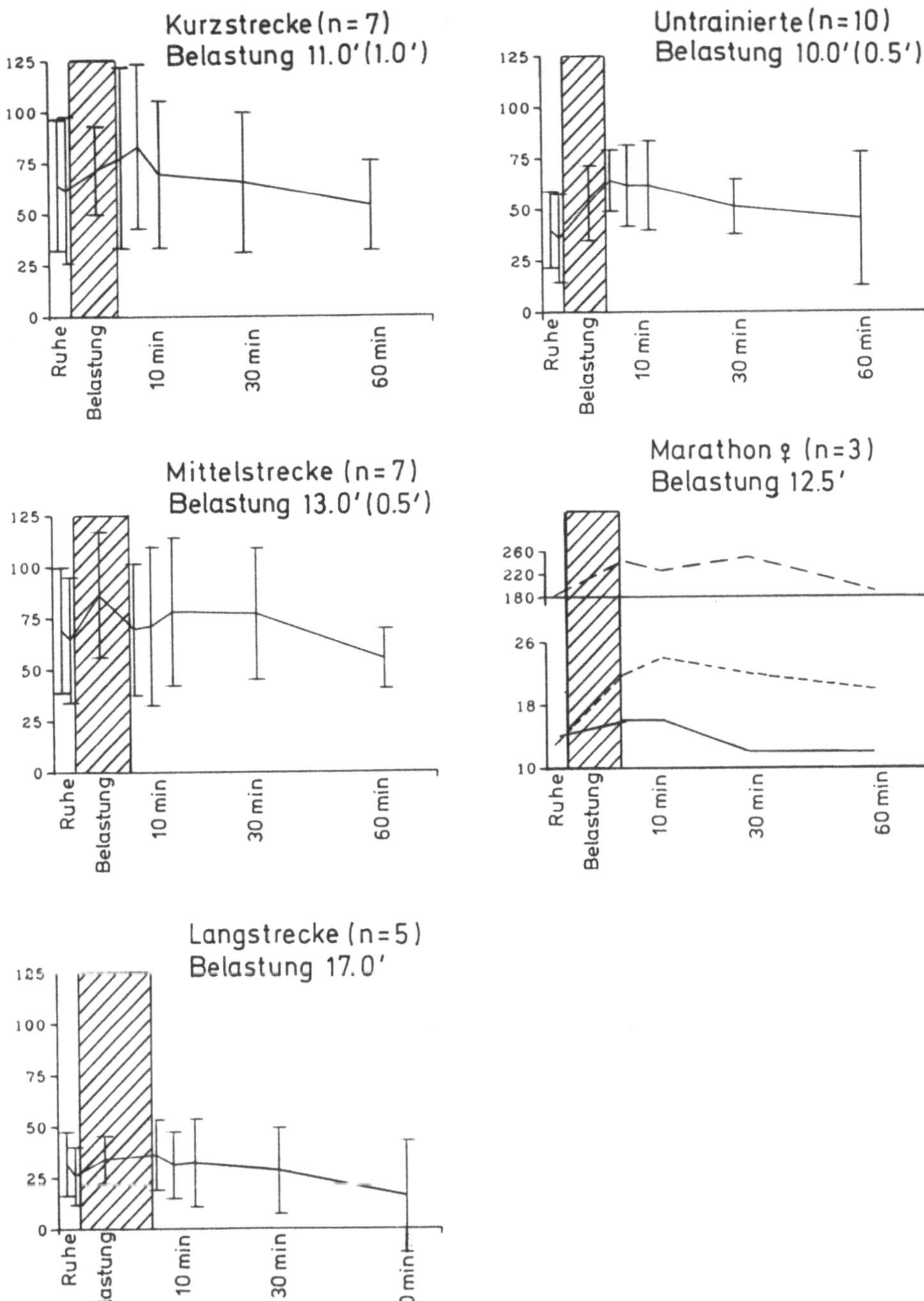

Abb. 13. Östradiol $[\mathrm{pg/ml},\ \bar{x}\ (\mathrm{ABW})]$ bei standardisierter Belastung in der Follikelphase

<u>Lutealphase:</u> Der Verlauf der Östradiolkonzentration im Rahmen der körperlichen Maximalbe-
lastung war in der Lutealphase identisch zu der Follikelphase (Abb. 14). E_2 fiel ebenfalls in
der 30minütigen Zeitspanne vor der Belastung ab und stieg um 40 % auf Maximalwerte nach
1- bis 10minütiger Erholung an. In der Gruppe der untrainierten Frauen war E_2 am Ende der
Abnahmezeit wieder auf seine Ausgangskonzentration zurückgekehrt, während bei 3 der
4 Hochleistungsathletinnen die Ausgangswerte unterschritten wurden.

Flächenvergleiche waren in der Lutealphase wegen der kleinen Anzahl der Untersuchungen
nicht möglich.

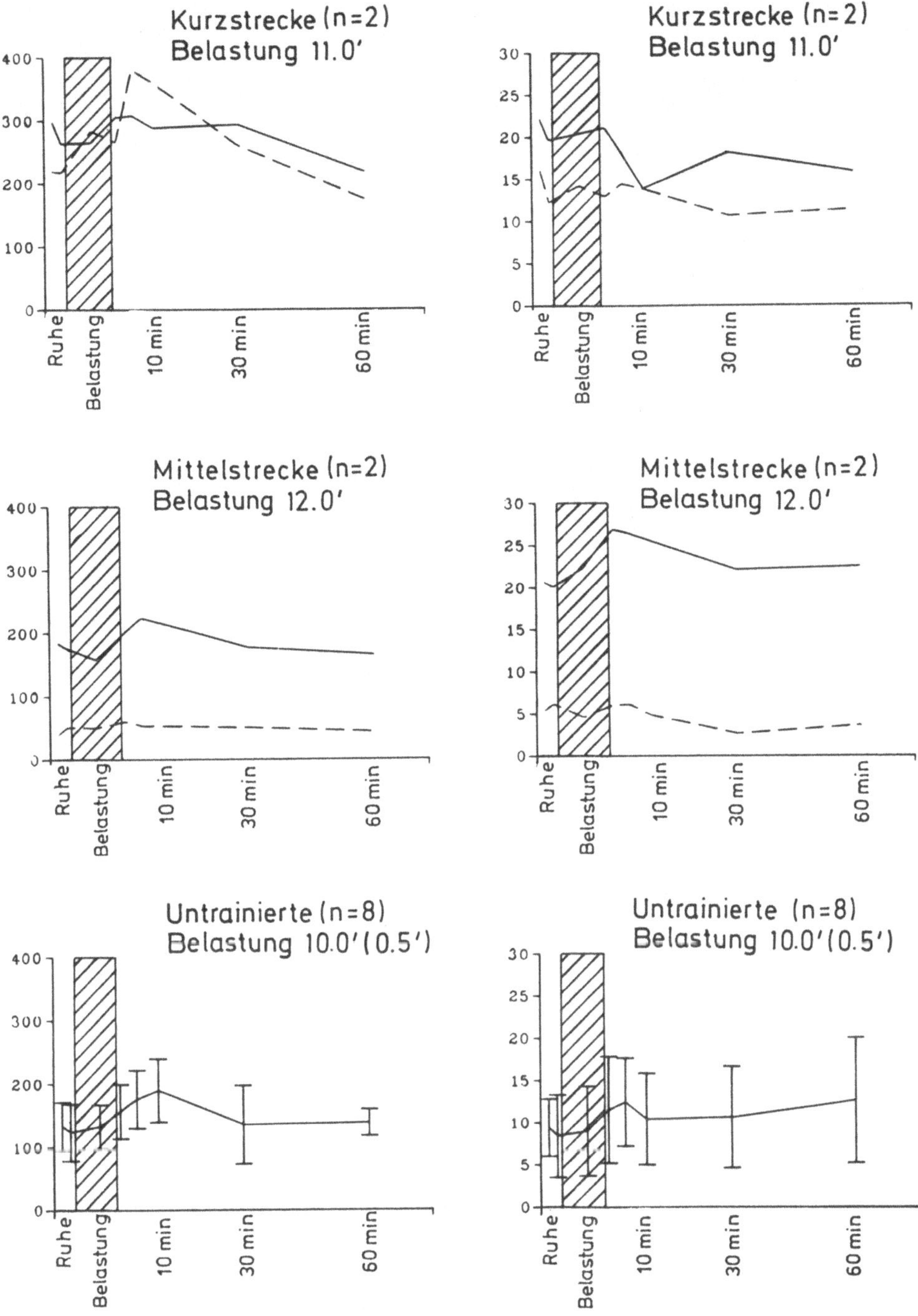

Abb. 14. Östradiol (links, pg/ml) und Progesteron (rechts, ng/ml) $\left[\text{EW oder } \tilde{x}\,(\text{ABW})\right]$ bei standardisierter Belastung in der Lutealphase

Progesteron

<u>Follikelphase:</u> Die Maximalwerte von Progesteron wurden 5 - 10 min nach Abbruch durch Erschöpfung gemessen (Abb. 15). Die Anstiege betrugen 33 - 97 %. Die Ausgangswerte waren nach 60minütiger Erholung wieder erreicht, wobei die Abnahme bei den Langstreckenläuferinnen im Vergleich zu den Kurz- und Mittelstreckenläuferinnen statistisch zu sichern war. Die 3 Marathonläuferinnen hatten 10 - 30 min nach dem Belastungsende ihre Maximalwerte, die zwischen 60 und 240 % über dem Ausgangsniveau lagen. Entsprechende Hormonverläufe mit einem 33prozentigen Anstieg wurden bei den untrainierten Frauen gemessen.

Bei den Langstreckenläuferinnen war die Fläche unter der Progesteronkurve kleiner als bei den Marathonläuferinnen. Weitere Unterschiede bestanden nicht.

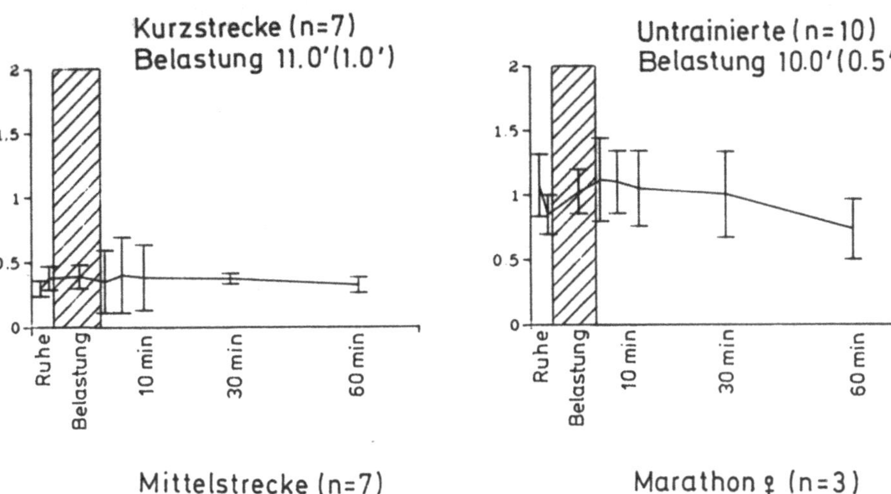

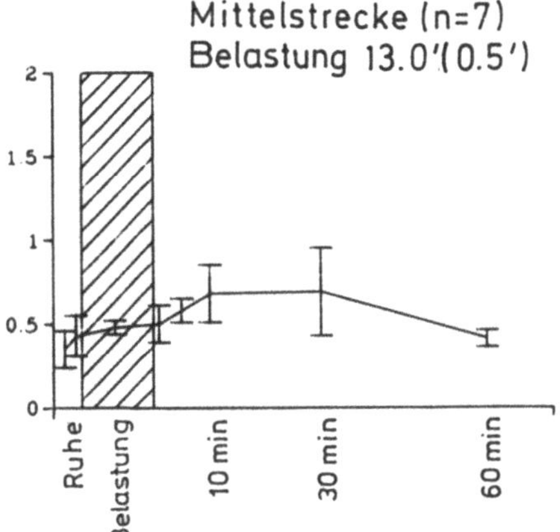

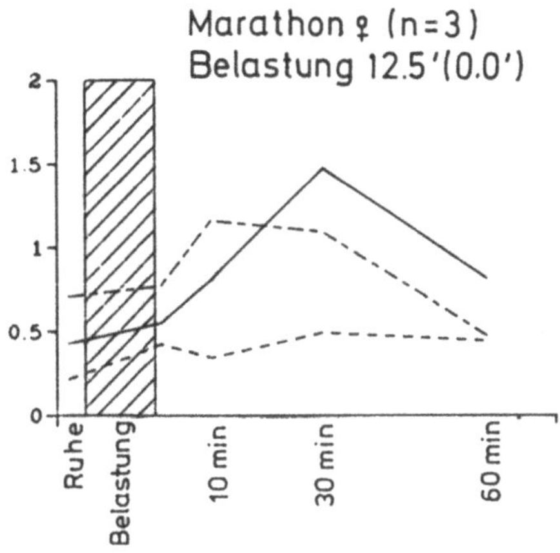

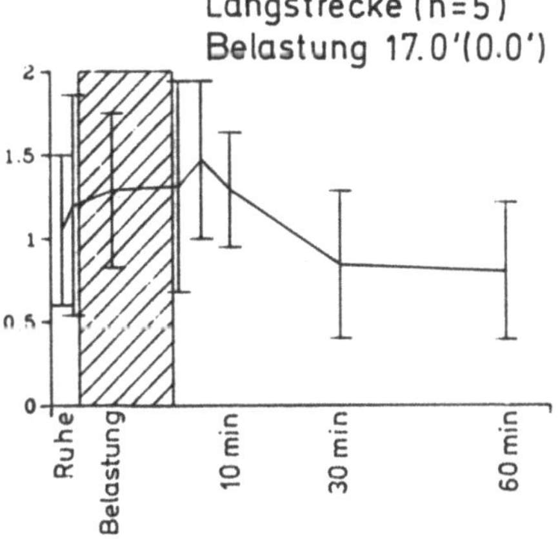

Abb. 15. Progesteron $\left[\,\mathrm{ng/ml},\ \tilde{x}\ (\mathrm{ABW})\,\right]$ bei standardisierter Belastung in der Follikelphase

<u>Lutealphase:</u> Progesteron erreichte bei den untrainierten Frauen nach 1- bis 5minütiger Erholung sein Maximum. Der signifikante Anstieg betrug 32 % (Abb. 14). 30 - 60 min nach Belastungsende war das Ausgangsniveau wieder erreicht. Bei den 4 Einzelfalldarstellungen der Kurz- und Mittelstrecke zeigte sich bei einer Mittelstreckenläuferin ein deutlicher Progesteronanstieg von 30 %. bei den anderen Läuferinnen fiel Progesteron während sowie nach der Belastung deutlich ab. Nach den jeweiligen Zykluszeitpunkten und anhand der weiteren Hormondaten war die Frau mit dem Progesteronanstieg am 23. Zyklustag, die Frauen mit dem Progesteronabfall am Ende ihrer Lutealphase (26., 31. und 39. Zyklustag).

Ein Flächenvergleich für Progesteron war in der Lutealphase wegen der geringen Zahl der Untersuchungen nicht möglich.

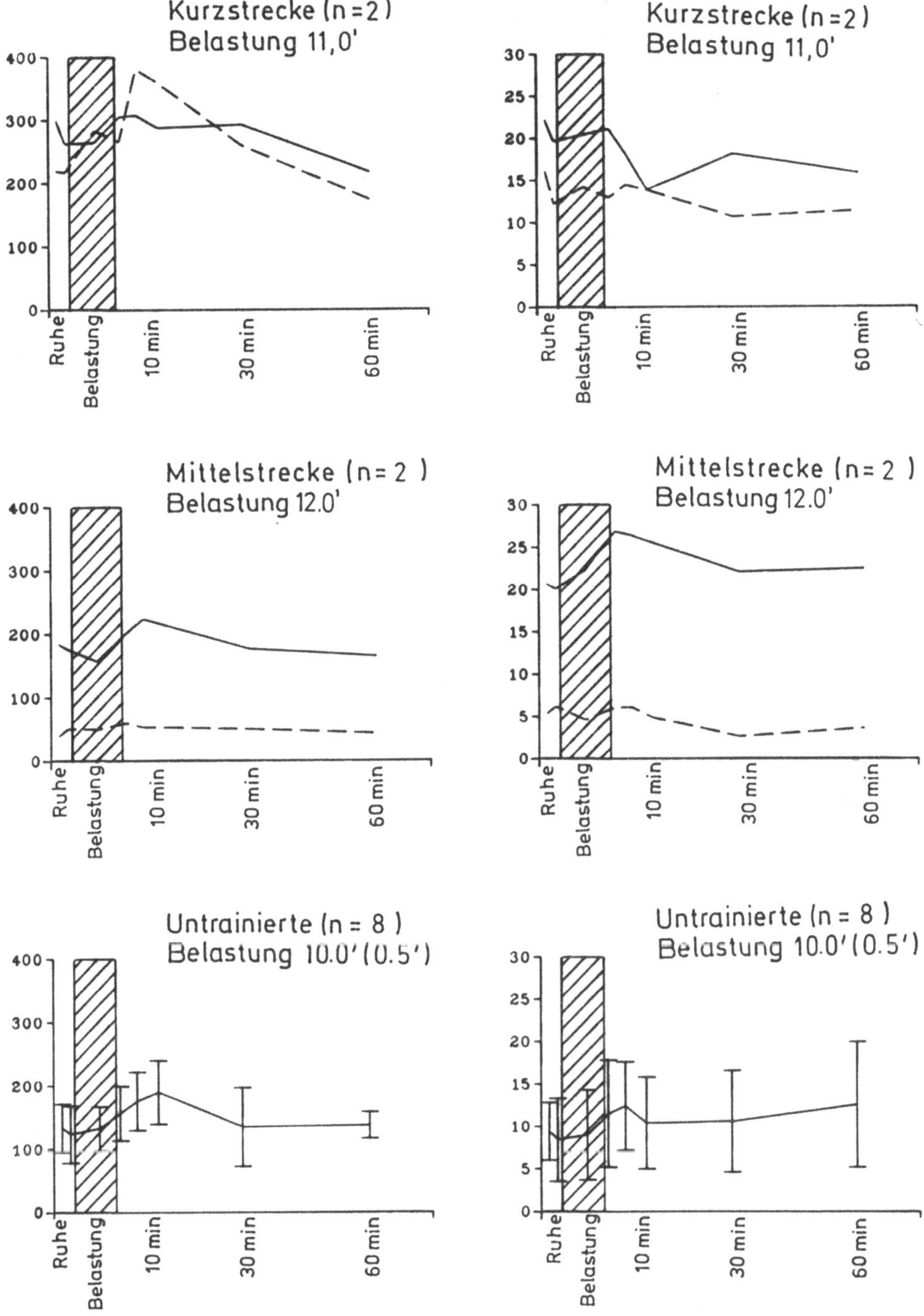

Abb. 14. Östradiol (links, pg/ml) und Progesteron (rechts, ng/ml) $[\text{EW oder } \tilde{x} \text{ (ABW)}]$ bei standardisierter Belastung in der Lutealphase

3.1.5 Exogene Beeinflussung des Hormonverlaufs durch hormonale Kontrazeption

12 Hochleistungssportlerinnen, 1 Marathonläuferin und 4 untrainierte Frauen nahmen orale Kontrazeptiva. Die Handelsnamen sowie ihre Zusammensetzung sind der Anhang-Tabelle 1 zu entnehmen.

Die anamnestischen Daten, die Herzfrequenz-, Laktat- und pH-Veränderungen sowie die aerobe-anaerobe Kapazität unterschieden sich nicht von jenen der Frauen ohne hormonale Kontrazeptiva (Anhang-Tabellen 7 und 8 sowie in der Anhang-Abb. 2).

Die Hormonergebnisse unter hormonaler Kontrazeption werden im folgenden analysiert (Signifikanztafeln für die einzelnen Belastungszeitpunkte in Anhang-Tabelle 4 p-z, für die Gruppenunterschiede Anhang-Tabelle 5 l-v, für die Flächen Anhang-Tabelle 6 e-f). Die Abbildungen der Hormonverläufe sind in den Anhang-Abb. 3 - 13 dargestellt.

Prolaktin

Die Basalwerte lagen im normoprolaktinämischen Bereich. Die Prolaktinantwort auf körperlich erschöpfende Belastung entsprach in den einzelnen Gruppen im Ausmaß und Zeitpunkt jener ohne Einnahme hormonaler Kontrazeptiva. Anstiege von 38 - 330 % wurden in den ersten 10 - 30 min der Erholungsphase gemessen (Anhang-Abb. 3). Statistische Unterschiede in den Flächen unter den Prolaktinkurven bestanden nicht.

Kortisol

Frauen mit hormonaler Kontrazeption hatten 75 - 100 % höhere basale Kortisolspiegel. Das Kortisolmaximum wurde nach 10 - 30 min erreicht. Der Anstieg betrug bei den Kurzstreckenläuferinnen 31 %, den Mittelstreckenläuferinnen 48 %, bei den beiden Werferinnen 67 %, der Marathonläuferin 65 % und den untrainierten Frauen 29 %. Unter oralen Kontrazeptiva nahm der Kortisolanstieg mit der Belastungsdauer zu. Der Anstieg war bei den untrainierten Frauen (n = 4) statistisch nicht zu sichern, jedoch bei den Kurz- und Mittelstreckenläuferinnen.

Das Kortisolverhalten nach erreichtem Maximum entsprach dem ohne orale Kontrazeptiva (Anhang-Abb. 4).

Die von den Hormonkurven umschlossenen Flächen waren bei den Mittelstreckenläuferinnen größer als bei den untrainierten Frauen.

Dehydroepiandrosteron (DHEA)

Die basale DHEA-Konzentration lag bei den Frauen mit hormonaler Antikonzeption um 49 - 77 % signifikant unterhalb jener Werte der entsprechenden Gruppen ohne kontrazeptive Steroide. Die DHEA-Anstiege betrugen 170 % bei den Kurzstreckenläuferinnen und 410 % bei den Mittelstreckenläuferinnen, 148 bzw. 182 % bei den beiden Werferinnen, 336 % bei der Marathonläuferin und 33 % bei den untrainierten Frauen. Die höheren Anstiege bei den Mittelstreckenläuferinnen im Vergleich zu den Kurzstreckenläuferinnen ließen sich bei der hohen Streuung der Werte statistisch nicht sichern. Die Zeitpunkte der DHEA-Maxima in beiden Gruppen - ohne sowie mit hormonaler Kontrazeption - waren identisch (Anhang-Abb. 5).

Die Kurz- und Mittelstreckenläuferinnen wiesen beim Vergleich der Flächen unter den Hormonkurven signifikant höhere Werte auf als die untrainierten Frauen. Dieser Unterschied bestand sowohl bei der Fläche für den Gesamtabnahmezeitraum (Fläche I) wie für die Fläche ab Belastungsende (Fläche II).

Gesamttestosteron

In den Basalwerten der einzelnen Gruppen waren durch die Einnahme oraler Antikonzeptiva keine Unterschiede vorhanden. Signifikante Anstiege ließen sich bei den Kurz- und Mittelstreckenläuferinnen nachweisen, jedoch nicht bei den untrainierten Frauen. Bei den geringen Fallzahlen in den einzelnen Gruppen und der großen interindividuellen Schwankungen zum Zeitpunkt der Hormonmaxima war ein Vergleich unter den Gruppen und zu den Frauen ohne hormonale Kontrazeptiva nicht möglich (Anhang-Abb. 6). Unterschiede bei den Flächenwerten bestanden nicht.

Freies Testosteron

Durch die erhöhte SHBG-Konzentration war das freie Testosteron im Vergleich zu den Frauen ohne hormonelle Kontrazeption signifikant erniedrigt. Die maximalen Anstiege waren identisch mit denen des Gesamttestosterons (Anhang-Tabelle 7). Auch Flächenunterschiede konnten nicht ermittelt werden.

Dihydrotestosteron (DHT)

Der Verlauf der DHT-Konzentration über den Abnahmezeitraum zeigte eine hohe interindividuelle Schwankungsbreite. Bei etwa der Hälfte aller Untersuchten verlief der Anstieg wellenförmig mit einem Maximum bei 10 - 30 min nach Belastungsende, bei 2 der 4 Untrainierten erst nach 60minütiger Erholung. Dadurch war bei den Mittelstreckenläuferinnen ein Anstieg statistisch nicht zu sichern. Gruppenunterschiede waren nicht erkennbar (Anhang-Abb. 8).

Sex hormone binding globulin (SHBG)

Die SHBG-Konzentration stieg durch die Einnahme hormonaler Kontrazeptiva signifikant an. Die SHBG-Konzentration änderte sich im Rahmen der Belastung nur bei den Untrainierten geringfügig (Anhang-Abb. 9). Damit waren auch keine Unterschiede bei den Flächenwerten vorhanden.

Follikelstimulierendes Hormon (FSH)

Die FSH-Konzentration war durch die Einnahme kontrazeptiver Steroide herabgesetzt. Die Veränderung des FSH-Spiegels durch die körperliche Belastung vollzog sich ohne und mit Einnahme oraler Kontrazeptiva in gleicher Weise. Bis zum Beginn der Belastung stieg FSH an und fiel auf seinen tiefsten Wert 5 min nach Abbruch der körperlichen Belastung ab, ohne nach 60minütiger Erholung das Ausgangsniveau wieder zu erreichen. Der Abfall von FSH betrug zwischen 36 und 65 %. Unterschiede unter den Gruppen bestanden nicht (Anhang-Abb. 10), auch nicht für die Flächen unter den FSH-Kurven.

Luteinisierendes Hormon (LH)

Wesentliche LH-Konzentrationsänderungen gab es unter der Suppression oraler Kontrazeptiva bei der Belastung nicht. Signifikante Unterschiede waren weder während des Abnahmezeitraums noch unter den Gruppen zu ermitteln (Anhang-Abb. 11).

Die Flächen unter den Hormonkurven waren nahezu identisch.

Östradiol (E_2)

Die Basalwerte lagen beim Vergleich der einzelnen Gruppen in gleicher Größenordnung. Durch die körperliche Belastung stieg Östradiol um 20 - 55 % in gleicher Relation wie bei den Frauen ohne hormonale Antikonzeption an. Nach 60minütiger Erholung war die E_2-Konzentration auf oder unter das Ausgangsniveau gefallen (Anhang-Abb. 12).

Gruppenunterschiede für die Flächen unter den Hormonkurven bestanden nicht.

Progesteron
Progesteron stieg durch die körperliche Belastung um 50 - 100 % an, mit Maximalwerten 1 - 5 min nach Abbruch durch körperliche Erschöpfung. Der Abfall verlief wie bei den Frauen ohne hormonale Antikonzeption. Die untrainierten Frauen erreichten nach 60 min das Ausgangsniveau noch nicht, während die Mittelstrecklerinnen dies deutlich unterschritten (Anhang-Abb. 13).
Flächenunterschiede unter den Gruppen waren nicht zu ermitteln.

Ein Vergleich der Flächen jener Frauen ohne und mit hormonaler Kontrazeption erbrachte keine signifikanten Unterschiede. Die Einnahme oraler Kontrazeptiva blieb bei den Kurz- und Mittelstreckenläuferinnen sowie den untrainierten Frauen ohne Einfluß auf die Gesamtflächen (I) und die Flächen ab Belastungsende (II) unter den Hormonkurven.

3.1.6 Wiederholung der standardisierten Belastung

Anamnestische und klinische Daten

Die wesentlichen anamnestischen und klinische Angaben sind in Tabelle 10 dargestellt. Mitangegeben sind die Unterschiede zur ersten Untersuchung. 6 Hochleistungssportlerinnen nahmen 1 Jahr nach der ersten Untersuchung an derselben Belastung erneut teil. Das Körpergewicht war trotz abgefallenem subkutanen Fettgewebe bei gleicher Körpergröße gestiegen. Bei identischem Trainingsumfang hatten die Vitalkapazität und der Tiffeneau-Test zugenommen.

11 untrainierte Frauen unterzogen sich einem 8wöchigen Ausdauertraining mit insgesamt 14 Trainingseinheiten. Bei gleichem Gewicht nahm das subkutane Fettgewebe ab. Die Vitalkapazität war geringfügig gestiegen.

Zyklusphasen zum Zeitpunkt der Belastung

Tabelle 11 gibt die Zyklusphasen bei der Wiederholung der standardisierten Belastung wieder. 5 der 6 Hochleistungssportlerinnen sowie 8 der 11 Untrainierten befanden sich in derselben Zyklusphase wie bei der ersten Untersuchung.

Tabelle 11. Zyklusphasen von 17 Frauen zum Zeitpunkt der Wiederholung der standardisierten Belastung

Disziplin	n	Follikel-phase	Ovulation	Luteal phase	Hormonelle Kontrazeption
Kurzstrecke	3	1	-	1	1
Mittelstrecke	3	2	-	-	1
Untrainierte	11	6	-	3	2

Herz-, Kreislauf- und Lungenfunktion

Hochleistungssportlerinnen: Die Belastungsdauer auf dem Laufband bis zur körperlichen Erschöpfung änderte sich nicht (Tabelle 12, in Abb. 16 als "Sport" bezeichnet). Die maximale Herzfrequenz sowie der Puls in der Erholung lagen ohne statistische Unterschiede geringfügig höher als bei der ersten Untersuchung. Auch der pH-Wert war nicht so stark abgefallen (Abb. 16) wie bei der Belastung 1 Jahr zuvor. Das maximale AMV und die maximale $\dot{V}O_2$ sowie deren Relativwerte erreichten bei der zweiten Untersuchung geringfügig niedrigere Werte, ohne daß diese Unterschiede statistisch signifikant waren.
Untrainierte Frauen: Das 8wöchige Training bewirkte bereits eine signifikante Verbesserung der Herz-Kreislauf-Werte (Tabelle 12, Abb. 16). Der Herzfrequenzanstieg war signifikant größer. Die Herzfrequenz lag bei der Erholung signifikant niedriger, trotz geringfügig längerer Belastungsdauer. Sowohl das maximale Atemminutenvolumen als auch die maximale Sauerstoffaufnahme waren bei der Wiederholungsuntersuchung signifikant verbessert. Der minimale pH erreichte nach dem Training ebenfalls signifikant niedrigere Werte.

Hormone und Transportglobulin

Hochleistungssportlerinnen: Die Hormonantworten auf die körperliche Belastung änderten sich durch das einjährige Training im wesentlichen nur bei FSH. Bei der 2. Untersuchung fiel FSH bei 5 der 6 Athletinnen tiefer ab, die Flächen unter den Hormonkurven waren mit - 6756 ng/ml/73 min gegenüber -3738 ng/ml/73 min signifikant kleiner. Bei DHEA war bei der 1. Untersuchung der Anstieg signifikant höher als bei der Wiederholung 1 Jahr später. Weiter bestanden keine grundsätzlichen Unterschiede in der Hormonantwort bei den 6 Leistungssportlerinnen, die innerhalb dieses Jahres weder Trainingsumfang noch Intensität verändert hatten.
Untrainierte Frauen: Bei verbesserten Herz-Kreislauf-Werten führte das 2monatige Training nur zu einer Veränderung unter den hormonellen Parametern: nach dem Training stieg Prolaktin bei nun besserer Leistung nach 10minütiger Erholung signifikant an. Weder zwischen den einzelnen Belastungsstufen, noch den Flächen unter den Hormonkurven bestanden zwischen erster und zweiter Untersuchung signifikante Unterschiede.

Tabelle 10. Anamnestische und klinische Daten $[\tilde{x}\,(\text{ABW})]$ von 17 Frauen bei der Wiederholung der standardisierten Belastung sowie die Unterschiede zur 1. Belastung ($\triangle$ I. zu II. Untersuchung, + = Zunahme, - = Abnahme zur I. Untersuchung)

Disziplin	n	Alter (J.)	Gewicht (kg)	Größe (cm)	Subk. Fett (%)	Sport seit Jahren	Trainings- stunden pro Woche	Trainigs- einheiten pro Woche	Vital- kapazität (l/Min.)	Tiffeneau- Test (%)
Hochleistungssportlerinnen	6	19 (1,5)	58 (3,5)	174 (4)	11,5 (3)	4,5 (0,5)	9,5 (1,5)	4,5 (0,5)	4,19 (0,4)	92 (1,3)
$\triangle$ I. zu II. Untersuchung		+0,9	+1,5	0	-2	+1	0	0	+0,25	+1,7
Untrainierte Frauen	11	24 (2)	56 (4,5)	164 (3)	17 (3)	-	2	1,7	3,6 (0,4)	85 (5,3)
$\triangle$ I. zu II. Untersuchung		+0,2	0	0	-2	-	+2	+1,7	+0,15	-1

Tabelle 12. Herzfrequenz-, Laktat- und pH-Veränderungen $[\tilde{x}\,(\text{ABW})]$ von 17 Frauen bei der standardisierten Belastung sowie die Unterschiede zur 1. Belastung ($\triangle$ I. zu II. Untersuchung, + = Zunahme, - = Abnahme zur I. Untersuchung)

Disziplin	n	Belastungs- zeit (min) x	HF max.	$\triangle$ HF	HF nach Belastung +1'	HF nach Belastung +3'	HF nach Belastung +5'	$\triangle$ Laktat (mmol/l)	pH min	Grad der Ausbelast. %
Hochleistungssportlerinnen	6	13 (1,5)	198 (4,5)	126 (4)	176 (7)	127 (9)	116 (8,5)	8,6 (2)	7,24 (0,9)	98
$\triangle$ I. zu II. Untersuchung		0	-2	+5	+2	+6	+3	-1,5	+0,05	+2
Untrainierte Frauen	11	10 (0,5)	188 (8)	100 (11)	166 (11)	128 (12,5)	119 (10,5)	10,7 (0,9)	7,23 (0,25)	93
$\triangle$ I. zu II. Untersuchung		+0,5	+1	+4	-8	-14	-4	-1	-0,06	+2

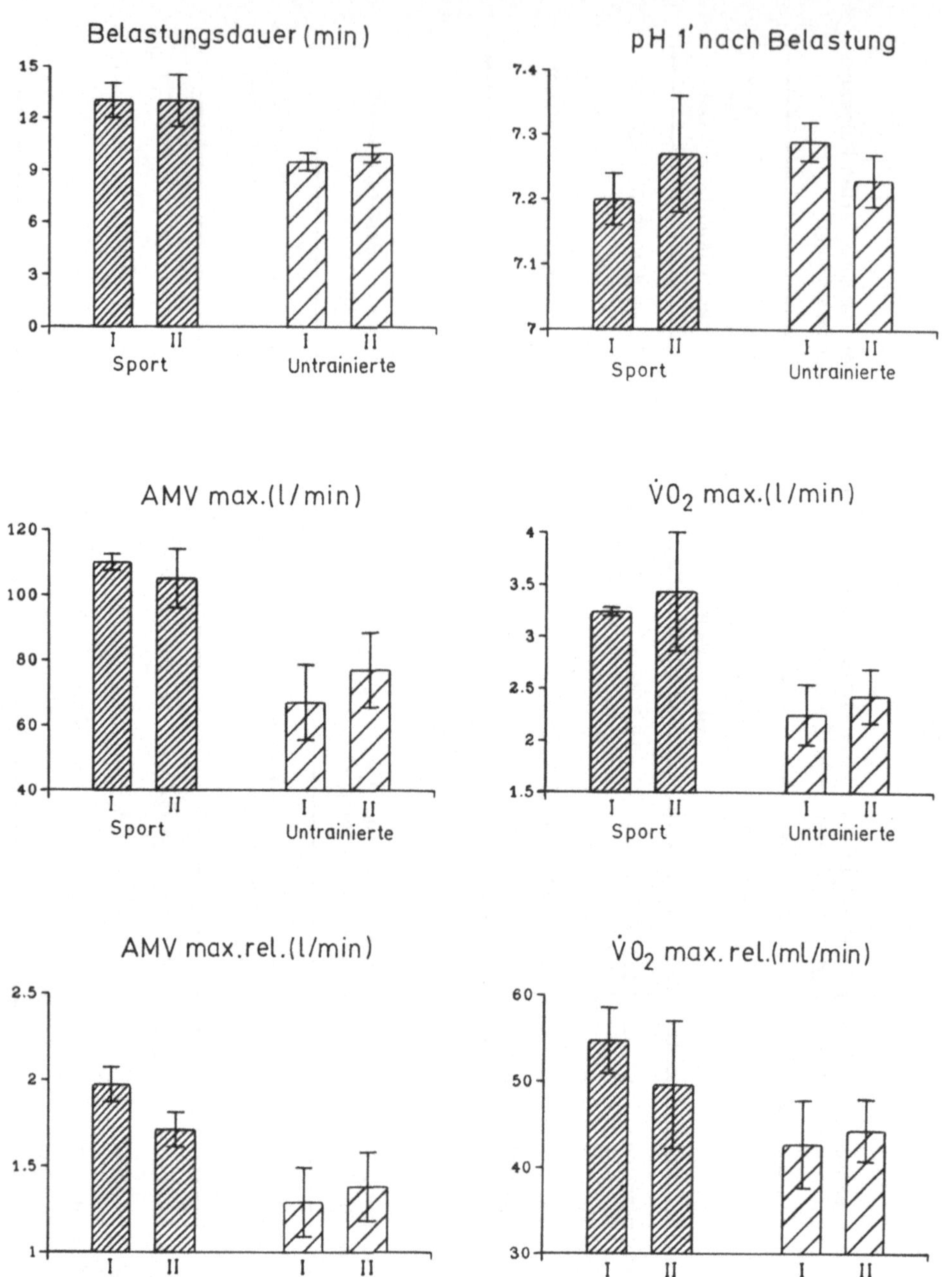

Abb. 16. Belastungsdauer, pH und aerobe Kapazität $[\tilde{x}\,(ABW)]$ bei erster (I) und Wieder-holungsuntersuchung (II) von 17 standardisierten Belastungen

Tabelle 13. Anamnestische und klinische Daten $[\tilde{x}$ (ABW) oder Einzelwerte$]$ von 45 Personen mit 49 qualitativ differenzierten Belastungen

Disziplin	n	Alter (J.)	Gewicht (kg)	Größe (cm)	Subk. Fett %	Sport seit Jahren	Trainings- stunden pro Woche	Trainings- einheiten pro Woche
Lauftraining								
Kurzstrecke	7	22 (1,5)	56 (4,5)	170 (3,5)	8 (1,5)	8 (2,0)	11 (1,0)	7 (1,0)
Langsprint	2	20/21	68/68	185/185	9/9	4/4	12/12	8/8
Mittelstrecke	1	23	58	170	6	8	12	8
Langstrecke	2	21/27	55/53	172/169	9/8	7/8	12/12	8/8
Wurftraining	5	24 (1,5)	84 (0,5)	179 (2,0)	13 (1,5)	8 (1,5)	11 (4,0)	7 (1,5)
Krafttraining	2	28/27	81/84	179/183	11/8	9/6	24/16	12/8
Wettkampf	4	24 (1,5)	57 (3,3)	175 (5,2)	7 (0,8)	8 (2,0)	13 (2,3)	8 (0,8)
Marathon (Frauen)	6	41 (2,5)	54 (3,0)	166 (2,8)	8 (0,5)	–	9 (1,5)	–
Marathon (Männer)	20	41 (6,0)	67 (3,3)	176 (3,0)	7 (1,5)	–	8 (2,0)	–

3.2 QUALITATIV DIFFERENZIERTE BELASTUNG

3.2.1 Anamnestische und klinische Daten

Die wesentlichen anamnestischen und klinischen Daten der Hochleistungssportlerinnen und der Leistungssportgruppe (Marathon) sind in Tabelle 13 dargestellt. 4 Frauen nahmen an zwei Untersuchungen teil, eine Langsprinterin (400 m) nach 3 Monaten unter identischem Belastungsmodus, eine Langstreckenläuferin an einem 800-m-Wettkampf und am Training der Langstrecke, zwei Werferinnen neben dem Wurf- am Krafttraining.

In Alter, Gewicht, Größe und subkutanem Fettgewebe entsprachen diese Athletinnen und Athleten jenen bei der standardisierten Belastung. Der Trainingsumfang verdeutlicht das sehr hohe Niveau der hier untersuchten Athletinnen. Auch die Marathongruppe trainierte mit 8 - 9 h/Woche recht intensiv.

3.2.2 Gynäkologische Daten

Die Zyklusstabilität der Frauen, die im Rahmen der qualitativ differenzierten Belastung untersucht wurden, ist in Tabelle 14 dargestellt. Zwei Drittel der Frauen hatte die Periode regelmäßig, ein Drittel unregelmäßig oder war amenorrhoisch.

Tabelle 14. Zyklusstabilität bei 25 Frauen mit 29 qualitativ differenzierten Belastungen

Disziplin	n	Regelm. Zyklus	Unregelm.	Amenorrhö
Lauftraining				
Kurzstrecke	7	5	1	1
Langsprint	2	2	-	-
Mittelstrecke	1	1	-	-
Langstrecke	2	1	1	-
Wurftraining	5	4	1	-
Krafttraining	2	1	1	-
Wettkampf	4	2	2	-
Marathon	6	4	-	2

Sechzehn Frauen waren bei der Untersuchung in der Follikelphase, vier in der Lutealphase, neun Frauen nahmen orale Kontrazeptiva ein (Tabelle 15).

Tabelle 15. Zyklusphasen bei 25 Frauen mit 29 qualitativ differenzierten Belastungen

Disziplin	n	Follikel-phase	Ovulation	Luteal-phase	Hormonelle Kontrazeption
Lauftraining					
Kurzstrecke	7	6	-	1	-
Langsprint	2	-	-	-	2
Mittelstrecke	1	-	-	-	1
Langstrecke	2	2	-	-	-
Wurftraining	5	1	-	1	3
Krafttraining	2	-	-	-	2
Wettkampf	4	3	-	1	-
Marathon	6	4	-	1	1

3.2.3 Hormone und Transportglobulin

Die Ergebnisse wurden wie bei der standardisierten Belastung (s. 3.1.4) dargestellt. Der
unterlegte Bereich gibt den Zeitraum von Training oder Wettkampf wieder, die Dauer der
Belastung wurde als Median oder in Einzelwerten angegeben, bei mehreren Einzelwerten an
den Kurven. Die statistische Berechnung der Hormonveränderungen zwischen den einzelnen
Belastungszeitpunkten erfolgte mit dem Wilcoxon-Test (s. Anhang-Tabellen 9 a-l). Sie war nur
beim Marathontraining mit fixen Abnahmezeitpunkten und großen Gruppen sinnvoll, nicht
dagegen bei der kleinen Anzahl pro Disziplin im Training oder Wettkampf der Hochleistungssportlerinnen.

Beim Vergleich der die Hormonkurven umschließenden Flächen wurde bei der qualitativ-
differenzierten Belastung nur die Fläche II (ab 1 min bis 60 min nach Belastungsende)
berechnet (s. 2.10 u. 3.1.4). Die Signifikanzen der Flächenunterschiede sind den Anhang-
Tabellen 10 a, b zu entnehmen.

Prolaktin

Die Ruhewerte lagen bei allen Personen im normoprolaktinämischen Bereich ($\leqslant$15 ng/ml)
(Abb. 17). Nur eine Athletin hatte bereits 5 h vor ihrem 400-m-Hürdenlauf mit 13,9 ng/ml
einen hohen Ausgangswert. Die qualitativ differenzierte Belastung führte zu einem deutlichen
Prolaktinanstieg. Trotz Belastungszeiten von 40 - 190 min erreichte Prolaktin seine Maximalwerte erst nach 1- bis 10minütiger Erholung. Der Wettkampf führte bei drei der vier
Läuferinnen zu erheblichen Prolaktinanstiegen. Die beiden Werferinnen hatten keinen Prolaktinanstieg durch ihre Wurfserien. Bei den Kurz- und Langstreckenläuferinnen sowie der
Marathongruppe waren 60 min nach Belastungsende die Ausgangskonzentrationen noch nicht
wieder erreicht.

Die Flächen unter den Prolaktinkurven unterschieden sich bei den Laufdisziplinen nur
zwischen den Marathonläufern und der Gesamtheit der Laufdisziplinen in der Hochleistungssportgruppe. Dabei wiesen die Marathonmänner kleinere Flächen auf.

Nur die Werferinnen mit hormonalen Kontrazeptiva bildeten für Vergleiche dieser Disziplin
eine ausreichend große Gruppe. Da die Einnahme von hormonalen Antikonzeptiva keinen
Einfluß auf das Prolaktinverhalten hatte, schien eine Gegenüberstellung zulässig. Die
Werferinnen wiesen signifikant kleinere Flächen als die Athletinnen aller Laufdisziplinen auf.

Eine Galaktorrhö bestand bei keiner Athletin.

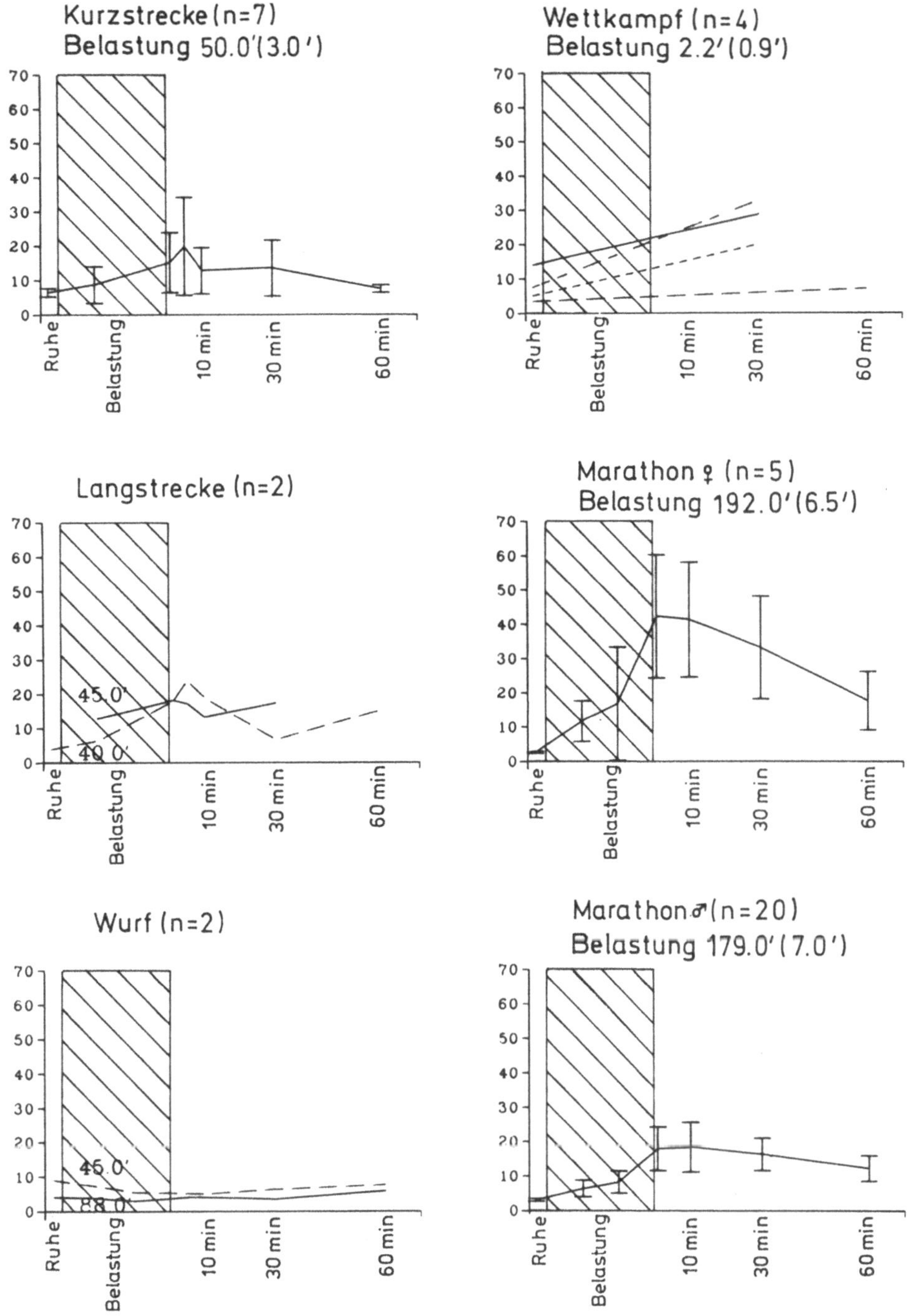

Abb. 17. Prolaktin $[\text{ng/ml, EW oder } \tilde{x} \text{ (ABW)}]$ bei qualitativ differenzierter Belastung bei Frauen ohne hormonale Kontrazeption

Kortisol

Die Ausgangswerte von Kortisol unterschieden sich zwischen den einzelnen Gruppen nicht (Abb. 18). Die Maximalwerte wurden in allen Laufdisziplinen 1 - 10 min nach Trainingsende erreicht. Die beiden Werferinnen hatten die höchsten Werte nach einem Drittel ihrer Wurfserien und unterschritten die Ausgangswerte 1 h nach Ende ihrer Belastung. Auch bei den Kurzstreckenläuferinnen war Kortisol am Ende der Abnahmeperiode auf die initiale Konzentration gefallen. Sowohl bei den beiden Langstreckenläuferinnen als auch bei der Marathongruppe war Kortisol zwar abgefallen, jedoch gegenüber dem Ausgangswert noch signifikant erhöht. Die wenigen Daten des Wettkampfes zeigen, daß auch die zeitlich kurze Belastung einen erheblichen Anstieg der Kortisolkonzentration bewirkte.

Beim Vergleich der Flächen hatten die Kurzstreckenläuferinnen sowie alle Spitzenläuferinnen zusammen geringere Flächen unter den Kortisolkurven als die Marathonläuferinnen und -läufer.

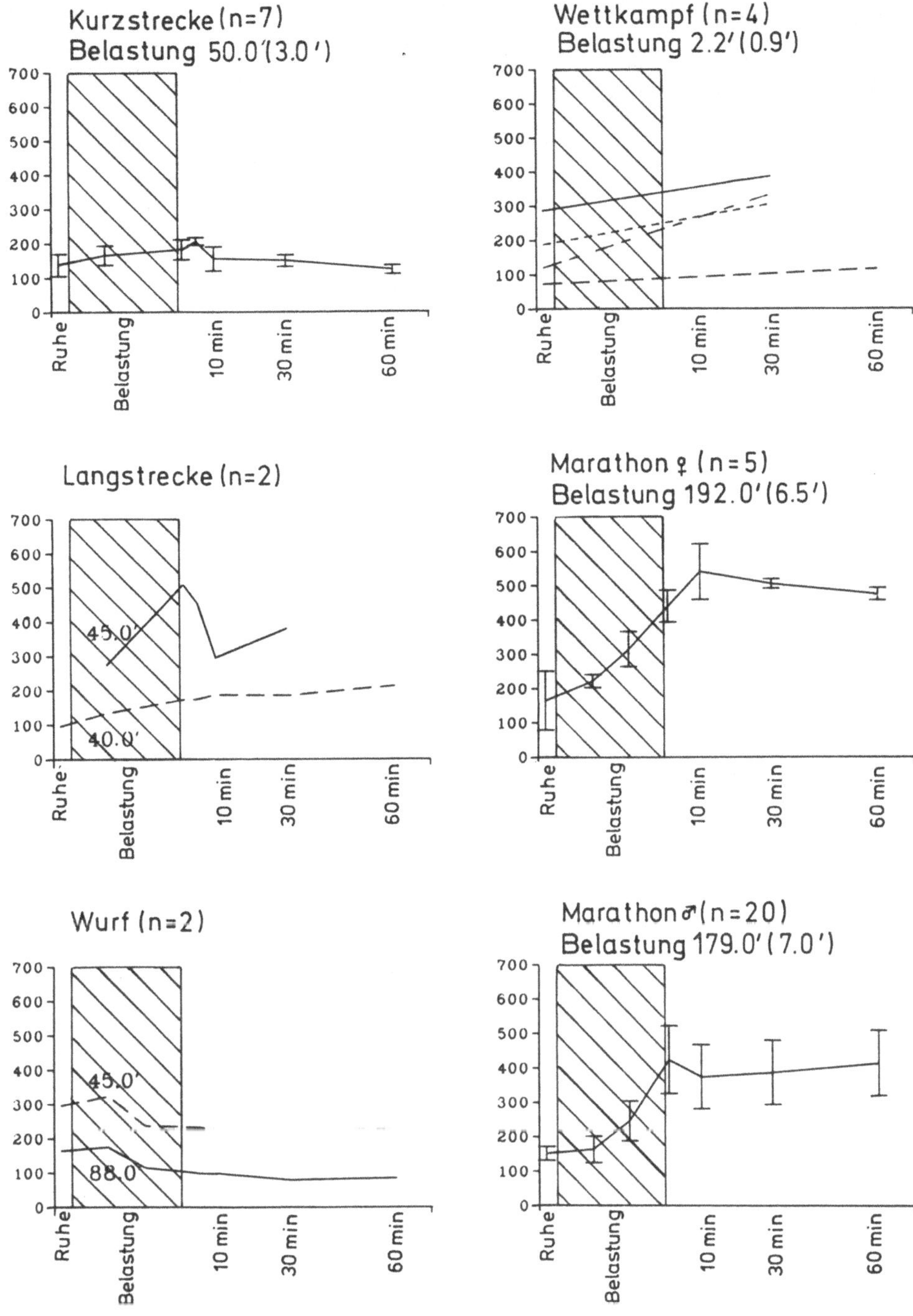

Abb. 18. Kortisol $[\text{ng/ml}, \text{EW oder } \tilde{x} \text{ (ABW)}]$ bei qualitativ differenzierter Belastung bei Frauen ohne hormonale Kontrazeption

Dehydroepiandrosteron (DHEA)

Auffällige Ruhewerte gab es in keiner Gruppe (Abb. 19). Die Kurzstreckenläuferinnen sowie eine Langstreckenläuferin hatten erhebliche DHEA-Anstiege durch ihre disziplinspezifische Belastung mit Maximalwerten 1 - 5 min nach deren Ende. Sie überschritten die physiologische Normgrenze von 7 ng/ml. Die wenigen Blutabnahmen beim Wettkampf lassen nicht beurteilen, ob die kurzzeitige Maximalarbeit mit ihrer hohen psychischen Anspannung einen deutlichen DHEA-Anstieg hervorruft.

Bei den Marathonläuferinnen und -läufern fiel der Anstieg geringer aus. Die höchsten Werte wurden ebenfalls in der Erholung gemessen. Bei den Männern war auch noch 60 min nach Ende des Laufes DHEA signifikant erhöht. Die beiden Werferinnen zeigten kein einheitliches DHEA-Verhalten. Eine Werferin hatte einen kontinuierlichen DHEA-Abfall, die andere einen deutlichen DHEA-Anstieg innerhalb physiologischer Grenzen.

Die Flächen unter den Kurven unterschieden sich.

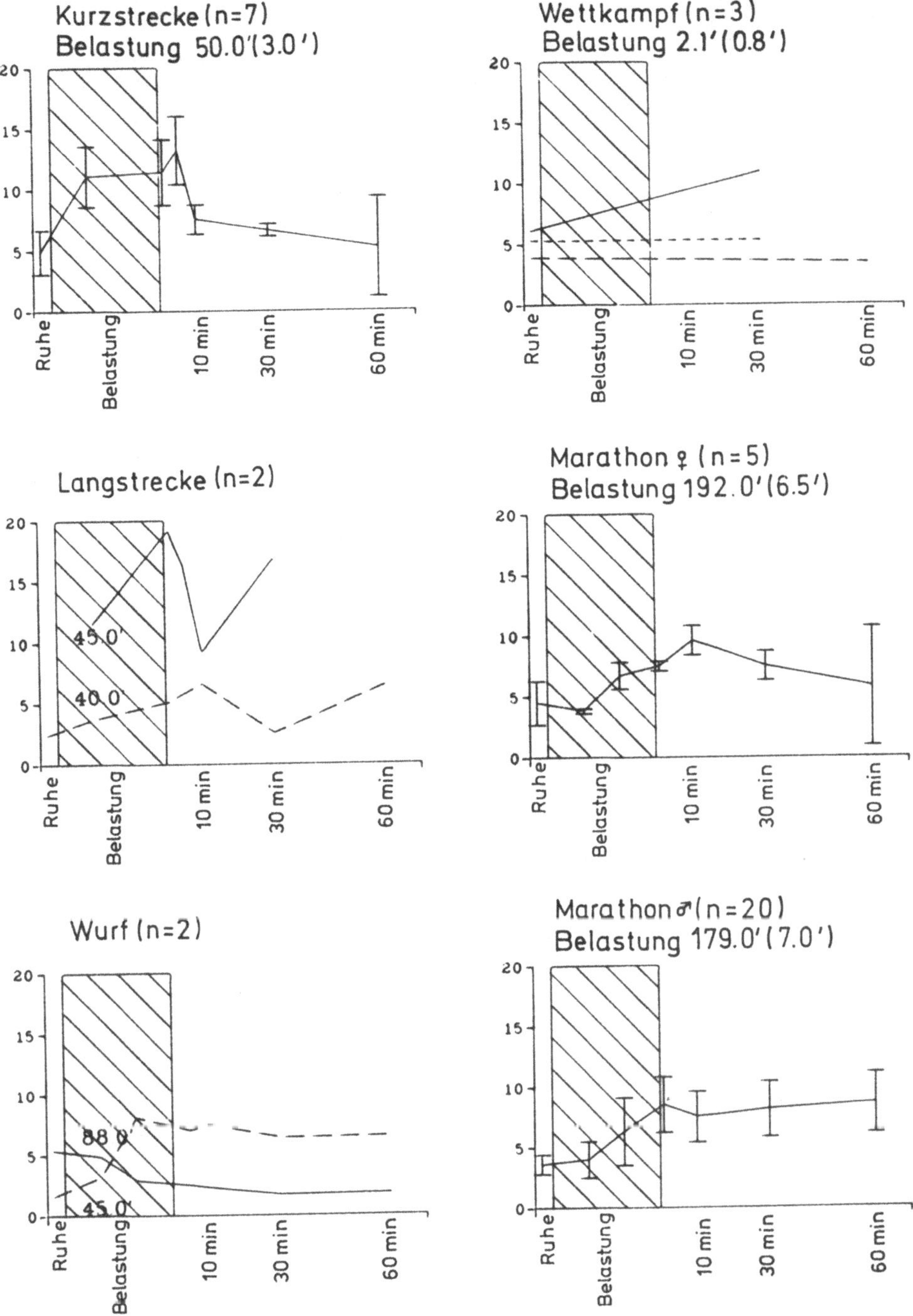

Abb. 19. DHEA [ng/ml, EW oder $\tilde{x}$ (ABW)] bei qualitativ differenzierter Belastung bei Frauen ohne hormonale Kontrazeption

Gesamttestosteron

Mit Ausnahme einer Athletin in der Wettkampfgruppe lagen die Ruhewerte von Gesamttestosteron (=Testosteron) im Normbereich (Abb. 20). Disziplinspezifisches Training führte zu
Testosteron-Maximalwerten 1 - 10 min nach Belastungsende. Disziplintypische Unterschiede
im Ausmaß der Testosteronanstiege waren nicht zu erkennen. Die meisten Athletinnen hatten
nach 60minütiger Erholung die Ruhewerte wieder erreicht. Nur die Marathonläufer unterschritten 30 und 60 min nach Ende der 42-km-Distanz ihre Ausgangswerte signifikant. Zwei
der fünf Marathonläuferinnen überschritten bei normalen Ruhewerten mit Maximalwerten von
1,6 bzw. 4,59 ng/ml erheblich die Normgrenze von 0,8 ng/ml. Sie wurde auch nach 60minüti-
ger Regeneration noch nicht erreicht. Die beiden Werferinnen wiesen identische Hormonveränderungen zu den Laufdisziplinen auf. Die kurze Wettkampfbelastung führte bei drei
Athletinnen zu Testosteronsteigerungen, bei einer Sportlerin zum Testosteronabfall.

Der Flächenvergleich unter den Hormonkurven wies einen interessanten Unterschied zwischen
den Geschlechtern auf. Die Marathonläufer hatten durch den Abfall von Testosteron unter
ihre Ausgangswerte signifikant kleinere Flächen als die Kurzstrecken- und Marathonläuferinnen.

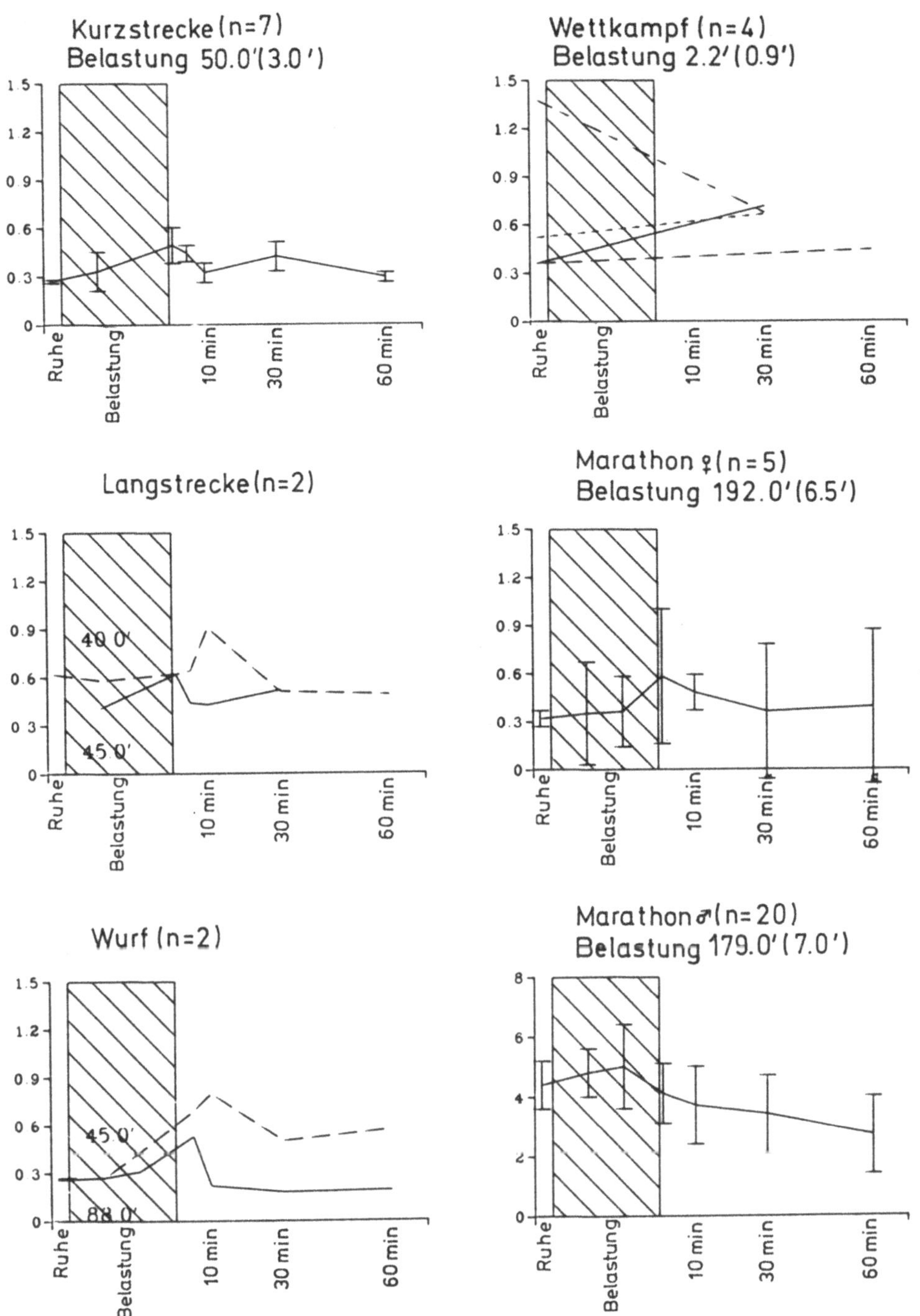

Abb. 20. Gesamttestosteron [ng/ml, EW oder $\tilde{x}$ (ABW)] bei qualitativ differenzierter Belastung bei Frauen ohne hormonale Kontrazeption

Freies Testosteron

Freies Testosteron zeigte nahezu parallele Hormonverläufe zu Testosteron (Abb. 21). Nur in der Marathon- und Wettkampfgruppe waren die Konzentrationsänderungen bei freiem Testosteron größer als bei Testosteron. Die Maximalwerte an freiem Testosteron wurden bereits nach 2 h des Laufs ermittelt.

Die Marathonläufer hatten ähnlich dem Testosteron beim freien Testosteron signifikant kleinere Flächen als die Marathonläuferinnen sowie in den Laufdisziplinen der Hochleistungssportgruppe.

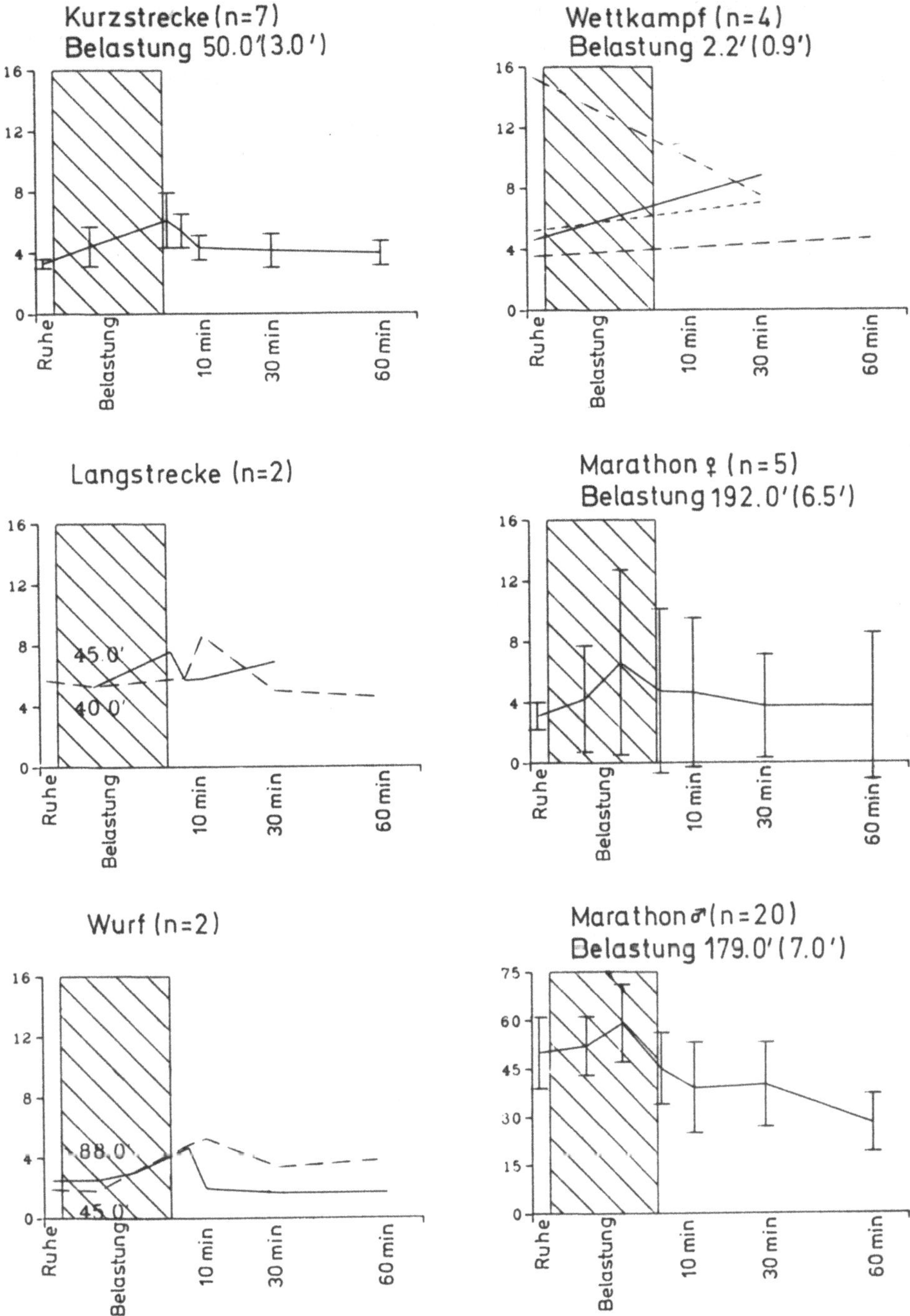

Abb. 21. Freies Testosteron [pg/ml, EW oder $\tilde{x}$ (ABW)] bei qualitativ differenzierter Belastung bei Frauen ohne hormonale Kontrazeption

Dihydrotestosteron (DHT)

Dihydrotestosteron stieg bei allen Disziplinen an, doch wurden die Maxima z. T. nach dem ersten Drittel der Belastung, z. T. 10 min nach Ende des Trainings gemessen (Abb. 22). Die Veränderungen bei der Kurzstrecke und beim Wurf waren gering, bei den beiden Langstrek-kenläuferinnen dagegen deutlich größer. Die DHT-Konzentration lag bei den Marathonläuferinnen auffallend niedrig, dagegen bei den Marathonläufern etwas oberhalb der Werte der Frauen. Bei den Männern erreichte DHT sein Maximum bereits nach 40minütiger Laufzeit. Die Einzelfalldarstellungen wiesen ebenfalls wellenförmige Konzentrationsänderungen auf, wie dies auch bei der standardisierten Belastung zu sehen war (s. S. 32).

Zwischen den Gruppen bestanden bei den Flächen unter den Hormonkurven keine Unterschiede.

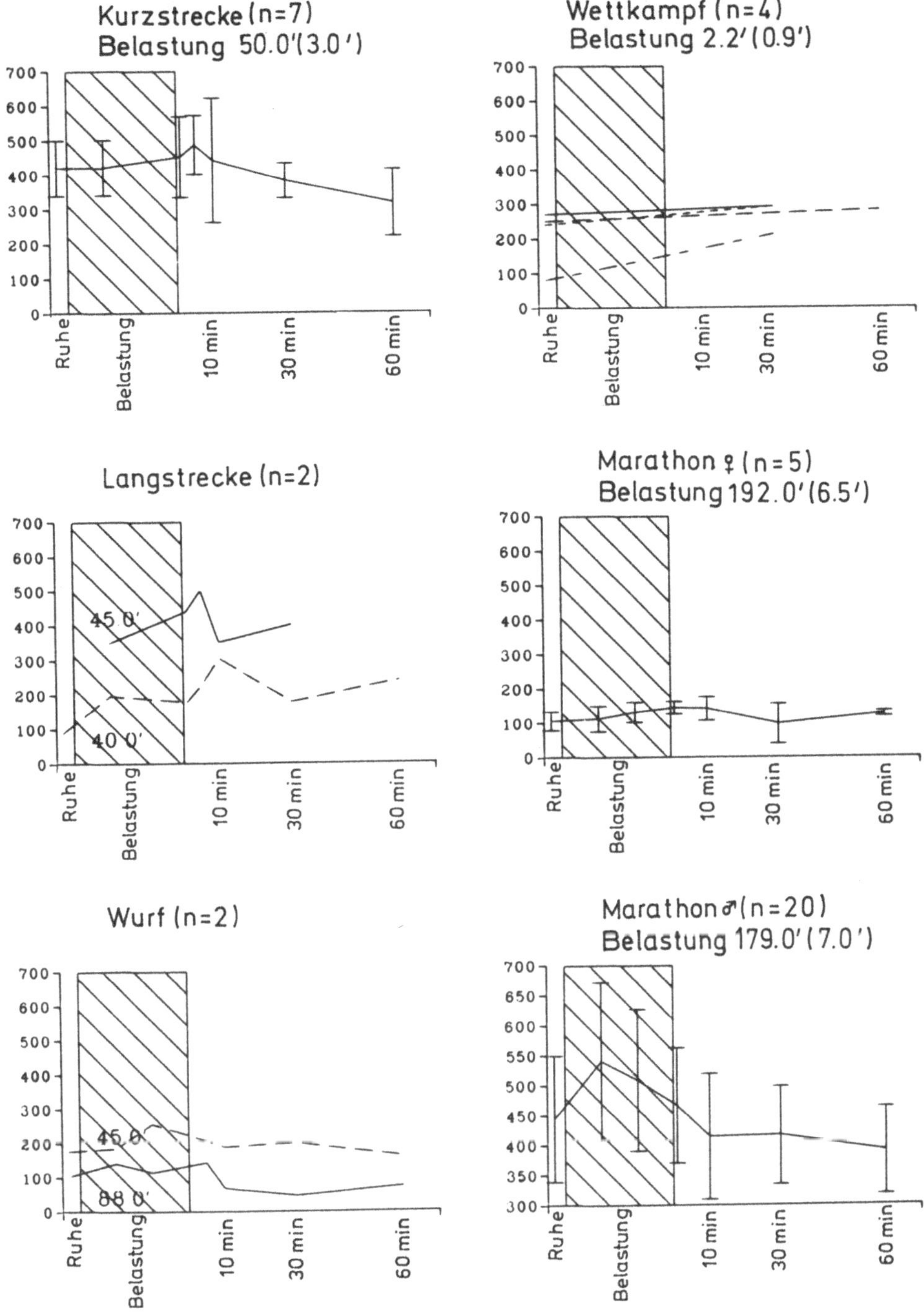

Abb. 22. DHT [pg/ml, EW oder $\tilde{x}$ (ABW)] bei qualitativ differenzierter Belastung bei Frauen ohne hormonale Kontrazeption

Sex hormone binding globulin (SHBG)

SHBG änderte sich durch die intensive körperliche Belastung nur gering (Abb. 23). Beim Marathonlauf ließ sich bei den Männern ein Anstieg mit einem Maximum nach 120 min nachweisen. Danach fiel SHBG wieder auf den Ruhewert ab. In den anderen Untersuchungsgruppen zeigten sich keine einheitlichen Veränderungen.

Die geringen SHBG-Schwankungen führten zu keinen Flächenunterschieden.

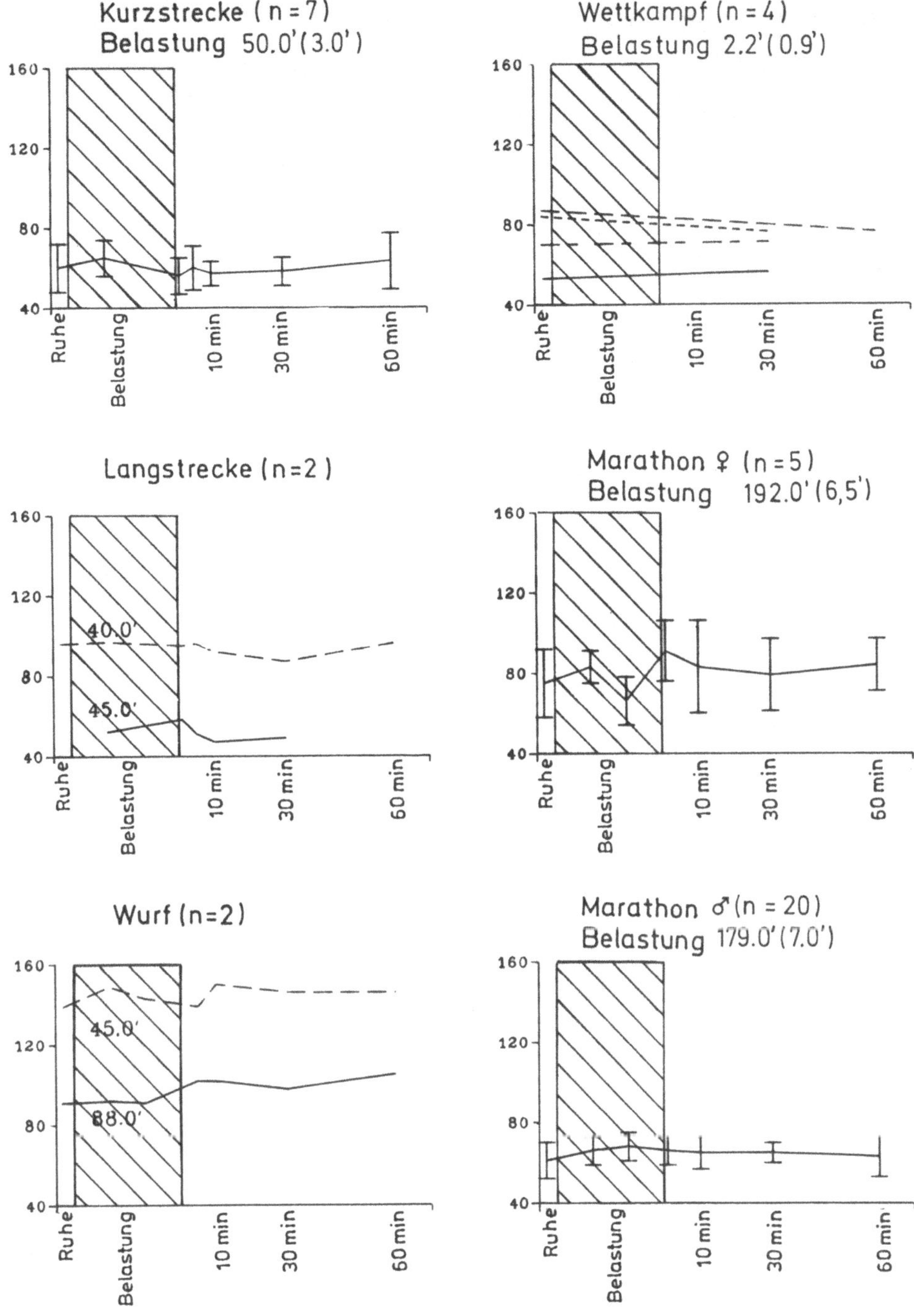

Abb. 23. SHBG $[$nmol/l, EW oder $\tilde{x}$ (ABW)$]$ bei qualitativ differenzierter Belastung bei Frauen ohne hormonale Kontrazeption

73

Follikelstimulierendes Hormon (FSH)

<u>Follikelphase:</u> FSH sank durch die disziplinspezifische Belastung ab (Abb. 24). Bei den Kurzstreckenläuferinnen lagen die ersten und letzten gemessenen Werte auf demselbem Niveau, die niedrigsten Werte während der Belastung. Die kurzzeitige Wettkampfbelastung löste bei den 3 Athletinnen deutliche FSH-Abfälle aus. Bei den Einzelfalldarstellungen waren neben den pulsatilen Veränderungen FSH-Abfälle im direkten Zusammenhang mit der körperlichen Belastung zu erkennen, ohne daß eine genaue zeitliche Zuordnung zur körperlichen Arbeit erfaßbar war.

Der Vergleich der Flächen wies zwischen den einzelnen Gruppen bei der großen interindividuellen Schwankungsbreite keine Unterschiede auf.

<u>Lutealphase:</u> Bei den Laufdisziplinen sank FSH während oder nach der Belastung ab. Nur die Werferin zeigte keine FSH-Änderung durch ihre Wurfserien (Anhang-Abb. 14).

Ein Flächenvergleich erfolgt bei der kleinen Fallzahl nicht.

Die Marathonläufer wiesen denselben FSH-Verlauf wie die Kurzstreckenläuferinnen auf. Die Werte in Ruhe und nach 60minütiger Erholung waren gleich hoch, die tiefsten FSH-Spiegel wurden während der Belastung gemessen.

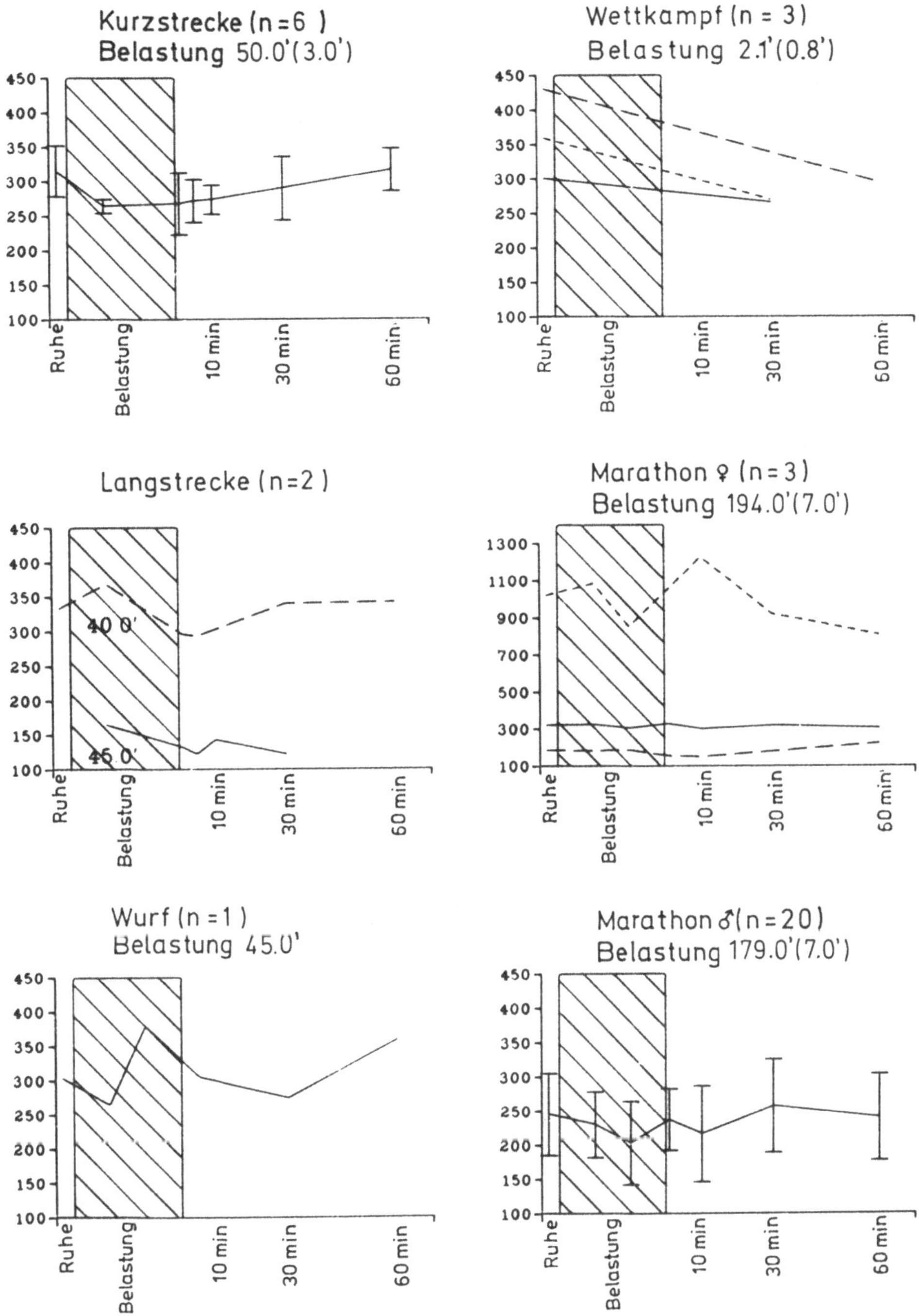

Abb. 24. FSH [ng/ml, EW oder $\tilde{x}$ (ABW)] bei qualitativ differenzierter Belastung bei Frauen in der Follikelphase

Luteinisierendes Hormon (LH)

<u>Follikelphase:</u> Die Kurzstreckenläuferinnen erreichten die LH-Maximalwerte 1 min nach Belastungsende (Abb. 25). 2 der 3 Wettkämpferinnen hatten mittzyklisch erhöhte LH-Werte, die durch die Wettkampfbelastung deutlich absanken. Die anderen Einzelfalldarstellungen zeigten uneinheitliche Kurven, bei denen ein systematischer Verlauf nicht zu erkennen war. Die Veränderungen blieben dabei in der Größenordnung pulsatiler LH-Ausschüttungen.

Durch den im Vergleich zu den anderen Gruppen deutlichen LH-Anstieg bei den Marathonläufern waren die Flächen unter den Hormonkurven signifikant größer als bei den Kurzstreckenläuferinnen und den gesamten Laufdisziplinen der Hochleistungssportlerinnen.

<u>Lutealphase:</u> Werte mit niedrigen LH-Konzentrationen änderten sich im Zusammenhang mit der Belastung nicht. Eine Marathonläuferin mit LH-Ruhewerten um 70 ng/ml hatte 10 min nach ihren Lauf einen LH-Anstieg (Anhang-Abb. 14).

Flächenvergleiche waren bei der kleinen Fallzahl nicht möglich.

Die Marathonläufer hatten die höchsten LH-Werte 1 min nach Belastungsende.

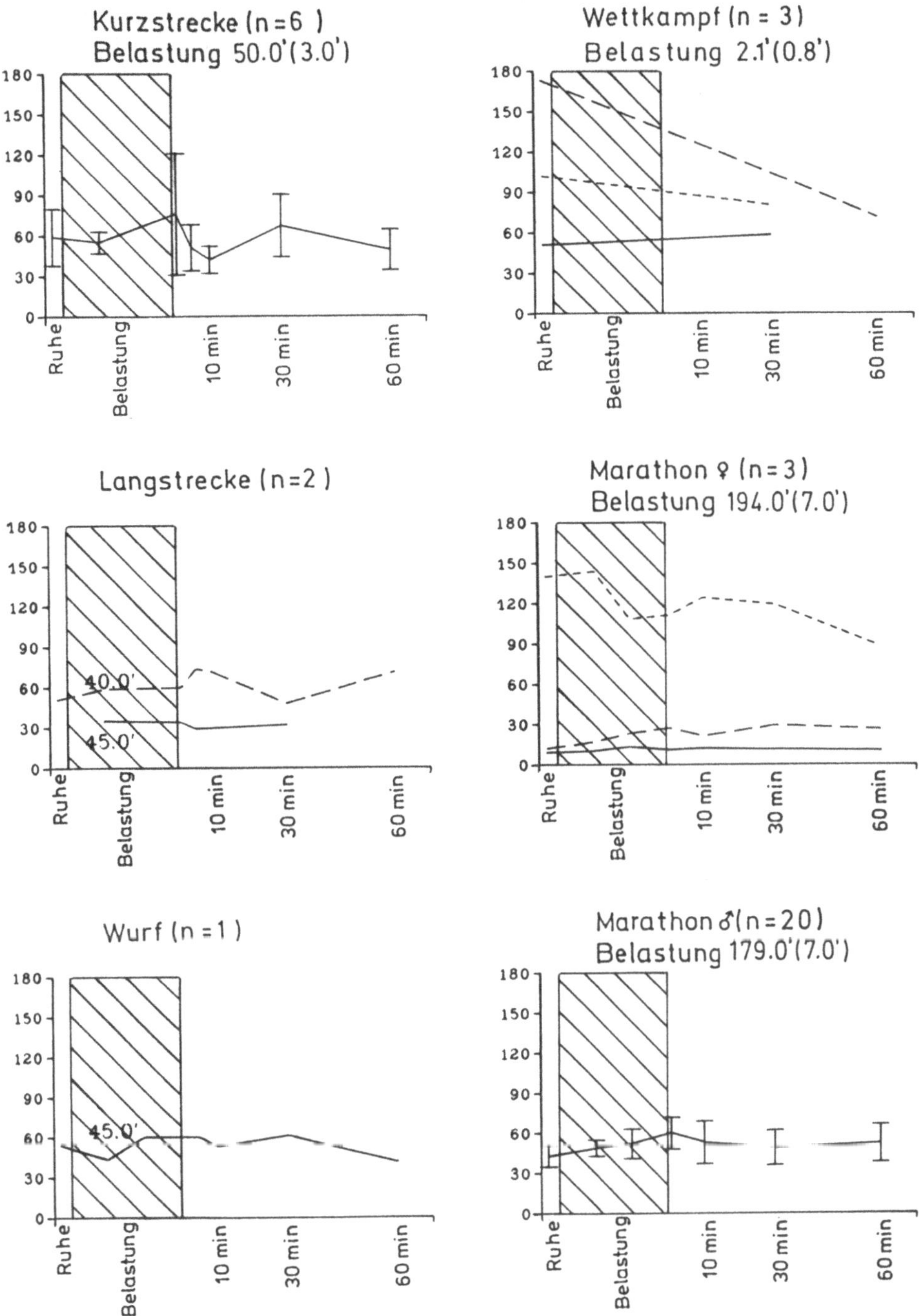

Abb. 25. LH [ng/ml; EW oder $\tilde{x}$ (ABW)] bei qualitativ differenzierter Belastung bei Frauen in der Follikelphase

Östradiol (E_2)

<u>Follikelphase:</u> Östradiol stieg durch die körperliche Belastung zwischen 37 und 111 % an (Abb. 26). Die Maximalwerte wurden 1 – 10 min nach Ende der Trainingseinheit gemessen, bei zwei der drei Marathonläuferinnen nach 2stündigem Lauf. Disziplinunterschiede in der Höhe des Östradiolanstiegs bestanden nicht. Bei den meisten Sportlerinnen war das Östradiol nach 60minütiger Erholung wieder auf das Ausgangsniveau zurückgekehrt.

Flächenunterschiede ließen sich zwischen den Gruppen nicht nachweisen.

<u>Lutealphase:</u> Während des Training stieg das Östradiol bei der Kurzstreckenläuferin und der Werferin zum Ende und kurz nach der Belastung an. Auch beim 800-m-Lauf stieg die Östradiolkonzentration an. Beim Marathonlauf nahmen die Östradiolwerte bis zum ersten oder zweiten Drittel der Trainingsdistanz zu und fielen zu Beginn der Erholung deutlich ab. Einem erneuten Anstieg 30 min nach Belastungsende folgte ein weiterer E_2-Abfall (Anhang-Abb. 15).

Die geringe Fallzahl ließ einen Flächenvergleich nicht zu.

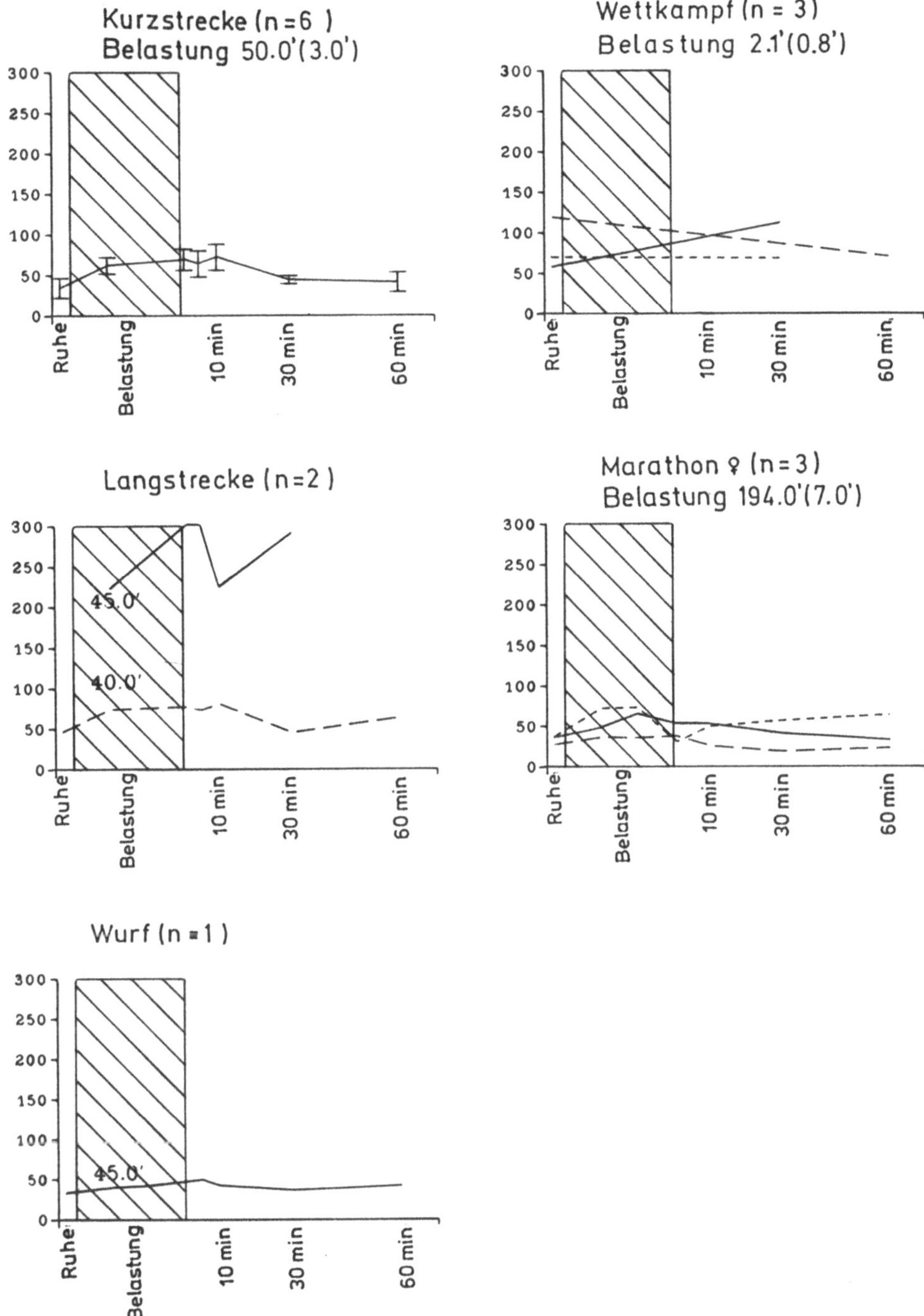

Abb. 26. Östradiol $[$pg/ml; EW oder $\tilde{x}$ (ABW)$]$ bei qualitativ differenzierter Belastung in der Follikelphase

Progesteron

Follikelphase: Progesteron stieg bei allen Untersuchten auf sein Maximum nach 1- bis 10minütiger Erholung an und erreichte die Ausgangskonzentration 60 min nach Belastungsende wieder (Abb. 27). Zwei der drei Wettkämpferinnen hatten deutliche Progesteronanstiege. Bei zwei Marathonläuferinnen wurden extrem hohe Progesteronanstiege [von 1,4 auf 22,5 ng/ml (4. Zyklustag) bzw. von 0,7 auf 3,1 ng/ml (1. Zyklustag)] gemessen. Hohe Anstiege wie bei dieser extremen Anstrengung waren bei anderen Belastungsformen nicht ermittelt worden.

Trotz der teilweise hohen Progesteronanstiege bestanden zu den anderen Gruppen - möglicherweise wegen der kleinen Fallzahl - keine signifikanten Flächenunterschiede.

Lutealphase: Bei unterschiedlicher Dauer und Modalität der Belastung stieg Progesteron bei allen Frauen deutlich an. Gerade der ca. 4 min dauernde Wettkampf über 1500 m induzierte einen erheblichen Progesteronanstieg. Die Maximalwerte wurden in den ersten 30 min der Erholung gemessen. Die Marathonläuferin mit einem Ruhewert von 5 ng/ml war bereits 8 Wochen amenorrhoisch, hatte dann jedoch 9 Tage später ihre nächste Periode (Anhang-Abb. 15).

Ein Vergleich der Flächen war bei der geringen Fallzahl nicht möglich.

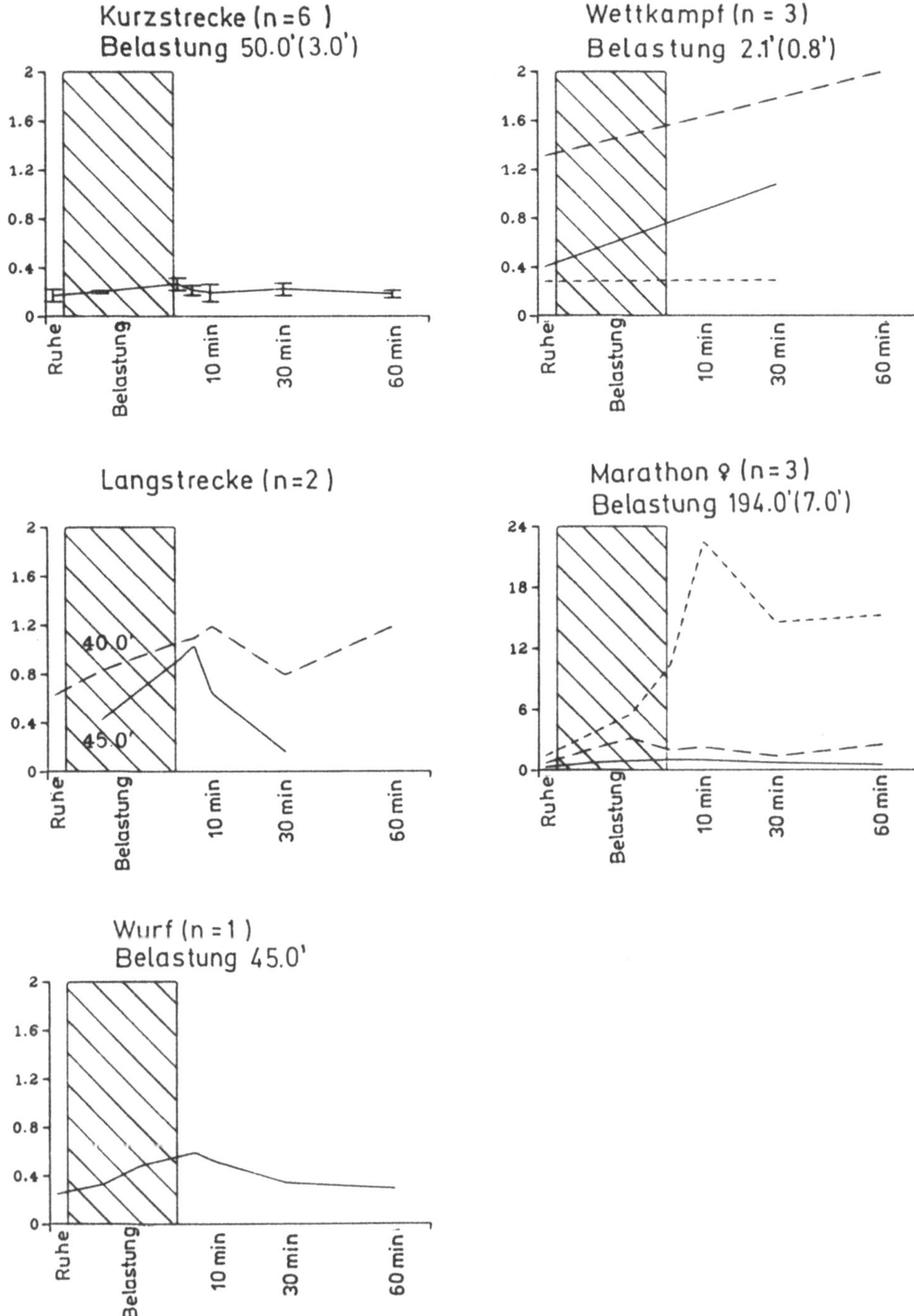

Abb. 27. Progesteron $\left[\text{ng/ml, EW oder } \tilde{x} \text{ (ABW)}\right]$ bei qualitativ differenzierter Belastung in der Follikelphase

3.2.4 Exogene Beeinflussung des Hormonverlaufs durch hormonale Kontrazeption

Auf den Einfluß von hormonellen Kontrazeptiva wurde bei der standardisierten Belastung in
3.1.6 eingegangen. Eine Langsprinterin (400 m), eine Mittelstreckenläuferin, eine Marathonläuferin sowie 3 Werferinnen, die sich der qualitativ differenzierten Belastung unterzogen,
nahmen orale Kontrazeptiva ein (Präparate s. Anhang-Tabelle 1). Die Abbildungen der
Hormonverläufe sind in den Anhang-Abbildungen 16 - 21 dargestellt. Ein Vergleich der
Flächen unter den Hormonkurven war bei der kleinen Fallzahl nicht möglich.

Prolaktin

Hormonelle Kontrazeptiva hatten keinen Einfluß auf das Hormonverhalten. Bei den Laufdisziplinen stieg Prolaktin vom normoprolaktinämischen Ruhewert um 170 - 1230 % an, bei zwei
Athletinnen auf deutlich pathologische Konzentrationen. Während die Marathonläuferin nach
30 min wieder normale Werte aufwies, lag die Langsprinterin noch mit 41 ng/ml im
hyperprolaktinämischen Bereich. Diese Athletin war durch ihre Steigerungsläufe so veraus-
gabt, daß sie sich am Ende des letzten Laufs übergeben mußte. Der Einfluß von Bromoergo-
cryptin auf das Prolaktinverhalten bei ihr ist in 3.4.3 dargestellt. Die Werferinnen hatten vor
den Wurfserien die höchsten Prolaktinwerte, die im Laufe von Training und anschließender
Erholung langsam abfielen (Anhang-Abb. 16).

Kortisol

Hormonelle Kontrazeptiva führten zu keiner Veränderung des Kortisolverhaltens unter
Belastung, doch waren die Basalwerte der Marathonläuferin und der Werferin um 70 - 100 %
erhöht. Die Langsprinterin (271 %) und die Marathonläuferin (81 %) wiesen erhebliche, die
Mittelstrecklerin (22 %) geringe Kortisolanstiege 30 min nach Belastungsende auf. Die
Werferinnen hatten vor ihrer Trainingseinheit die höchsten Kortisolspiegel (Anhang-Abb. 16
u. 17).

Dehydroepiandrosteron (DHEA)

Basal lag DHEA bei den Frauen mit antikonzeptiven Steroiden etwas niedriger. Die DHEA-
Anstiege betrugen in den Laufdisziplinen 33 - 272 %, bei den Werferinnen waren sie dagegen
gering. Die Zeitpunkte der Maximalwerte unterschieden sich mit und ohne hormonale
Kontrazeption nicht (Anhang-Abb. 17)).

Gesamttestosteron

Die Ruhewerte waren durch die Einnahme hormoneller Kontrazeptiva nicht beeinflußt. Die
sportbedingte Gesamttestosteronänderung schien durch die Einnahme kontrazeptiver Steroide
geringer zu sein. Wesentliche Disziplinunterschiede ließen sich nicht eruieren (Anhang-
Abb. 18).

Freies Testosteron

Die durch die exogene Steroidzufuhr bedingte Erhöhung der SHBG-Konzentration erbrachte
gering erniedrigte freie Testosteronwerte. Die Dynamik der Hormonveränderung war der von
Testosteron entsprechend (Anhang-Abb. 19).

Dihydrotestosteron (DHT)

Hormonelle Kontrazeptiva hatten weder einen Einfluß auf die Ruhewerte noch auf den
wellenförmigen Anstieg von DHT. Maximalwerte wurden im Lauf nach 1- bis 10minütiger,
beim Wurf nach 10- bis 60minütiger Erholung gemessen. Wesentliche Gruppenunterschiede
waren nicht zu erfassen (Anhang-Abb. 18).

Sex hormone binding globulin (SHBG)

Die SHBG-Konzentration war durch die Einnahme hormonaler Antikonzeptiva bei der Hälfte
der Athletinnen erhöht. Die hohe Streuung der SHBG-Werte ist in den unterschiedlichen
Präparaten begründet. Die Belastung führte nur bei einer Werferin sowie der Marathonläuferin zu Konzentrationsschwankungen (Anhang-Abb. 19).

Follikelstimulierendes Hormon (FSH)

Durch die kontrazeptiven Steroide waren die FSH-Spiegel herabgesetzt. Bei den drei Läuferinnen fiel FSH während und kurz nach der Belastung um 18 - 59 % ab und stieg zum Ende der Abnahmeperiode wieder an, ohne das Ausgangsniveau zu erreichen. Die FSH-Änderungen blieben prozentual trotz der Hormoneinnahme in derselben Größenordnung. Die FSH-Schwankungen bei den drei Werferinnen waren uneinheitlich und in der Größenordnung pulsatiler Veränderungen (Anhang-Abb. 20).

Luteinisierendes Hormon (LH)

Wesentliche LH-Konzentrationsänderungen gab es unter der Suppression oraler Kontrazeptiva im Rahmen der disziplinspezifischen Belastung nicht. Unterschiede zwischen den Disziplinen waren nicht erkennbar (Anhang-Abb. 20).

Östradiol (E_2)

Die Ruhewerte lagen beim Vergleich der einzelnen Athletinnen in derselben Größenordnung. Das disziplinspezifische Training führte bei allen Sportlerinnen zu einem Östradiolanstieg von 15 - 80 % mit Maximalwerten 1 - 10 min nach Abbruch der Belastung. Nach einstündiger Erholung waren die Ausgangskonzentrationen wieder erreicht. Wesentliche Unterschiede zwischen den Sportdisziplinen sowie mit und ohne hormonale Kontrazeptiva bestanden nicht (Anhang-Abb. 21).

Progesteron

Die Progesteronspiegel änderten sich bei den 6 Frauen mit hormonaler Kontrazeption durch die körperliche Arbeit uneinheitlich. Anstiege wie bei den Frauen ohne exogene Steroidzufuhr waren nur z. T. nachweisbar. Disziplinunterschiede bestanden nicht (Anhang-Abb. 21).

3.2.5. Vergleich zweier Belastungsmuster

Zwei Werferinnen nahmen im Abstand von einem Jahr beim Wurf- und Krafttraining an der Untersuchung teil. Die Wurfserien erforderten viel Konzentration, Technik und Kraft, die muskuläre wie psychische Belastung beim Krafttraining war höher (s. 2.4.4 u. 2.4.5). Beide Athletinnen nahmen orale Kontrazeptiva (Abb. 28 u. 29 u. Anhang-Abb. 27 u. 28; gemeinsame Darstellung: durchgezogene Linie - Wurftraining, gestrichelte Linie - Krafttraining).

Hormonprofile

Anhand der bisherigen Ergebnisse sind der FSH-Abfall sowie das Ausmaß der Anstiege von Prolaktin und Kortisol Gradmesser für die Intensität der Belastung. Die höhere Anstrengung des Krafttrainings ließ sich bei der A-Kader-Athletin deutlich nachweisen (Abb. 28 u. 29). Der Vergleich zwischen Wurf- und Krafttraining zeigte größere Veränderungen in FSH, LH, Prolaktin, Kortisol und Testosteron durch das Krafttraining. Sie entsprachen eher den hormonellen Veränderungen der Mittel- und Langstreckenläuferinnen als denen der Werferinnen. Den größeren Hormonantworten durch die Belastung bei der A-Kader- im Vergleich zur B-Kader-Athletin, vornehmlich beim Krafttraining, entsprachen auch die objektiv höheren Leistungen sowie die auffallend größere psychische Anspannung der A-Kader-Athletin bei der Erzielung sportlicher Resultate.

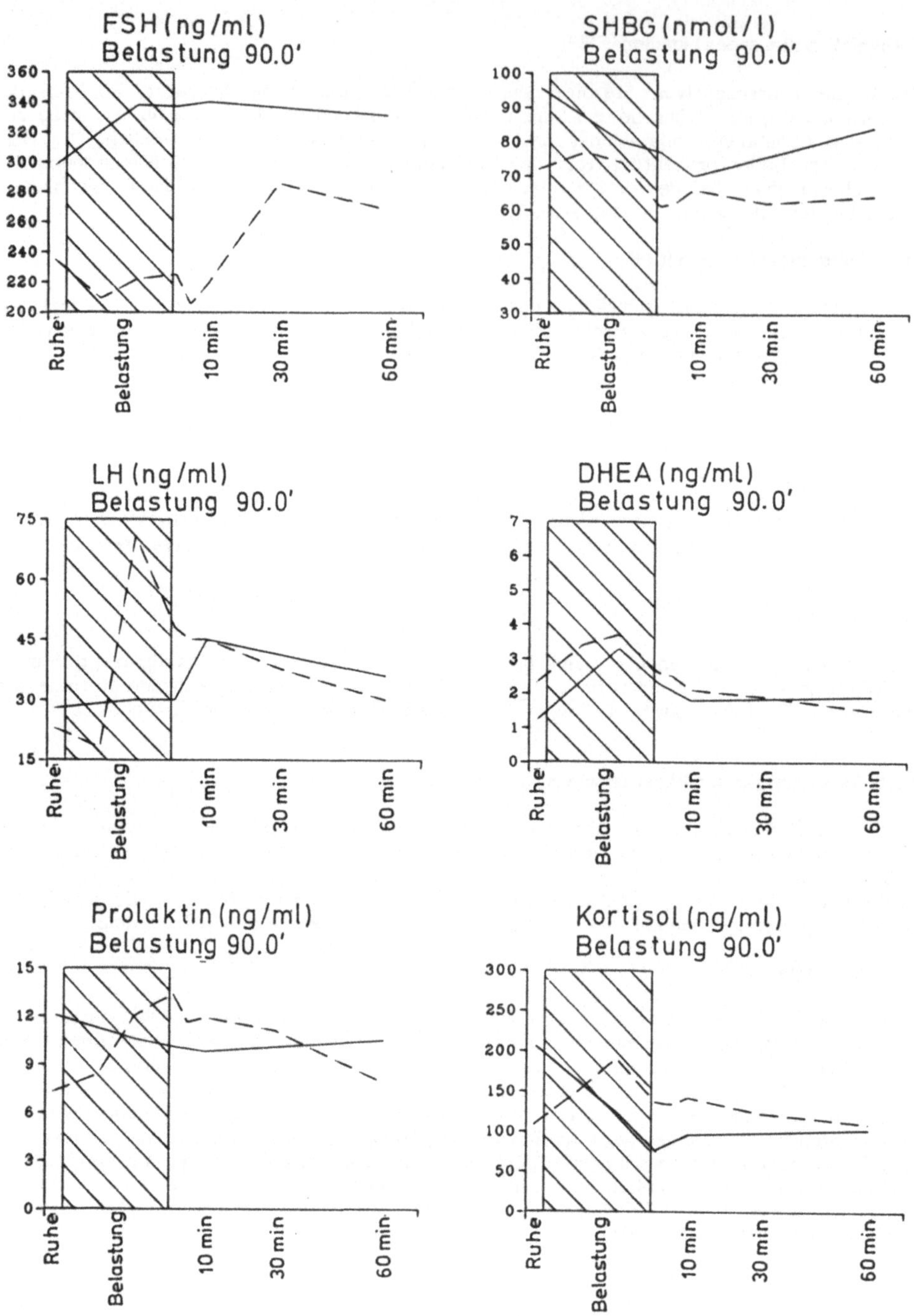

Abb. 28. Wurf- und Krafttraining der A-Kaderathletin N.N. unter Diane

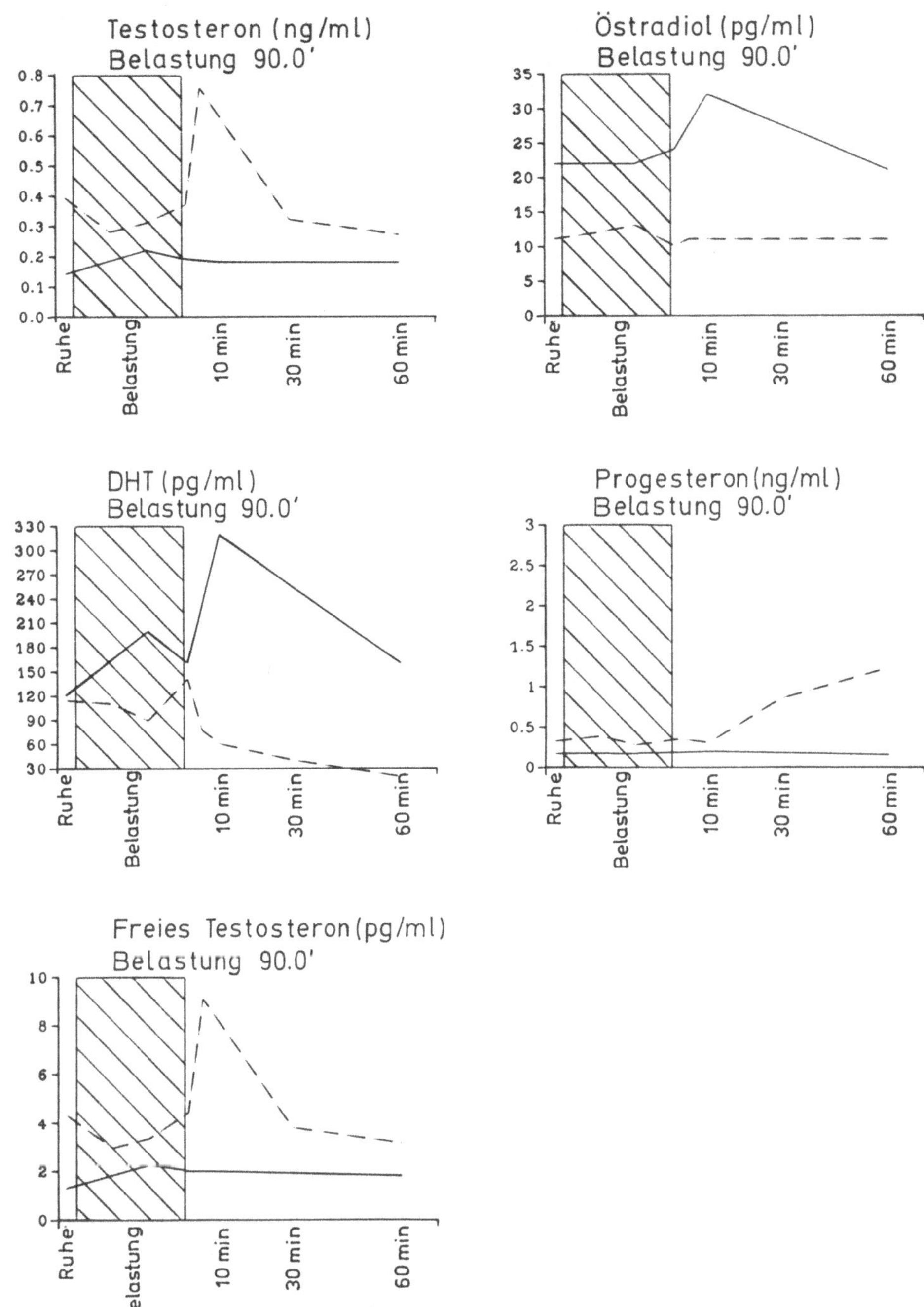

Abb. 29. Wurf- und Krafttraining der A-Kaderathletin N.N. unter Diane

3.3 VERGLEICH DER HORMONELLEN VERÄNDERUNGEN ZWISCHEN STANDARDISIERTER UND QUALITATIV DIFFERENZIERTER BELASTUNG EINSCHLIESSLICH ACTH UND ß-ENDORPHIN

Die Marathonläuferinnen und -läufer hatten innerhalb weniger Wochen und damit unter identischer Leistungsfähigkeit an der kurz dauernden, aber rasch zur körperlichen Erschöpfung führenden Laufbanduntersuchung sowie dem 2 1/2 bis 3 1/2 h dauernden Marathonlauf teilgenommen. Bei den Frauen führte der Marathonlauf zu signifikant größeren Flächen unter den Prolaktinkurven als die standardisierte Untersuchung. Durch den Marathonlauf waren bei den Männern die Flächen unter den Kurven von Prolaktin, Kortisol, DHEA, LH und SHBG signifikant größer als durch die Laufbandbelastung.

Auch in den anderen Disziplinen, wie beispielsweise der Kurzstrecke, führte die qualitativ differenzierte Belastung durchweg zu höheren Prolaktin- und niedrigeren FSH-Einzelwerten sowie -Flächen als bei der standardisierten Belastung. Doch aufgrund der großen interindividuellen Schwankungsbreite in den Hormonantworten wurde das Signifikanzniveau von 5 % jeweils gering verfehlt.

Bei der Marathongruppe wurden im Rahmen der Laufbandbelastung noch ACTH und bei den Frauen zusätzlich ß-Endorphin bestimmt, beim Marathonlauf bei allen ß-Endorphin (s. Anhang-Tabellen 4 aa u. 9 a). ACTH stieg in beiden Gruppen im Rahmen der Laufbandbelastung 1 min nach Belastungsende auf sein Maximum an und erreichte nach 60minütiger Erholung wieder seine Ausgangswerte (Abb. 30). Bei den Frauen zeigte ß-Endorphin denselben Kurvenverlauf, nur lag der prozentuale Anstieg bei 215 % gegenüber 550 % bei ACTH.

Der Marathonlauf selbst führte zu ß-Endorphinanstiegen, die trotz der sehr viel längeren Belastungsdauer erst 1 min nach dem Zieleinlauf ihr Maximum erreichten. Die Anstiege betrugen 1200 % bei den Frauen und 815 % bei den Männern. Nach 60 min Erholung hatten sich die ß-Endorphinwerte noch nicht normalisiert.

Im Vergleich der beiden Belastungsmodalitäten war die ß-Endorphinantwort beim Marathonlauf signifikant größer und die Ausgangswerte wurden signifikant später erreicht.

3.4 BEEINFLUSSUNG DES HORMONVERLAUFS

3.4.1 Hormoninteraktionen

Zur Ermittlung paralleler oder gegenläufiger Veränderungen zweier Hormone während der standardisierten Belastung wurden Korrelationsberechnungen durchgeführt. Die einzelnen Disziplingruppen der Hochleistungssportlerinnen wurden zusammengefaßt und den untrainierten Frauen, den Marathonläufern und den Hochleistungssportlerinnen mit hormonaler Kontrazeption gegenübergestellt. Getrennte Berechnungen erfolgten zwischen zyklusabhängigen und zyklusunabhängigen Steroiden. Die Gesamtberechnungen sind in den Anhang-Tabellen 11 a-h dargestellt. Folgende Ergebnisse wurden ermittelt:

Prolaktin wies bei den Untrainierten in der Erholungsphase positive Korrelationen zum freien Testosteron, DHT und DHEA auf, die bei den Hochleistungssportlerinnen ohne wie mit hormonaler Kontrazeption sowie bei den Marathonläufern nicht bestanden. Bei Kortisol waren parallele Bezüge ähnlich dem Prolaktin zu ermitteln. Ausnahme bildeten positive Korrelationen zu DHEA bei den Hochleistungssportlerinnen ohne und mit hormonalen Antikonzeptiva.

Testosteron zeigte bei den untrainierten Frauen die zu erwartenden Beziehungen zu freiem Testosteron, DHT und DHEA. Bei den Hochleistungssportlerinnen wurden positive Korrelationen zwischen Testosteron und freiem Testosteron bzw. DHEA über den ganzen Abnahmezeitraum ermittelt, jedoch nur für zwei Abnahmezeitpunkte zwischen Testosteron und DHT. Unter hormonaler Antikonzeption waren bei den Hochleistungssportlerinnen keine Korrelationen mehr zwischen Testosteron und DHEA nachweisbar, bei den Marathonläufern nur für den letzten Abnahmezeitpunkt.

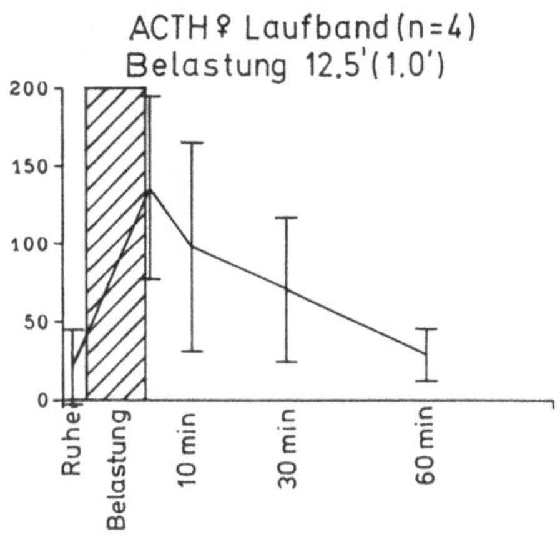

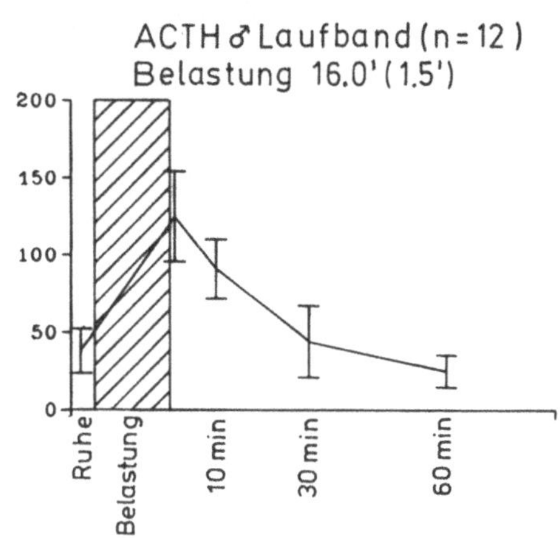

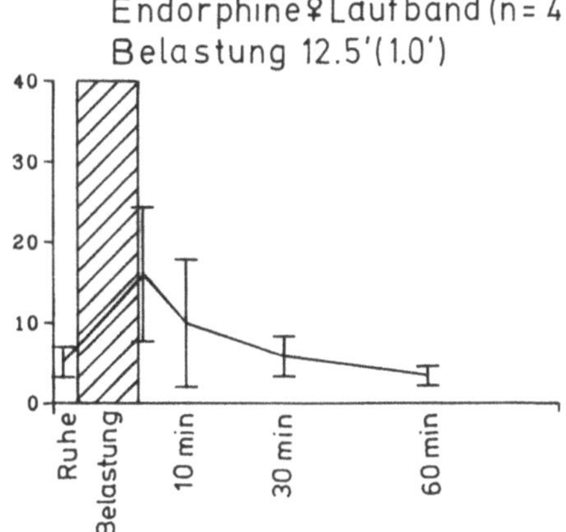

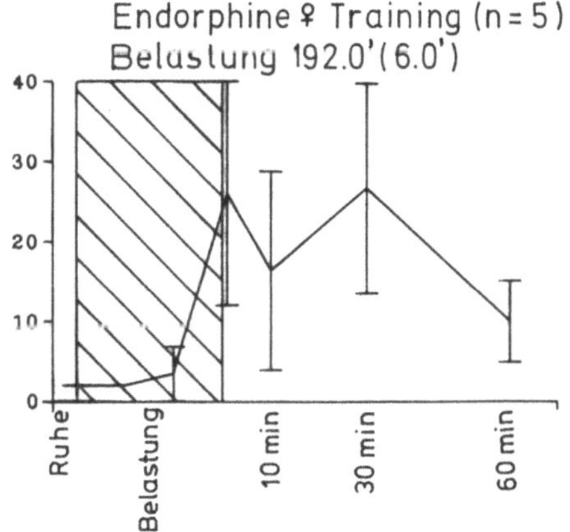

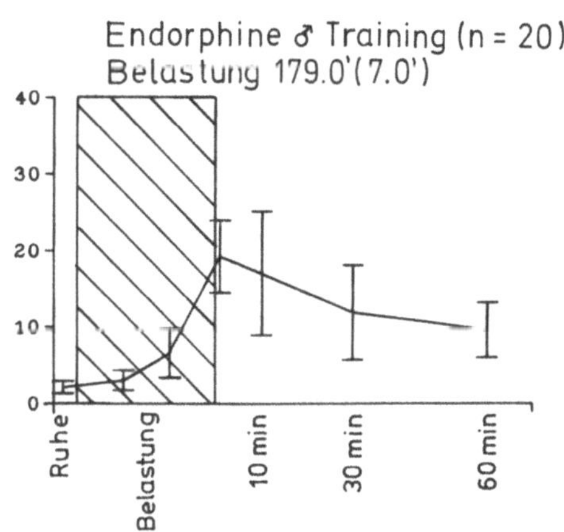

Abb. 30. ACTH (pg/ml) und ß-Endporphin (pmol/l) [$\bar{x}$ (ABW)] bei standardisierter Belastung und Marathontraining

Bei den zyklusabhängigen Hormonen LH, FSH, E_2 und Progesteron ergaben sich folgende Korrelationen:

Positive Korrelationen bestanden bei den Hochleistungssportlerinnen zwischen LH und Progesteron nach 30- und 60minütiger Erholungszeit. Die untrainierten Frauen hatten keine Korrelation zwischen LH und Progesteron. In der Hochleistungssportgruppe ohne hormonelle Antikonzeptiva waren zwischen FSH und Östradiol keine Signifikanzen zu ermitteln, mit hormonaler Antikonzeption während der ganzen Erholungsphase. Die untrainierten Frauen wiesen zwischen FSH und Östradiol über den ganzen Abnahmezeitraum negative Korrelationen auf. FSH und Progesteron korrelierten bei den Hochleistungssportlerinnen nach 60minütiger Erholung; unter der Einnahme hormonaler Antikonzeptiva bestanden bei den trainierten und untrainierten Frauen keine Bezüge mehr. Östradiol und Progesteron zeigten in allen 3 Gruppen keine Korrelationen.

Die Männer der Marathongruppe hatten zwischen LH und FSH positive Korrelationen nach 1- und 60minütiger Erholung aufzuweisen.

3.4.2 Beeinflussung durch Energiestoffwechsel

In einer Regressions- und Korrelationsanalyse wurden den Hormonmaxima das relative maximale Atemminutenvolumen (AMV max.rel.), die relative maximale Sauerstoffaufnahme ($\dot{V}O_2$ max.rel.), die Laktatdifferenz (maximaler Laktatwert minus Ruhelaktat), die Herzfrequenz nach 5minütiger Erholung und die Belastungsdauer gegenübergestellt. Die Hochleistungssportlerinnen ohne und mit hormonaler Kontrazeption sowie die untrainierten Frauen ohne Antikonzeptiva bildeten drei Gruppen. Nur bei den Hochleistungssportlerinnen waren folgende Bezüge signifikant:

Belastungsdauer   zu   maximaler FSH-Konzentration
(positive Korrelation),

               zu   maximaler Prolaktinkonzentration
(positive Korrelation),

               zu   maximaler E_2-Konzentration
(negative Korrelation),

               zu   maximaler Cortisolkonzentration
bei hormonaler Kontrazeption
(positive Korrelation).

Weitere Signifikanzen bestanden nicht.

3.4.3 Weitere Einflüsse auf das hormonelle Gefüge

Körperfett und Androgene

Das subkutane Körperfett wurde den Androgenen Testosteron, freies Testosteron und Dihydrotestosteron gegenübergestellt (Tabelle 16).

Tabelle 16. Korrelationskoeffizienten für die Beziehung: Androgene und subkutanes Körperfett

Hormon	n	Korrelationskoeffizient
Testosteron	57	0,072 n.s.
Freies Testosteron	56	0,137 n.s.
Dihydrotestosteron	45	0,151 n.s.

Für keines der drei Androgene war auch nur ein annähernd signifikanter Korrelationskoeffizient ermittelt worden. Bei der vorliegenden Untersuchung konnte keine Beziehung zwischen der Höhe der Androgenkonzentration und dem Anteil an subkutanem Fett statistisch gesichert werden.

Beeinflussung von Bromocriptin auf den Hormonverlauf

Bei einigen Athletinnen fiel, ausgelöst durch hohe körperliche Anstrengung, eine passagere erhebliche Prolaktinsteigerung auf. Deshalb wurde auf ihren ausdrücklichen Wunsch hin bei einer 200 - 400-m-Läuferin der Einfluß des Prolaktinhemmers Bromocriptin untersucht. Die Athletin hatte bis zur Einnahme von Ovulationshemmern trotz intensivem Leistungssport stets regelmäßige Periodenblutungen.[1]

Bei der ersten Untersuchung absolvierte sie Steigerungsläufe zwischen 200 und 500 m mit mittelhoher Intensität und Pausen zwischen 8 und 15 min. Drei Monate später nahm die Athletin 20 und 7 h vor der zweiten Untersuchung je 1,25 mg Bromoergocriptin ohne subjektive Nebenwirkungen. Die zweite Untersuchung wurde mit höchster Intensität und deutlich besseren Laufzeiten über 200 - 300 m Distanzen mit insgesamt vier Läufen und 15- bis 20minütigen Ruhepausen absolviert.

Hormonergebnisse: Die Hormonergebnisse ohne Medikation wurden bereits in 3.2.4 (Langsprinterin, Anhang-Abb. 16 - 21, durchgezogene Linie) dargestellt. Bei in Umfang und Intensität vergleichbaren Belastungsmustern war der Anstieg von Prolaktin unter Bromocriptin nur halb so groß (Abb. 31, durchgezogene Linie - erste Untersuchung, gestrichelte Linie - Untersuchung unter Bromocriptin). Auch die anderen Hormone änderten sich nach der Gabe von Bromocriptin geringer. Da die Athletin keine weiteren Blutabnahmen bei der zweiten Untersuchung wünschte, ist über den weiteren Verlauf der Hormonantwort keine Aussage möglich.

Das subjektive Empfinden blieb durch Bromocriptin unverändert, der Grad der Erschöpfung gleich, ebenso das Erbrechen nach dem Ende des letzten Laufs.

Inwieweit die Gabe von Prolaktinhemmern Einfluß auf die sportassoziierte Anovulation oder Oligoamenorrhö nehmen kann, muß weiteren Untersuchungen vorbehalten bleiben.

---

[1] Anmerkung: Auf ihrer Distanz zählte sie zu den besten 8 in der BRD. Bemerkenswert war, daß sie vor schwereren Aufgaben im Training oder bei großen Wettkämpfen immer wieder versagte oder weit hinter ihren möglichen Leistungen zurückblieb, da sie der psychischen Belastung nicht standhielt. Als Zeichen der extremen Anspannung ist auch der Umstand zu werten, daß sie sich nach beiden Tests übergeben mußte

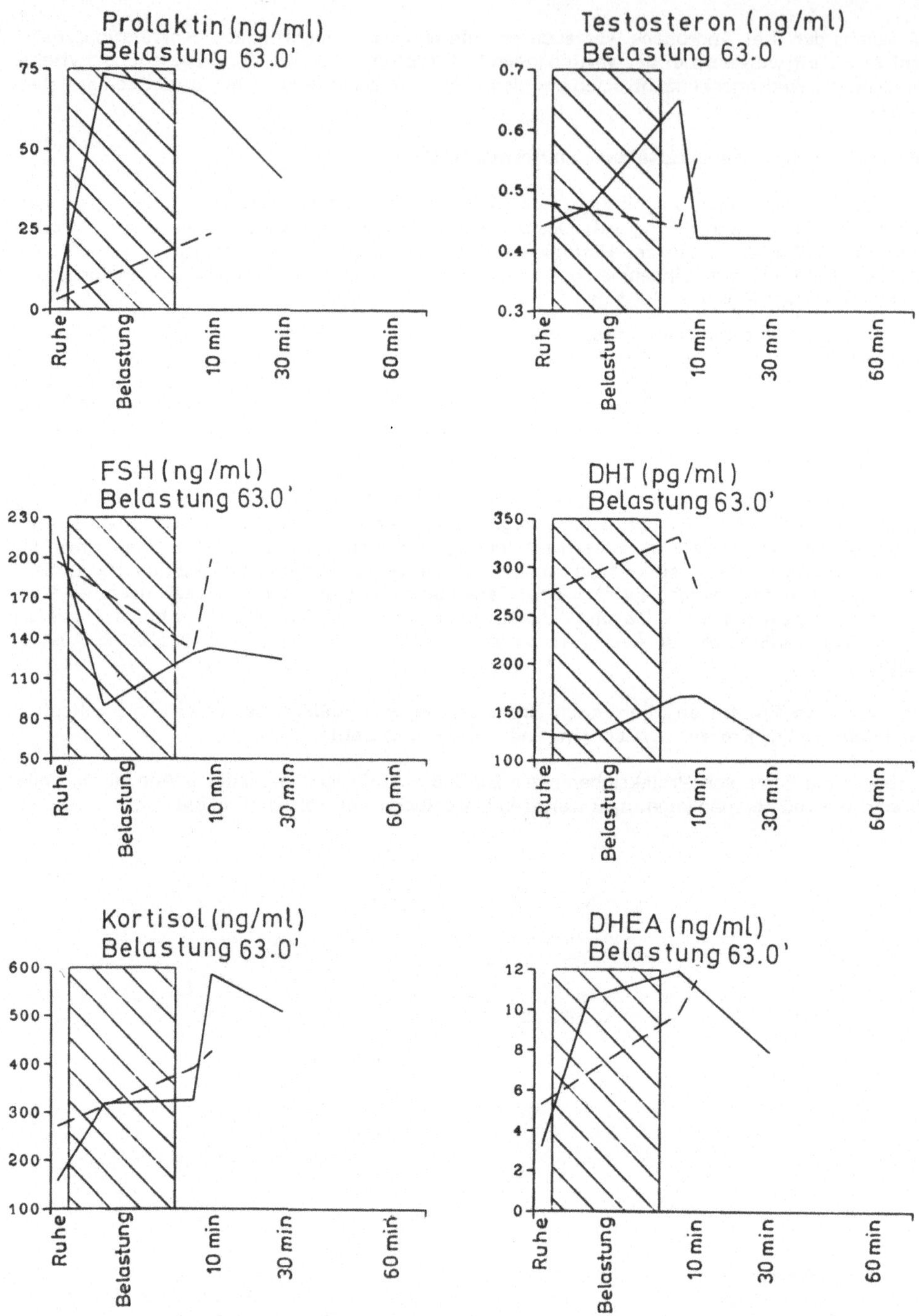

Abb. 31. 400-m-Läuferin bei identischer qualitativ differenzierter Belastung vor und nach 1tägiger Therapie mit 2,5 mg Bromocriptin und hormonaler Kontrazeption

3.5 KLINISCHE AUSWIRKUNGEN - ZYKLUSGESCHEHEN

Der Prolaktinanstieg über die Normgrenze von 15 ng/ml ist in Tabelle 17 der Zyklusstabilität gegenübergestellt. Prolaktinanstiege über 15 ng/ml waren signifikant häufiger bei Frauen mit Oligoamenorrhoe nachzuweisen.

Tabelle 17. Prolaktinanstieg (<15, ≥15 ng/ml) durch standardisierte Belastung bei 66 Frauen mit unterschiedlicher Zyklusstabilität. Für die Gesamttabelle besteht eine Signifikanz von p = 0,02. (Nach Fisher u. Yates, in Weber 1972)

Anstieg von	n	regelm. % Zyklus	unregelm. %	Amenorrhoe %
Prolaktin <15 ng/ml	48	75	21	4
Prolaktin ≥15 ng/ml	18	45	33	22

Ähnliche Resultate mit gering niedrigerem Signifikanzniveau ließen sich bei Prolaktinanstiegen unter 150 % bzw. über 150 % ermitteln. Auch die Flächen unter den Prolaktinkurven nahmen mit abnehmender Zyklusstabilität zu (regelmäßiger Zyklus 131, unregelmäßiger Zyklus 198, Amenorrhö 274), doch verfehlten die Unterschiede das 5 %-Signifikanzniveau knapp.

FSH zeigte in bezug auf die Zyklusstabilität ein reziprokes Verhalten. Der Abfall unter Belastung war bei jenen Frauen mit regelmäßigem Zyklus geringer als mit unregelmäßigem Zyklus oder mit Amenorrhö. Die negativen Flächen nahmen mit der Abnahme der Zyklusstabilität nur zwischen regelmäßigem und unregelmäßigem Zyklus signifikant zu (regelmäßiger Zyklus -491, unregelmäßiger Zyklus -2856, Amenorrhöen -1876 ng/ml/73 min).

Nur bei DHEA bestand bei Frauen mit regelmäßigem Zyklus für die Fläche II (ab Belastungsende) eine signifikant kleinere Fläche als bei Frauen mit unregelmäßigem Zyklus. Die Flächen unter den Kortisolkurven bei Frauen mit regelmäßigem Zyklus (2532 ng/ml/73 min) waren kleiner als diejenigen mit unregelmäßigem Zyklus (5482 ng/ml/73 min) oder mit Amenorrhö (4323 ng/ml/73 min), doch bestanden hier bei hoher interindividueller Schwankungsbreite keine Signifikanzen.

Weitere Unterschiede im belastungsinduzierten Hormonverhalten bei unterschiedlicher Zyklusstabilität waren nicht gegeben.

4 der 11 Hochleistungssportlerinnen waren durch die Steigerung des Trainings oligomenorrhoisch geworden. 2 der 4 amenorrhoischen Athletinnen hatten früher bei weniger intensiver Sportausübung unregelmäßige Perioden; die beiden Frauen mit primärer Amenorrhö waren 16 und 21 Jahre alt. Die bei den amenorrhoischen Frauen gemessenen Östradiolspiegel lagen bei 31 pg/ml (range 16 - 54 pg/ml). In den beiden Sportgruppen fanden sich 13 von 60 Frauen mit unregelmäßigem wie regelmäßigem Zyklus, die in der Follikelphase ab dem 5. Tag nur im Mittel 26,5 pg/ml Östradiol (range 13 - 41 pg/ml) aufwiesen.[1]

---

[1] Fallbeispiel: Bei einer seit 5 Jahren amenorrhoischen, 22jährigen Marathonläuferin, die nicht in die vorliegende Untersuchung eingegangen ist, fanden wir bei Östradiolwerten um 15 pg/ml ein völlig atrophisch-entzündliches Zellbild der Vaginalschleimhaut. Der Versuch einer Kohabitation scheiterte wegen der zu trockenen Scheide

4 Diskussion

4.1 BELASTUNGSMODUS

Intensive körperliche Aktivität bewirkt einen deutlichen Eingriff in das endokrine System. Um den Einfluß verschiedener körperlicher Belastungsformen auf das Ausmaß hormoneller Veränderungen am besten zu erfassen, wurden intensiv trainierende Leichtathletinnen ausgewählt. Der Leistungsstand der Hochleistungssportlerinnen mit vielen deutschen Meisterinnen war hoch. Eine größere Zahl an untersuchten Personen wäre zu Lasten des hohen Leistungsstandards gegangen.

Zwei unterschiedliche Belastungsmuster wurden gewählt. Die standardisierte Form war als Laufbandbelastung für alle Sportgruppen und als Fahrradergometerbelastung für die Untrainierten gleich. Mit Ausnahme von 2 Werferinnen kamen alle Sportlerinnen aus Laufdisziplinen. Die Laboruntersuchung entsprach damit den gewohnten Bewegungsabläufen. Ein guter Läufer erzielt auf dem Laufband deutlich höhere kardiopulmonale Leistungswerte als auf dem Fahrrad, denn ein ungeübter Bewegungsablauf ist nicht so ökonomisch und die notwendige Muskulatur nicht disziplinentsprechend trainiert.

Die Untersuchungsprotokolle jener Autoren, die endokrine Veränderungen bei körperlichen Belastungen analysierten, unterschieden sich von unserem Vorgehen. Galbo et al. (1981) und Bonen (1983 b) untersuchten wenig trainierte Personen auf dem Laufband. Sie hielten die Geschwindigkeit konstant, Galbo et al. (1981) bei 60 % $\dot{V}O_2$ max., Bonen (1983 b) bei 40 % und 80 % $\dot{V}O_2$ max. Für Untrainierte ist Fahrradfahren einfacher. Damit sind die Leistungsgrenzen des Herz-Kreislauf-Systems besser zu erfassen. Brandenberger u. Follenius (1975), Sutton (1978), Bonen et al. (1979) und andere Arbeitsgruppen untersuchten auf dem Fahrradergometer meist Personen, die keinen Sport betrieben haben.

In der vorliegenden Untersuchung stieg die Intensität der Belastung in den meisten Fällen im 3-min-Takt. Die Athleten mit größerer aerober Ausdauer erzielten deutlich höhere Endgeschwindigkeiten und damit längere Belastungszeiten. Aufgrund der stufenweisen Erhöhung der Bandgeschwindigkeit waren die Sprinterinnen bereits an ihrer Leistungsgrenze angelangt, ohne hohe Endgeschwindigkeiten zu erzielen. Bei der Hälfte der Sprinterinnen wurde deshalb die Bandgeschwindigkeit ab 12 km/h im 1-min-Takt gesteigert, doch außer höheren Endgeschwindigkeiten unterschieden sich die Herz-Kreislauf- und Hormonergebnisse nicht von denen anderer Athletinnen dieser Gruppe (vgl. S. 14 u. Abb.2). Über die verschiedenen Belastungsformen und den dabei erzielbaren Herz-Kreislauf-Ergebnissen sei auf die sportmedizinische Literatur verwiesen (Übersicht bei Heck et al. 1981; Jeschke et al. 1984).

Nur Moretti et al. (1981) berichteten von einem ähnlichem Arbeitsprotokoll wie in der vorliegenden Untersuchung. Nach einer Aufwärmphase von je 2 min bei 6, 9 und 12 km/h ließen sie bei 15 km/h bis zur Erschöpfung auf dem Band laufen. Brandenberger u. Follenius (1975), Davies u. Few (1976) und Barwich et al. (1981) belasten für 20-90 min bei 55 - 70 % der maximalen Sauerstoffaufnahme ($\dot{V}O_2$ max.). Sidney u. Shephard (1977) steigerten von 50 auf 80 - 90 % $\dot{V}O_2$ max. in 4 Stufen. Sutton (1978) hielt bei Untrainierten und Trainierten beim Fahrradergometer die Wattzahl konstant, so daß je nach Trainingszustand unter 85 % bzw. 35 % der $\dot{V}O_2$ max. gefahren wurde.

Beim Konstanthalten der Arbeitsintensität an der prozentualen Sauerstoffaufnahme werden alle Teilnehmer in Relation gleich belastet. Um grundsätzliche Reaktionsweisen des endokrinen Systems erfassen zu wollen, ist diese Verfahrensweise sicher aussagekräftig. Individuelle physische Grenzbereiche werden damit jedoch nicht erkannt. Wie die vorliegenden Ergebnisse zeigen, variieren die Hormonantworten in den Extremen sehr viel deutlicher (vgl. S. 86). Davies u. Few (1976) fanden durch Reduktion des Sauerstoffgehalts auf 13 % eine um 25 % niedrigere maximale Sauerstoffaufnahme und dabei deutlich höhere Hormonantworten auf dieselbe Laufbandarbeit.

Neben der Intensität spielt die Dauer physischer Arbeit sicher eine wesentliche Rolle. Untrainierte Frauen waren nach 10minütigem Fahrradfahren erschöpft und zeigten dabei bereits deutlich nachweisbare Hormonveränderungen. Bei den Sportlerinnen waren sowohl die Belastungsdauer länger als auch die Hormonantwort größer. Für maximale Prolaktinwerte konnten positive, für Östradiol negative Korrelationen zur Belastungsdauer errechnet werden (vgl. S. 88). Bei Frauen unter hormonellen Kontrazeptiva bestanden zwischen der Belastungsdauer und der maximalen Kortisolkonzentration ebenfalls positive Korrelationen. Die Dauer der körperlichen Arbeit wurde mit Ausnahme der Untersuchung von Moretti et al. (1981) im Rahmen der Laborbelastung stets konstant gehalten. Die Intensität der Belastung muß jedoch ausreichend hoch sein, damit die Dauer der Arbeit wirksam wird. Davies u. Few (1976) haben für Kortisol nur Anstiege während 1stündiger Belastung gesehen, wenn sie mindestens 60 % der $\dot{V}O_2$ max. betrug.

Kontrollierte Laborstudien auf Fahrradergometer oder Laufband haben den Vorteil, daß die Intensität körperlicher Arbeit erfaßbar und verschiedene biochemische Größen sowie Herz-Kreislauf-Veränderungen kontinuierlich zu messen sind. Doch Training oder Wettkampf laufen dynamischer ab. Weiter spiegeln Untersuchungen unter den Bedingungen täglicher Sportausübung die Größenordnungen jener Veränderungen wider, die tatsächlich ablaufen. Auch Sutton u. Casey (1975) wiesen auf die größeren Hormonveränderungen im Feldversuch hin.

Leider waren nur vier Athletinnen bereit, sich im Rahmen eines Wettkampfs Blut für Hormonanalysen abnehmen zu lassen. Bei für Athletinnen unbedeutenden Wettkämpfen ist die zusätzliche physische wie psychische Belastung nicht sehr erheblich. Sind jedoch bei entsprechenden Wettkämpfen wie den Deutschen oder gar Europa- oder Weltmeisterschaften Anspannung und Anforderung extrem hoch, dann willigt eine Athletin nicht in Blutabnahmen ein, auch nicht nach der Konkurrenz; denn versagt die Athletin in jenem Wettkampf, wird dafür die Untersuchung angeschuldigt.

4.2 HERZ-, KREISLAUF- UND LUNGENFUNKTION

An Hand des Herzfrequenzabfalls in der Erholungsphase kann der Trainingszustand der Langstrecken- und Marathonläuferinnen als "Hochleistungstrainingszustand" bis "sehr gut", der der Mittel- und Kurzstreckenläuferinnen als "gut" und jener der Untrainierten als "befriedigend" bezeichnet werden (Böhmer et al. 1975). Da in diese Beurteilung vorwiegend die aerobe Leistungsfähigkeit mit eingeht, schneiden die Kurz- und Mittelstreckenläuferinnen relativ zu schlecht ab.

Die maximale Sauerstoffaufnahme und deren Relativwerte, bezogen auf das Körpergewicht ($\dot{V}O_2$ max.rel.), sind Ausdruck der aeroben Kapazität (Rost u. Hollmann 1982). Sie lagen bei den besser Ausdauertrainierten signifikant höher, bei den Untrainierten am niedrigsten. Gleiche Tendenzen zeigten sich bei dem maximalen Atemminutenvolumen und seinen Relativwerten (AMV max. rel.). Das erreichte Niveau der Langstreckenläuferinnen bei der aeroben Kapazität läßt auf einen sehr guten Trainingszustand schließen. Dies belegt, daß die ausgewählten Sportlerinnen einen sehr hohen physischen Leistungsstand hatten.

Auf Bezüge zwischen kardiopulmonalen wie metabolischen Parametern und dem Hormonverhalten sei auf die einzelnen Abschnitte in der Diskussion - Hormone und Transportglobulin (4.3) - verwiesen.

Prolaktin

Die Form körperlicher Anstrengung ist für das Ausmaß des Prolaktinanstiegs wesentlich. Die 10 - 17 min dauernden Laborbelastungen führten zwar zur körperlichen Erschöpfung, doch lagen die gemessenen Prolaktinanstiege im 1- bis 2stündigen Training durchschnittlich 2- bis 4fach höher. Bereits bei standardisierter Arbeit bestand zwischen der Belastungsdauer und dem Ausmaß des Prolaktinanstiegs eine positive Korrelation, wobei zu berücksichtigen ist, daß mit Zunahme der aeroben Ausdauerleistung die Belastungsdauer auf dem Laufband ebenfalls zunimmt.

Die Qualität physischen wie psychischen Stresses ist Maß für die konsekutive Prolaktinausschüttung. Noel et al. (1972) fanden nach Operationen in Allgemeinanästhesie und anderen invasiven diagnostischen Eingriffen deutliche Prolaktinerhöhungen. In den Untersuchungen von Sowers et al. (1977) nahm der Prolaktinanstieg bei Männern in folgender Reihe zu: 1stündige Laufbandbelastung, Gastroskopie sowie Abdominaloperation. Im Rahmen des Sports fehlen Vergleiche verschiedener Belastungsmuster, sowohl für die Intensität als auch für die Dauer der Belastung. Von 5 Werferinnen hatte im Training nur 1 Athletin einen Prolaktinanstieg.

Unterschiede in den Basalwerten zwischen trainierten und untrainierten Frauen bestanden nicht (Bonen et al. 1981; Shangold 1982 a). Bereits bei geringen physischen Leistungsunterschieden zwischen untrainierten Frauen und Freizeitsportlerinnen fanden Brisson et al. (1980) bei einer Fahrradergometerbelastung von 75 % $\dot{V}O_2$ max. unveränderte Prolaktinspiegel bei den untrainierten sowie signifikante Prolaktinanstiege bei den gering trainierten Frauen. Bonen (1983 b) berichtete bei Trainierten über höhere Prolaktinanstiege als bei den gering trainierten Frauen. Boyden et al. (1982) haben Frauen mit regelmäßigem Zyklus einem Trainingsprogramm von anfänglich 30, dann 50 Meilen/Woche unterzogen. Bei identischem Gewicht, aber vermindertem prozentualen Körperfettgehalt blieben zwar die basalen Prolaktinwerte weitgehend unverändert, die TRH-stimulierten Prolaktinspiegel nahmen jedoch mit verbessertem Trainingszustand der Frauen zu; die Menstruation wurde bei 13 der 14 Frauen unregelmäßig. Zu ähnlichen Ergebnissen mit TRH-Stimulation vor und nach körperlicher Anstrengung kamen Korsten-Reck et al. (1985). In der vorliegenden Arbeit hatte bereits das 2monatige Training der untrainierten Vergleichsgruppe signifikant höhere Prolaktinantworten erbracht.

Moretti et al. (1981) haben bei 8 professionellen Mittelsteckenläufern mit einem ähnlichen Belastungsprotokoll wie dem, das dieser Arbeit zugrunde liegt, Prolaktinanstiege von ca. 12 auf 75 ng/ml beobachtet. Dies unterstreicht, daß höhere Anstiege mit zunehmendem Trainingszustand zu erwarten sind, also sich eine höhere Sensitivität des Systems entwickelt.

Bei den Trainings- wie Laufbanduntersuchungen der Hochleistungsathletinnen ließ sich jedoch zeigen, daß zum einen nicht jede Läuferin Prolaktinanstiege aufwies. Vor allem jene Sportlerinnen mit regelmäßigem Zyklus und psychischer Stabilität wiesen keine oder nur geringe Prolaktinanstiege auf. Zum anderen spielt die Form körperlicher Anstrengung für das Prolaktinverhalten eine Rolle: Werferinnen hatten fast nie, Ausdauerathletinnen dagegen fast immer einen Prolaktinanstieg. Prior et al. (1981) konnten zeigen, daß bei Frauen die Brustbewegung beim Sport eine Rolle zu spielen scheint: bei identischer Anstrengung führte Laufen ohne Sport-BH zu den höchsten, Fahrradfahren mit Sport-BH zu den niedrigsten Prolaktinanstiegen. Diese Unterschiede wurden auf die geringeren Bewegungen der Brust mit festem BH und beim Fahrradfahren zurückgeführt.

Ein Stimulus zur Ausschüttung von Prolaktin stellt die intrazelluläre Hypoglykämie dar (Wilson et al. 1972). Woolf et al. (1977) zeigten, daß nur die intrazelluläre Hypoglykämie und nicht andere Insulineffekte die Prolaktinausschüttung bewirken. Nicht jede Veränderung des Glukosespiegels, sondern nur die Hypoglykämie bewirken einen Prolaktinanstieg, der nicht über periphere Katecholamine vermittelt wird. So führt Fasten vor körperlicher Arbeit zu höherer Prolaktinausschüttung (Galbo 1981; Galbo et al. 1981), ebenso fettreiche Ernährung im Gegensatz zu kohlenhydratreicher Kost (Johannessen et al. 1981). Die Infusion freier Fettsäuren ändert das Prolaktinverhalten dagegen nicht (Fraser u. Blachar 1977). Die bei

Langzeitbelastungen entstehende Hypoglykämie dürfte zwar ein wesentlicher, jedoch nicht
der alleinige Grund für sportinduzierte Prolaktinanstiege sein.

Weiter wirkt sich die Hypothalamus-Hypophysen-Nebennierenachse auf das stressinduzierte
Prolaktinverhalten aus. Adrenalektomie steigert, Dexamethasongaben blockieren bei Ratten
die stressbedingte Prolaktinausschüttung (Harms et al. 1975). In dieser Untersuchung bestanden zwischen Prolaktin und den anderen Hormonen bei den Sportlerinnen keine Korrelationen,
jedoch bei den Untrainierten für eine Reihe von Abnahmezeitpunkten zwischen Prolaktin und
DHEA, Testosteron, freies Testosteron sowie DHT. Auch führt die Blockierung der Endorphin-
freisetzung durch Naloxon zu höheren Prolaktinwerten in Ruhe wie unter körperlicher
Anstrengung (Bramnert u. Hökfelt 1983), jedoch nicht bei allen amenorrhoischen Frauen
(Quigley et al. 1980). Eine Hyperprolaktinämie kann eine Verminderung der pulsatilen LH-
Ausschüttung (Wiebe u. Handwerger 1984) bewirken. Gleiches gilt auch für die Gabe des
Prolaktinhemmers Bromocriptin (Sowers et al. 1983).

Die Hyperprolaktinämie kann ebenso zur Corpus-luteum-Insuffizienz (Seppälä et al. 1976)
oder Anovulation führen wie die Senkung der Prolaktinspiegel durch Bromocriptin unter
2,5 ng/ml (Soto-Albors et al. 1984). Daß die Gabe des Prolaktinhemmers Bromocriptin die
sportassoziierte Prolaktinausschüttung reduzieren kann, ließ sich bei einer Athletin nachweisen (vgl. S. 89). Weiter konnte gezeigt werden, daß die sportinduzierte, passagere Hyperprolaktinämie signifikant häufiger mit Zyklusstörungen assoziiert ist (Wurster et al. 1984). Bei
amenorrhoischen Frauen wurden von Baker et al. (1981) niedrigere Basalwerte sowie von
Cumming et al. (1982) ein Fehlen des Prolaktinanstiegs im Rahmen der körperlichen
Belastung beschrieben. Dies konnte in der vorliegenden Arbeit nicht bestätigt werden. Baker
(1981) hat zwar die Senkung des Prolaktinspiegels durch Bromocriptin vorgeschlagen, wenn
sportassoziierte Zyklusstörungen mit einer Hyperprolaktinämie einhergehen. Über Therapie-
erfolge bei der hyperprolaktinämischen Oligoamenorrhö von Sportlerinnen liegen bisher
jedoch keine Ergebnisse vor.

Die Einnahme oraler Antikonzeptiva änderte das Prolaktinverhalten bei den trainierten wie
untrainierten Frauen nicht. Doch führte die Verwendung kontrazeptiver Steroide zu einer
Reduzierung der Rate an Galaktorrhö (Taler et al. 1984). Josimovich et al. (1984) berichten
über passagere Prolaktinerhöhungen ohne klinische Symptome nach der Einnahme von
Kontrazeptiva mit 50 µg Äthinylöstradiol. Bei niedriger dosierten Präparaten wurden normale
Prolaktinspiegel gemessen.

Kortisol

Dauer und Form der körperlichen Belastung spielen für den Anstieg peripher gemessenen
Kortisols eine wichtige Rolle. Der 42-km-Lauf führte bei den Frauen und Männern zu
signifikant höheren Kortisolkonzentrationen als die 12- bis 16minütige Laufbandbelastung bei
denselben Personen. Dagegen bestanden bei der Kurzstrecke zwischen Training und Laufband
keine unterschiedlichen Kortisolantworten. Sutton u. Casey (1975) konnten ebenfalls zeigen,
daß Mittel- und Langstreckenläufe einen größeren Stimulus für eine Kortisolerhöhung
darstellen als vergleichbare Laboruntersuchungen. Ein 10-Meilen-Lauf führte bei Frauen mit
regelmäßigem Zyklus zu einer Kortisolerhöhung von ca. 290 % (Baker et al. 1982). Dessypris
et al. (1980) berichteten über einen 110prozentigen Anstieg innerhalb 20 min nach einem
Marathonlauf bei 8 Männern, während wir Kortisolanstiege von 180 % bei den Männern und
227 % bei den Frauen (Laufband 72 % bzw. 138 %) gemessen haben.

Die Kortisolveränderungen durch Sport differieren zwischen den Angaben der einzelnen
Autoren erheblich. Gründe dafür dürften die unterschiedlichen Formen und Intensitäten
körperlicher Belastung, ein zu weites Zeitraster der Blutabnahmen (nur 2 - 3 Proben) sowie -
bei Langzeitbelastung - der zirkadiane Kortisolabfall (Weitzman et al. 1971; Aschoff 1978) im
Laufe des Tages sein. So fanden Wolf et al. (1985) bei Sportlern keine signifikanten
Kortisolanstiege bei identischer Fahrradergometerbelastung wie in dieser Untersuchung, beim
36-km-Skilanglauf einen signifikanten Anstieg (ca. 50 - 60 %) und beim 5500-m-Schwimmen
einen nichtsignifikanten Abfall. Die noch längere zeitliche Anstrengung eines 75-km-Laufs
von im Mittel 10 1/2 h führte zu einer Kortisolerhöhung von durchschnittlich 26 % (range
-23 % bis +65 %) (Keil et al. 1979).

Als Mindestbelastung zur Erzielung signifikanter Kortisolanstiege werden 60 % der maximalen Sauerstoffaufnahme angegeben (Davies u. Few 1976; Galbo 1981). Bei körperlicher Arbeit

von weniger als 50 % $\dot{V}O_2$ max. soll Kortisol dagegen abfallen (Galbo 1981). Doch kam es zu keiner Konzentrationsänderung von Kortisol bei älteren Männern ($\bar{x} = 63$ J.) bei einer 20minütigen Laufbandbelastung von 80 - 90 $\dot{V}O_2$ max. Brandenberger u. Follenius (1975) sahen bei 90 min dauernder Fahrradergometerbelastung bei 25 und 55 % $\dot{V}O_2$ max. gleich hohe Kortisolpeaks; dagegen führten 75 % der $\dot{V}O_2$ max. für 20 min zwar zum steileren, jedoch nur halb so großen Kortisolanstieg.

Der Kortisolanstieg ist geringer, wenn dieselbe Arbeitsleistung auf dem Fahrradergometer mit zwei anstatt einem Bein ausgeführt wird (Galbo 1981). Dies ist verbunden mit einer höheren Laktazidose. Auch bringt bei identischer Belastung die Reduzierung des Sauerstoffgehalts auf 13 Vol.-% eine höhere relative maximale Sauerstoffaufnahme wie höhere Kortisolantworten mit sich (Davies u. Few 1976). Dies wird unterstützt, da die untrainierte Vergleichsgruppe mit der geringsten relativen maximalen Sauerstoffaufnahme auch signifikant kleinere Kortisolanstiege aufwies als die Hochleistungssportlerinnen. Die maximale Laktatkonzentrationen waren bei allen Untersuchten gleich, so daß die Laktatspiegel nicht für die Höhe der Kortisolsekretion allein verantwortlich sein können.

Darüber hinaus läßt sich der Geschlechtsunterschied im Kortisolanstieg zwischen Marathonläufern sowie den Kurz- und Mittelstreckenläuferinnen durch ihre höhere $\dot{V}O_2$ max. rel. erklären. Während Dessypris et al. (1980) bei einem Marathonlauf eine signifikante Korrelation zwischen maximaler Kortisolkonzentration und relativer maximaler Sauerstoffaufnahme ($r = 0,62$) sahen, fanden Sutton u. Casey (1975) bei 1500- und 5000-m-Läufen nur geringe Korrelationen zwischen der Höhe des Kortisolspiegels vor und nach dem Lauf und der Geschwindigkeit sowie dem Alter.

Nimmt man die geleistete Arbeit zum Vergleich verschiedener Trainingszustände, so führt bei Trainierten dieselbe Belastung zu geringeren Kortisolantworten als bei Untrainierten (Sutton 1977, 1978; Galbo 1981). Die Wurfserien der Werferinnen konnten keine Kortisoländerungen induzieren, da keine wesentliche Steigerung der maximalen Sauerstoffaufnahme für Wurfübungen nötig ist, im Gegensatz zum respiratorisch höher belastenden Krafttraining.

Training und in seiner Folge die aerobe Leistungsfähigkeit ändern bereits die Kortisolruhewerte. So hatten die untrainierten Frauen und die Kurzstreckenläuferinnen die niedrigsten, die Langstreckenläuferinnen wie die Marathongruppe die signifikant höchsten Basalwerte. Das 3monatige Training der Vergleichsgruppe erbrachte unveränderte Hormonkurven, ebenso wie die Wiederholungsuntersuchungen der Spitzenathletinnen nach 1 Jahr. Auch Cumming et al. (1981, 1982) beschrieben ähnliche Unterschiede, je nach Trainingszustand. Denn Training steigert zum einen die ACTH-Sensibilität (Frenkl et al. 1975) und die Enzymkonzentration der Nebenniere (Chandra et al. 1978), zum anderen nimmt der Metabolismus der Muskelzellen durch die Kortikosteroide (Kôrge u. Roosson 1975) zu.

Neben der Intensität und dem Trainingszustand haben auch Umweltbedingungen Einfluß auf die Hormonantwort. Ein Marathonlauf bei 30° C bewirkt höhere Kortisolanstiege als bei 18° C (Dessypris 1976, 1980). Dagegen wurden beim Schwimmtraining keine Kortisoländerungen gemessen (Sutton et al. 1973; Wolf et al. 1984). Da an warmen Tagen ein Läufer nach 1 h leicht auf 41° C Körperkerntemperatur kommt, ein Schwimmer bei der großen Wärmeleitfähigkeit des Wassers jedoch solche Temperaturbereiche nie erreichen wird, ist die erhöhte Körpertemperatur sicher als wesentliche Stellgröße im Regelkreissystem anzusehen. Bei der vorliegenden Untersuchung wurden höhere maximale Kortisolwerte bei mehr als 18° C (490 bzw. 443 ng/ml) gemessen, doch waren die Unterschiede nicht signifikant.

Kurzzeit- wie Langzeitbelastungen führten erst 10 - 30 min nach Abbruch der körperlichen Belastung zu den Kortisolmaxima. Bei längerdauernder Arbeit und höheren Anstiegen kehrte Kortisol nach 60minütiger Erholung noch nicht auf seine Ausgangswerte zurück. Durch Untersuchungen mit ^{3}H-markiertem Kortisol ist bekannt, daß der im Plasma gemessene Kortisolanstieg den Zeitpunkt und Umfang der erhöhten Kortisolsekretionsrate widerspiegelt (Cashmore et al. 1977). Die Hormonantwort auf körperliche Anstrengung wird nach Bonen et al. (1984) durch die Glukose- und Insulinspiegel nicht verändert. Bei Brandenberger u. Follenius (1975) blieb jedoch der postprandiale Kortisolanstieg durch körperliche Arbeit unbeeinflußt, ein additiver Effekt war nicht nachweisbar.

Dieselbe Form von körperlichem Stress führt nach einer 30- bis 90minütigen Ruhepause stets zu identischen ACTH- und Kortisolanstiegen (Dallman u. Jones 1973). Barwich et al. sahen dagegen nach einstündiger Pause bei einem zweiten 400-m-Lauf zwar eine ACTH-, jedoch keine Kortisolerhöhung (Barwich et al. 1984, Barwich 1985). Bei nur einmaliger Abnahme nach dem Lauf wurde möglicherweise die Veränderung nicht erfaßt. Zwar erfolgt die Freisetzung von Kortikosteroiden auf ACTH, doch müssen weitere Faktoren die Konzentration jedes einzelnen Kortikosteroids kontrollieren (Tacker et al. 1978). So bestanden bei den Sportlerinnen nur bei einem Teil der Abnahmezeitpunkte positive Korrelationen zwischen Kortisol und DHEA. Bei Frauen unter hormonaler Kontrazeption wiesen nur zwei Zeitpunkte und bei den Männern ein Zeitpunkt eine signifikante Korrelation zwischen Kortisol und DHEA auf.

Gesichert erscheint, daß die Gabe eines Glukokortikoids (z. B. Betamethason) vor der körperlichen Arbeit den Kortisolanstieg blockiert und damit eine relative Hypokortisolämie entsteht (Sutton 1981; Barwich et al. 1981). Dies ist bei der körperlichen Belastung von Patienten zu beachten, die unter einer Glukokortikoidtherapie stehen.

Neben den physisch wie metabolisch bedingten Einflüssen kann psychischer Stress zu deutlichen Kortisolerhöhungen führen. Die hohe Anspannung vor und während des Wettkampfs führte zu Kortisolanstiegen, die z. T. deutlich höher lagen als im Rahmen einer intensiven Ausdauerbelastung. Bereits 1 min vor Beginn der Laborbelastung war Kortisol gegenüber den Ruhewerten angestiegen. Auch hier zeigt sich die psychische Antizipation der körperlichen Belastung in Form einer hormonellen Reaktion. Sutton u. Casey (1975) wiesen auf psychischen wie physischen Stress als additive Stimuli für die Kortisolsekretion hin.

Unter der Einnahme hormonaler Kontrazeptiva kommt es durch einen erhöhten Transcortinspiegel mit dadurch verminderter renaler Elimination zu höheren Kortisolspiegeln. Dies ließ sich in dieser Untersuchung deutlich zeigen. Umfang und Dynamik der hormonellen Veränderungen im Rahmen der körperlichen Belastung blieben durch die kontrazeptiven Steroide jedoch unverändert. Nur in den Untersuchungen von Salomon u. Neumann (1979, 1982) wurde auf den Einfluß von hormonellen Kontrazeptiva auf den Kortikosteroidstoffwechsel von Sportlerinnen eingegangen. Sie halten durch die Zunahme der 11-Hydroxykortikosteroide eine katabole Beeinflussung des Muskelstoffwechsels (Glukoneogenese) und eine anabole Wirkung auf die Proteinsynthese der Leber für wahrscheinlich. Da durch die Erhöhung von Transcortin die Menge an freiem Kortisol unbeeinflußt bleibt, ist wohl nicht von einer veränderten katabolen oder anabolen Stoffwechselsituation auszugehen. Deshalb unterliegen orale Kontrazeptiva auch nicht den Dopingbestimmungen internationaler Sportverbände.

Dehydroepiandrosteron (DHEA)

Die körperliche Belastung stellt für die DHEA-Sekretion einen erheblichen Stimulus dar. Qualität und Quantität der Anstrengung sind von wesentlicher Bedeutung: Der Marathonlauf führte zu signifikant höheren DHEA-Anstiegen als die sich rasch steigernde, bis zur Leistungsgrenze gehende Laufbandbelastung. Neben den Anstiegen unterschieden sich auch die Flächen unter den Hormonkurven bei den Marathonläufern in gleicher Weise. Die Dauer und Intensität der Belastung änderte jedoch nicht den Zeitpunkt der Maxima von DHEA 10 - 30 min nach Abbruch der körperlichen Belastung.

Die Streuung der DHEA-Werte lag im Vergleich zu den anderen Nebennierensteroiden auffallend hoch. So boten die untrainierten Frauen und die Kurzstreckenläuferinnen bei der standardisierten Belastung keine signifikanten Unterschiede in ihren DHEA-Kurven. Dagegen wurden im Labor bei den Mittel- und Langstreckenläuferinnen mit ihrer besseren aeroben Ausdauer und damit längeren Belastungsdauer signifikant höhere Anstiege erzielt. Die größeren DHEA-Anstiege bei der qualitativ differenzierten Belastung führten auch dazu, daß die erhöhten Werte über den Abnahmezeitraum von 60 min nach Belastungsende hinaus bestehen blieben. 12 - 24 h nach einem 10-Meilen-Lauf war DHEA wieder auf die Ausgangswerte gefallen (Baker et al. 1982).

Die Wurfserien der Werferinnen führten zu uneinheitlichen Kurvenverläufen. Abfälle wie bei Kortisol bestanden jedoch nicht. Die kurzzeitige Wettkampfbelastung brachte nur bei einer Läuferin einen relevanten DHEA-Anstieg mit sich.

Über DHEA-Bestimmungen bei sportlicher Belastung liegen nur die Arbeiten von Baker et al. (1981, 1982) vor. Sie fanden DHEA-Erhöhungen (125 %) innerhalb von 20 min nach einem 10-Meilen-Lauf. Wir konnten ähnliche Anstiege messen (vgl. S. 26 u. 64).

Signifikante Unterschiede in den Ruhewerten zwischen den verschiedenen Trainingszuständen und zwischen den Geschlechtern bestanden nicht. Baker et al. (1982) sahen bei den Sportlerinnen ebenfalls identische DHEA-Konzentrationen zur Kontrollgruppe, jedoch erhöhte Spiegel von DHEA-Sulfat. Die Aufschlüsselung der DHEA-Ergebnisse nach wöchentlichem Trainingsumfang, Alter, Menstruationszyklus und Parität ergab nur bei den Nulliparae signifikant höhere Basalwerte als in der Kontrollgruppe (Baker et al. 1981). Weiter hatten amenorrhoische Läuferinnen, statistisch jedoch nicht gesichert, höhere DHEA-Werte. Die Tendenz zu höheren Werten bei Oligoamenorrhö zeigte sich in jenen Disziplinen wie Mittel- und Langstrecke, bei denen Zyklusstörungen häufiger vorlagen. Von sechs amenorrhoischen Frauen hatte jedoch nur eine Athletin deutlich höhere DHEA-Basalwerte. Ursache dafür könnte die Herkunft von DHEA sein. Zu 80 % wird dieses Steroid in der Nebenniere, zu 20 % im Ovar produziert (Abraham 1974). Eine höhere DHEA-Sekretion besteht während der Follikel- und Lutealphase in dem Ovar, das nicht den aktiven Follikel oder das Corpus luteum enthält. Der Unterschied verschwindet nach der operativen Entfernung des Graaf-Follikels oder des Corpus luteum (Aedo et al. 1980 a, b). Die Konzentration der Sexualsteriode scheint die Sekretion von DHEA zu beeinflussen, wenngleich keine zyklischen Konzentrations- schwankungen beschrieben werden (Abraham 1974). Die bei oligoamenorrhoischen Frauen verminderten Östrogen- und Gestagenspiegel könnten somit zur erhöhten DHEA-Konzentra- tion führen.

Trotz der identischen Stimulation von DHEA und Kortisol durch ACTH waren die Kurvenver- läufe im Ausmaß und Zeitpunkt der Veränderungen unterschiedlich. Dies zeigt der Vergleich der Einzelkurven in den verschiedenen Disziplinen. Während unter Laborbelastungen die prozentualen DHEA-Anstiege mit der Belastungsdauer und damit der besseren aeroben Kapazität und Leistungsfähigkeit zunahmen, war bei Kortisol ein gegenläufiges Verhalten zu ermitteln. Unter Trainingsbedingungen waren die Kortisolanstiege doppelt so hoch wie im Labor, die DHEA-Anstiege dagegen wesentlich geringer.

Für die einzelnen Zeitpunkte der Blutabnahmen bestanden zwischen Kortisol und DHEA mehr signifikante Korrelationen bei den untrainierten Frauen als bei den Hochleistungssportlerin- nen oder gar den Marathonläufern. Möglicherweise dissoziiert bei extremeren Belastungen oder höherem Trainingszustand die Hormonantwort zwischen diesen beiden Steroiden. Viel- leicht läßt sich daraus umgekehrt eine Beurteilung körperlicher Leistungsfähigkeit ableiten.

Hormonelle Kontrazeptiva reduzierten die Basalwerte von DHEA. Zeitpunkt wie Ausmaß der Hormonanstiege im Rahmen körperlicher Belastung waren jedoch unbeeinflußt.

Gesamttestosteron

Gesamttestosteron, im folgenden als Testosteron bezeichnet, unterliegt im Rahmen körper- licher Arbeit anderen Konzentrationsänderungen als Prolaktin, Kortisol oder DHEA. Die Analyse der Testosteronkurven bei standardisierter wie qualitativ differenzierter Belastung zeigte Anstiege zu Hormonmaxima 1 - 10 min nach Belastungsende. Zwar lagen bei der längerdauernden körperlichen Belastung die Anstiege bei rund 80 % gegenüber 40 - 50 % bei der Laboruntersuchung, doch bestanden weder in den Maximalwerten noch in den Flächen unter den Hormonkurven signifikante Unterschiede.

Eine umfassende Beurteilung der Literatur ist schwierig, da nur wenige Testosteronuntersu- chungen bei Frauen im Rahmen des Sports vorliegen. Shangold et al. (1981) fanden bei Freizeitläuferinnen direkt nach einem 30minütigen Lauf eine 37 %ige Testosteronerhöhung. Die individuelle Hormonantwort auf die Belastung scheint äußerst variabel. So wurden nach einem 75-km-Lauf Anstiege zwischen 17 und 230 % gemessen (Keil et al. 1979). Hohe interindividuelle Unterschiede bei Testosteron waren in den vorliegenden Untersuchungen im wesentlichen bei den längerdauernden Belastungen gegeben. Weiter stieg Testosteron - entsprechend dem Kortisolverhalten - bereits vor der körperlichen Arbeit an. Shangold (1982 a) beschreibt ebenfalls dieses antizipatorische Verhalten von Testosteron zu einem Zeitpunkt, zu dem die hepatische Clearance noch nicht verändert ist. Bei Männern ist Testosteron besser untersucht: körperlich erschöpfende Arbeit von weniger als 2 min Dauer ändert den Serumtestosteronspiegel nicht (Kuoppasalmi et al. 1980). Eine 12- bis 18minütige Laufbandbelastung zieht bereits meßbare Testosteronanstiege nach sich (Cumming et al. 1982).

Physische Anstrengungen bis zu 1 h Dauer initiieren deutliche Testosteronanstiege (Galbo et al. 1977; Dufaux et al. 1980; Schmid et al. 1982). Schmitt et al. (1984) haben verschiedene Sportarten mit steigender Belastungsdauer von 1 - 490 min (Laufband, 30 - 42-km-Lauf, 40-90-km-Skilanglauf) bis zu einer knapp 3 h dauernden Arbeit Anstiege gesehen, bei längerer körperlicher Anstrengung deutliche Testosteronabfälle. Gemessen wurden jedoch nur je ein Wert vor und nach der jeweiligen Belastung. Ähnliche Untersuchungen von Langer et al. (1981) zeigten ebenfalls bis zu einer Arbeitsdauer von 1 h Anstiege um 60 %, beim Marathonlauf noch einen 25prozentigen Anstieg und nach einem 9 h dauernden 100-km-Lauf geringe Testosteronabfälle. Langer et al. (1981) sahen bei den Männern in den ersten 30 min nach einem Marathonlauf Testosteronabfälle. Diese Ergebnisse stimmen mit unseren überein. Auch nach einer kurzdauernden Laufbanduntersuchung wurden nach Anstiegen sofort nach Belastungsende bereits 30 min später Hormonspiegel unterhalb der Ausgangswerte gemessen (Métivier et al. 1980).

Die maximalen Testosteronwerte lagen bei der Laufbandbelastung z. T. deutlich oberhalb der Normgrenze, beim Marathonlauf in Einzelfällen exzessiv erhöht im Bereich männlicher Konkurrenten. Über die Wirkung solch hoher Testosteronspiegel bei Frauen liegen bisher keine Veröffentlichungen vor.

Der Einfluß körperlichen Trainings auf die Ruhewerte von Testosteron wird unterschiedlich beurteilt. In dieser Untersuchung hatten die untrainierten Frauen signifikant höhere Testosteronwerte als die Kurz- und Mittelstreckenläuferinnen. Schwartz et al. (1980) sowie Shangold (1982 a) ermittelten bei trainierten wie untrainierten Frauen identische Ruhewerte, während Dale et al. (1979) höhere Werte bei besser ausdauertrainierten Frauen gemessen haben. Auch Training von anfänglich 30, später 50 Meilen pro Woche beeinflußte den Testosteronbasalwert nicht, jedoch wurden 13 der 14 Läuferinnen oligoamenorrhoisch (Boyden et al. 1983).

Trainierte haben gegenüber Untrainierten nach einer längeren Laufstrecke höhere Testosteronwerte (Dessypris et al. 1976). Kurzfristige Belastungen dagegen hatten bei unterschiedlichem Trainingszustand gleiche Testosteronanstiege zur Folge (Langer et al. 1981). Während bei kurzzeitiger Arbeit eine verminderte metabolische Clearance die Testosteronspiegel ansteigen läßt (Sutton et al. 1976), führt eine Langzeitbelastung zur erhöhten Testosteronproduktion. Bei weniger Trainierten drosseln bei gleicher Laufstrecke katabole Stoffwechselvorgänge die Testosteronproduktion früher als bei Trainierten (Langer et al. 1981). Dies stimmt mit den Beobachtungen überein, daß gute Marathonläufer geringe Testosteronabnahmen, kollabierte Läufer jedoch extreme Abnahmen aufwiesen (Dessypris et al. 1976). In der vorliegenden Arbeit waren die maximalen Testosteronanstiege von der Laufgeschwindigkeit unabhängig. Die sich vornehmlich in der Erholungsphase manifestierenden Abfälle waren dagegen bei den guten Läufern geringer (Δ 1,75 ng/ml) als bei langsameren Läufern (Δ 3,37 ng/ml).

Die Produktion von Testosteron geschieht in der Nebenniere und im Ovar zu gleichen Teilen (Abraham 1974). Testosteron zeigt neben einer geringen zirkadianen Rhythmik (Aschoff 1978) einen leichten mittzyklischen Anstieg bei sonst gleichbleibenden Spiegeln (Abraham 1974). Neuere Untersuchungen können dagegen keine zyklischen Testosteronschwankungen nachweisen (Keller et al. 1982). Auch führt die operative Entfernung des dominanten Follikels oder des Corpus luteum zu keiner Veränderung der Testosteronspiegel in den Venae ovaricae, die höher liegen als in der Peripherie (Aedo et al. 1980 a, b). Da die Betamethasongabe die Testosteronanstiege bei körperlicher Belastung nicht zu unterdrücken vermag, scheidet die Nebenniere als alleinige Quelle für die erhöhten Testosteronspiegel aus (Sutton et al. 1974). Die fehlenden oder geringen zyklischen Testosteronschwankungen erklären jedoch nicht die Ergebnisse von Shangold et al. (1981), die bei sportlicher Anstrengung in der Follikelphase signifikant höhere Testosteronanstiege sahen als in der Lutealphase. Die Blockierung zentraler dopaminerger Mechanismen mit Bromocriptin ändert die Testosteronkonzentration dagegen nicht (Sowers et al. 1983).

Der Einfluß veränderter Testosteronspiegel auf das Zyklusgeschehen wird zwar angenommen, ist jedoch nicht gesichert. So lagen die basalen Testosteronwerte bei Frauen mit Oligoamenorrhö nicht signifikant höher. Auch nahm bei abnehmendem subkutanen Körperfett die Testosteronkonzentration nicht zu. Von Nimrod u. Ryan (1975), MacDonald et al. (1978) und Dale et al. (1979) wurde diese Korrelation gesehen. Cumming et al. (1982) konnten bei amenorrhoischen Läuferinnen verspätete und höhere Testosteronantworten nachweisen. Dies ließ sich in dieser Untersuchung nicht bestätigen.

Die Einnahme hormonaler Kontrazeptiva änderte die Hormonantwort nicht. Selbst die Einnahme eines Präparats mit 2 mg Cyproteronacetat pro Tag reduzierte zwar die Testosteronspiegel, doch die prozentualen Veränderungen blieben gleich.

Freies Testosteron und "sex hormone binding globulin" (SHBG)

Freies Testosteron wird nicht direkt bestimmt, sondern errechnet sich aus der Konzentration von Testosteron und dem "sex hormone binding globulin" (SHBG) (Anderson et al. 1975). Da nur die freie, nicht an Transportproteine gebundene Fraktion von Testosteron biologisch aktiv ist, kommt der Ermittlung von freiem Testosteron eine zusätzliche klinische Bedeutung zu. Bei verschiedenen Krankheitsbildern ändert sich SHBG und damit das freie Testosteron (Vermeulen et al. 1969, 1975; Moll et al. 1981), so daß auch Untersuchungen beim Sport von Interesse sind.

Die kurzzeitige Laborbelastung führte zu geringen SHBG-Konzentrationsschwankungen. Selbst der den Wasser- und Elektrolythaushalt stark beeinflussende Marathonlauf löste nur geringe Änderungen dieses Transportglobulins in der Größenordnung der Hämatokritwertschwankungen aus. Literaturangaben über den akuten Einfluß von körperlicher Arbeit auf die SHBG-Spiegel liegen nicht vor.

Da die biologische Wirkung von Testosteron von seiner freien Form abhängt (Kato u. Horton 1968), müssen auch Faktoren berücksichtigt werden, die das Gleichgewicht der Proteinbindung beeinflussen. Steigende Körpertemperatur erhöht die Rate an ungebundenem Testosteron (Lata et al. 1980). Da beim Marathonlauf nach 1 h Laufzeit bei bereits 12 - 15°C Außentemperatur die Körperkerntemperatur auf 40 - 41°C ansteigt, nimmt dadurch der Prozentsatz an freiem Testosteron zu. Bei einer 1 1/2stündigen Laufbandbelastung mit 80 % $\dot{V}O_2$ max. steigert sich die Rate an freiem Testosteron allein durch das temperaturabhängige Verhältnis an gebundenem und ungebundenem Testosteron um 50 %. Hinzu kommen die Anstiege von Gesamttestosteron durch die körperliche Belastung. Zusammen errechnet sich daraus eine Erhöhung des freien Testosterons um das Doppelte oder Dreifache (Keizer et al. 1982). Weiter muß berücksichtigt werden, daß verschiedene Steroide um die Bindungsstellen an SHBG konkurrieren. Dadurch reduziert sich die Rate an gebundenem Testosteron um 11 - 17 % (Dunn et al. 1981).

Zyklische Konzentrationsänderungen von SHBG bestehen nicht (Pearlman et al. 1967; Dunn et al. 1981). Östrogene in Kontrazeptiva erhöhen die SHBG-Spiegel (Vermeulen u. Verdonck 1968; Vermeulen et al. 1969). Die in Antikonzeptiva verwendeten Gestagene sind zumeist Abkömmlinge des Nortestosterons und haben noch restandrogene Wirkungen. Androgene senken jedoch die SHBG-Konzentration. Je geringer die restandrogene Wirkung der Gestagene ist, desto höher werden die SHBG-Spiegel sein. Bei Frauen mit Hirsutismus liegen hohe Androgen- und niedrigere Östrogenspiegel vor, die wiederum die SHBG-Konzentration senken und die freien Testosteronspiegel ansteigen lassen (Moll et al. 1981). In dieser Arbeit bestand keine Korrelation zwischen freiem Testosteron und dem subkutanen Körperfett, das bei Frauen mit Oligoamenorrhö signifikant erniedrigt war.

Dihydrotestosteron (DHT)

Dihydrotestosteron ist das intrazellulär wirksamste Androgen. Die Metabolisierung erfolgt durch das Enzym 5-α-Reduktase aus Testosteron. Untersuchungen über den Einfluß von körperlicher Arbeit auf die Dihydrotestosteronkonzentration liegen bisher nicht vor.

Unabhängig von Modus und Dauer der Belastung fielen bei diesen Untersuchungen die wellenförmigen Anstiege und Abfälle von DHT auf (vgl. S. 37 u. 70). Bei der Einzelfallanalyse ließ sich keine Systematik erkennen. Zusammenhänge zwischen den Testosteron- und DHT-Verläufen waren nur in einem Teil der Fälle mit verzögertem Ansprechen von DHT zu vermuten. Die hohe interindividuelle Schwankungsbreite ließ weitere Aussagen nicht zu. So bestanden weder zwischen den verschiedenen Trainingszuständen und den Belastungsmustern noch der Dauer der körperlichen Arbeit faßbare Unterschiede. Auch die Einnahme kontrazeptiver Steroide blieb ohne Einfluß auf das DHT-Verhalten. DHT kommt zu gleichen Teilen aus der Nebenniere und dem Ovar, ohne daß zyklische Konzentrationsschwankungen bestehen

(Abraham 1974). Bei vorher seitengleicher DHT-Produktion in beiden Ovarien führt die Entfernung des dominanten Follikels zu einem Anstieg von DHT und Kortisol bei gleichzeitigem Abfall von Östradiol in der Ovarialvene dieser Seite (Aedo et al. 1980 a).

Follikelstimulierendes Hormon (FSH)

FSH ist aufgrund seines zu den anderen Hormonen gegenläufigen Verhaltens bei körperlicher Belastung von besonderem Interesse. FSH fiel sowohl bei der kurzzeitigen, standardisierten wie der 1 - 3 h dauernden, qualitativ differenzierten Belastung signifikant ab. Die tiefsten Werte wurden während sowie in den ersten 10 min nach der Belastung gemessen. In den meisten Disziplinen erreichte FSH nach 60minütiger Erholung wieder die Ausgangswerte.

In der Literatur wird die Veränderung von FSH bei körperlicher Belastung kontrovers diskutiert. Bonen et al. (1979) fanden nach einer dreieinhalbstündigen Fahrradergometerbelastung bei 74 % $\dot{V}O_2$ max. zwischen den Abnahmen 15 min vor und sofort nach der Arbeit keine FSH-Änderungen. Cumming et al. (1981, 1982) berichteten über FSH-Anstiege nach kurzzeitiger Fahrradergometerbelastung, ohne Zeitpunkt und Ausmaß des Anstiegs anzugeben. Die innerhalb 20 min nach einem 10-Meilen-Lauf abgenommenen FSH-Werte unterschieden sich bei Baker et al. (1982) nicht von jenen 12 - 24 h später. Bei der Abnahme mehrerer Proben im Rahmen körperlicher Arbeit, von Gastroskopien sowie von Abdominaloperationen konnten Sowers et al. (1977) keine signifikanten FSH-Änderungen ermitteln. Wurster et al. (1983) wiesen bei verschiedenen Formen sportlicher Belastung FSH-Abfälle nach. Keizer (1983) beschrieb nur bei untrainierten Frauen FSH-Abfälle nach körperlicher Belastung. Ansonsten ermöglicht die Literatur keine eindeutige Aussage, da einem Zeitraster von zwei Blutabnahmen die wesentlichen Veränderungen entgehen können. Bei beiden Belastungsmustern, in der Follikel- wie der Lutealphase sowie unter der Einnahme kontrazeptiver Steroide, konnten in der vorliegenden Untersuchung FSH-Abfälle während und nach Belastung nachgewiesen werden.

Da dem FSH eine wichtige Rolle bei der Zyklusregulation zukommt, wurde dieses Gonadotropin bei unterschiedlichen Trainingszuständen untersucht. Man glaubte, damit die höhere Rate an Zyklusstörungen bei verschiedenen Sportdisziplinen klären zu können. So fanden Bonen et al. bei Teenager-Schwimmerinnen gering erniedrigte FSH-Werte in der Follikel- und Lutealphase mit fehlendem mittzyklischem Gipfel (Bonen u. Belcastro 1978; Bonen et al. 1981). Barwich et al. (1980 a) fanden mit zunehmendem wöchentlichen Trainingsvolumen niedrigere basale FSH-Werte, wobei nur in Follikel- und Lutealphase unterteilt wurde. Die Unterscheidung nach Läuferinnen mit regelmäßigem Zyklus und Amenorrhö erbrachte bei Baker et al. (1981) keine differenten FSH-Werte.

Shangold et al. (1979) ließen eine Läuferin in einem Kontrollzyklus ausschließlich in der Follikelphase 26 Meilen/Woche laufen, während im Trainingszyklus in der Follikel- wie Lutealphase 20 Meilen/Woche zu bewältigen waren. Während FSH durch die veränderte Belastung unbeeinflußt blieb, waren Progesteron, und mit Einschränkung auch LH, im Kontrollzyklus höher. Bonen et al. (1979) fanden bei untrainierten Frauen nach 11wöchigem Training unter der Belastung FSH-Abfälle, die sie zuvor nicht beobachten konnten.

Was Trainingszustand und damit Belastungsdauer anlangt, wurden in der vorliegenden Untersuchung bei den untrainierten Frauen sowie den Kurz- und Mittelstreckenläuferinnen geringere Abfälle als bei den Langstreckenläuferinnen gemessen. Geschlechtsspezifische Unterschiede bestanden nicht.

Die Ernährung mit sich ändernden Blutglukose- oder Fettspiegeln hat, im Gegensatz zu Prolaktin, Kortisol, Progesteron und Wachstumshormon (Bonen et al. 1984), auf die FSH-Konzentration in Ruhe und unter Belastung keinen Einfluß. Es ist naheliegend, daß Sportlerinnen mit unregelmäßigem Zyklus oder Amenorrhö erniedrigte FSH-Spiegel aufweisen (Barwich et al. 1980 a). Damit läßt sich die Genese der zunehmenden Zyklusstörungen bei größerem Ausdauertraining nicht erhellen.

Die verminderte gonadotrope Stimulation ist häufig die Ursache einer Lutealinsuffizienz, einer Anovulation oder fehlender Zyklusstabilität (Sherman u. Korenman 1974). Ungenügendes Follikelwachstum kann aus einem verminderten FSH-Spiegel (Strott et al. 1970) durch einen negativen Feedbackeffekt erhöhter Progesteronspiegel (Dodson et al. 1975) resultieren. Ob

der passagere Progesteron- und Östrogenanstieg bei einer körperlichen Belastung die Gonado-
tropinfreisetzung auf direktem oder indirektem Wege reduziert, bleibt unklar.

Da für eine vollständige biologische Wirkung der Gonadotropine ihre pulsatile Freisetzung,
vornehmlich die von LH, nötig ist (Bäckström et al. 1982), können bereits Veränderungen der
pulsatilen Frequenz oder der Pulsamplitude zu klinischen Störungen führen. Keizer (1983)
fand bei sechs Frauen keine direkte Veränderung der pulsatilen FSH-und LH-Ausschüttung bei
einer Langzeitbelastung, während A.S. Wolf (1984, persönliche Mitteilung) deutliche Einflüsse
von Sport auf das pulsatile Verhalten der Gonadotropine nachweisen konnte. Der Stellenwert
passager verminderter FSH-Spiegel an der Genese der sportassoziierten Zyklusstörungen ist
schwer abschätzbar. Die negativen Flächenwerte unter den FSH-Kurven nahmen von
-491 ng/ml/73 min bei regelmäßigem Zyklus auf -2856 ng/ml/73 min bei unregelmäßigem
Zyklus signifikant zu (vgl. S. 91). Die FSH-Abnahmen waren in den Disziplinen stärker, die
eine höhere Quote unregelmäßiger Zyklen aufwiesen.

Luteinisierendes Hormon (LH)

Für den Ablauf ovulatorischer biphasischer Zyklen ist LH mit seinen pulsatilen Schwankungen
von wesentlicher Bedeutung. In der vorliegenden Untersuchung war das Zeitraster der
Blutabnahmen so angelegt, daß die Hormonantwort auf die körperliche Belastung hin erfaßt
werden konnte. Häufigere Blutabnahmen zur Erkennung der LH-Pulse waren nicht möglich.

Einheitliche LH-Veränderungen fanden sich weder im Zusammenhang mit der kurzfristigen
Labor-, noch mit der 1- bis 3stündigen Trainingsbelastung. Die getrennte Analyse von
Follikel- und Lutealphase erbrachte ebenfalls keine Unterschiede. Die Literatur gibt über LH
widersprüchliche Ergebnisse an (Übersicht bei Baker 1981). LH-Anstiege bereits vor der
körperlichen Arbeit und nach einer 12- bis 18minütigen Fahrradergometerbelastung wurden
beschrieben (Cumming et al. 1981, 1982). Innerhalb 20 min nach einem 10-Meilen-Lauf
konnten Baker et al. (1982) einen LH-Anstieg von 10 auf 18,5 mIU/ml nachweisen. 30minütige
Fahrradergometerbelastung im submaximalen Bereich erbrachte keine signifikante LH-
Änderung (Bonen et al. 1979). Keizer (1983) fand bei untrainierten Frauen in der Follikelphase
nur bei 80 % $\dot{V}O_2$ max. LH-Abfälle während der Belastung, in der Lutealphase dagegen
zwischen 60 und 80 % $\dot{V}O_2$ max. Weniger ausgeprägt zeigten auch trainierte Frauen unter der
Belastung in beiden Zyklusphasen LH-Abfälle. Sowers et al. (1977) konnten zwar bei einer
15minütigen Fahrradergometerbelastung keine LH-Änderung, dagegen erhebliche Anstiege bei
Gastroskopien und, noch stärker ausgeprägt, bei Abdominaloperationen nachweisen. FSH blieb
stets unverändert.

Wie FSH wurde auch LH daraufhin analysiert, ob die mit zunehmendem Training gehäuften
Zyklusstörungen auf ein verändertes LH-Verhalten zurückgeführt werden können. Bonen et al.
konnten bei 15- bis 19jährigen Leistungsschwimmerinnen im Vergleich zu Gleichaltrigen in
der Follikelphase signifikant erhöhte LH-Werte nachweisen (Bonen u. Belcastro 1978; Bonen
et al. 1981). Auf Grund der gleichzeitig erniedrigten FSH-Werte lag der FSH/LH-Quotient in
der Follikelphase signifikant unterhalb des Normbereichs. Mit zunehmendem Trainingsvolumen sahen Barwich et al. (1980 a) niedrigere LH-Werte. Dagegen bewirkte ein 8- bis
11wöchiges Training von untrainierten Frauen keine veränderte LH-Antwort auf körperliche
Belastung (Bonen et al. 1979). Zusätzliches Training in der Lutealphase von 16 - 32 Mei-
len/Woche verkürzte diese von 13 auf 9 Tage und reduzierte mittluteale Progesteronwerte
von 23,7 auf 8,2 ng/ml. LH blieb dabei unverändert (Shangold et al. 1979).

Trainingszustand, Sportdisziplin und Zyklusstabilität blieben in der vorliegenden Untersuchung
ohne Auswirkung auf Basalwerte sowie sportinduzierte LH-Veränderungen.

Bonen et al. (1984) fanden signifikant erniedrigte LH-Spiegel bei unveränderten FSH-Werten,
wenn zuvor für 24 h gefastet wurde. Die LH-Antwort auf die körperliche Belastung blieb
unverändert, der Progesteronanstieg während der sportlichen Anstrengung jedoch blieb aus.

Wie bei FSH (s. S. 101) bereits ausgeführt, ist die biologische Wirkung der Gonadotropine eng
an ihre pulsatile Freisetzung gekoppelt. Abhängig von der Konzentration ovarieller Steroide
(Bäckström et al. 1982) ändern sich im Laufe des Zyklus pulsatile Frequenz und Amplitude
von LH. Da die Östrogen- und Gestagenkonzentration durch körperliche Arbeit erheblich
ansteigt, ist eine Wirkung auf die pulsatile LH-Ausschüttung wahrscheinlich. In der Vorstartphase konnten LH-Anstiege und während der sportlichen Anstrengung Abnahmen von LH mit

verminderter Pulsamplitude nachgewiesen werden. Während der 2stündigen Erholungsphase
stiegen die pulsatile Frequenz, die Pulsamplitude und die Pulsanstiege von LH im Vergleich zu
den Ruhewerten signifikant an (Keizer 1983).

Östradiol (E_2)

Bei körperlicher Belastung kam es stets zu einem signifikanten Östradiolanstieg. Unabhängig
vom Belastungsmodus, dem Zykluszeitpunkt oder der Einnahme von Antikonzeptiva wurden
die Maximalwerte in den ersten 10 min der Erholungsphase erreicht. Entgegen dem Verhalten
von Prolaktin und DHEA waren die Anstiege bei der Laboruntersuchung mit zunehmender
Belastungsdauer und damit besserer aerober Leistungsfähigkeit der Athletinnen geringer. In
der Erholungsphase fiel Östradiol bei den untrainierten Frauen auf die Basalwerte ab. Nach
längerer körperlicher Belastung wurden die Ausgangswerte zunehmend unterschritten. Unter
Trainingsbedingungen waren solche Unterschiede zwischen den Disziplinen nicht zu ermitteln.

Cumming et al. (1981, 1982) fanden vor und nach Trainingsergometerbelastung für 12 - 18 min
bei 87 % $\dot{V}O_2$ max. Östradiolanstiege. 30minütiges Fahrradfahren führte bei 74 % $\dot{V}O_2$ max.
zu einem 13prozentigen Östradiolanstieg in der Follikel- wie Lutealphase, jedoch zu keiner
Veränderung während der Menstruation (Bonen et al. 1979). Keizer (1983) fand mit zunehmender maximaler Sauerstoffaufnahme von 60 auf 80 % höhere Östradiolanstiege unter körperlicher Belastung (von 15 % auf 40 - 50 %). Wurster et al. (1985) konnten bei erschöpfender
Laufbandbelastung Anstiege von 32 % nachweisen. 12 - 24 h nach einem 10-Meilen-Lauf
waren die E_2-Spiegel unverändert (Baker et al. 1982). Nach einem 75-km-Lauf nahmen zwar
die Testosteronwerte signifikant zu, die geringe Östradiolerhöhung war jedoch nicht signifikant (Keil et al. 1979). Der Marathonlauf in der vorliegenden Untersuchung erbrachte
maximale Östradiolanstiege um 60 % (Streubreite 22 - 292 %).

Die chronische Wirkung sportlicher Belastung führt bei Frauen zu deutlich niedrigeren
Östradiolspiegeln. Bei 15- bis 19jährigen Leistungsschwimmerinnen fanden Bonen et al.
subnormale E_2-Werte in der Follikel- und signifikant erniedrigte E_2-Spiegel in der Lutealphase (Bonen u. Belcastro 1978; Bonen et al. 1981). Mit zunehmender Laufstrecke (0,5 - 30,
mehr als 30 Meilen/Woche) nahm die Östradiolkonzentration von 187 über 180 auf 129 pg/ml
ab (Dale et al. 1979). Durch eine Trainingssteigerung von 2 - 5 auf mehr als 16 h/Woche
reduzierten sich die E_2-Werte in der Follikelphase signifikant von 43 auf 26 pg/ml (Barwich et
al. 1980 b). Dieselbe Tendenz bestand in der Corpus-luteum-Phase. Auch Baker et al. (1981)
bestimmten bei amenorrhoischen Läuferinnen signifikant niedrigere E_2-Spiegel als bei Athletinnen mit regelmäßigem Zyklus.

Zur Ausschaltung interindividueller Unterschiede ließen Boyden et al. (1983) 19 Frauen mit
regelmäßigem Zyklus anfänglich 30, später 50 Meilen pro Woche trainieren. Die Östradiolkonzentration sank von 70,6 auf 33,6 pg/ml ab. Nur eine Frau entwickelte dabei keine
Zyklusstörungen. Dagegen hatte ein leichtes Training von 30minütiger Dauer an 3 Tagen der
Woche für 2 Monate zu keinen veränderten E_2-Werten geführt (Bonen et al. 1979). Chatterton
et al. (1984) konnten nach einem ähnlichen Trainingsprotokoll bei untrainierten Frauen stets
Ovulationen nachweisen.

Die wesentliche Östradiolproduktion erfolgt im Ovar. Extraglandulär entsteht im Fettgewebe
aus Androstendion und Testosteron Östron und Östradiol. Dabei sind unterschiedliche Konver-
sionsgeschwindigkeiten zwischen Fettgewebe der Brust, der Axilla und des Abdomens zu
messen (Nimrod u. Ryan 1975). Statistisch signifikante Korrelationen bestehen zwischen
erhöhtem Körpergewicht und der zunehmenden Konversionsrate von Androstendion zu Östron
(MacDonald et al. 1978). Der verminderte Körperfettgehalt bei Ausdauertrainierten kann zu
einer verminderten extraglandulären Östrogenproduktion und somit zu verminderten peripheren Östrogenspiegeln führen (Fishman et al. 1975). Dale et al. (1979) vermuten dies, da sie
erhöhte Androgen- und verminderte Östrogenspiegel bei schlanken austrainierten Läuferinnen
gemessen haben. In der vorliegenden Untersuchung bestanden keine signifikanten Korrelationen zwischen den verschiedenen Androgenkonzentrationen und dem subkutanen Fettgehalt.

Biologisch wirksam sind nur jene Steroidfraktionen, die nicht an ein Protein gebunden sind.
Die freie Fraktion von Östradiol liegt zwischen 1,8 % (Dunn et al. 1981) und 2,6 % (Moll et al.
1981). Auf Grund unterschiedlicher Bindungsaffinitäten sind rund 60 % des Gesamtöstradiols
an Albumin und 37 % an SHBG gekopppelt (Testosteron: 66 % an SHBG, 30 % an Albumin) (Wu
et al. 1976; Dunn et al. 1981; Moll et al. 1981). Aufgrund der um eine Potenz höheren

Bindungsaffinität von Testosteron an SHBG wirkt sich die Veränderung der Proteinkonzentration biologisch zuerst bei den Androgenen aus. Bei einer körperlichen Belastung nimmt durch den Temperaturanstieg die Menge an freiem Steroid bei herabgesetzter Bindungsaffinität deutlich zu (Lata et al. 1980), so daß bei gleicher Serumkonzentration die biologisch wirksame Hormonmenge deutlich ansteigt. Unter der sportlichen Anstrengung sinkt die metabolische Clearancerate von Östradiol erheblich. Sie reduziert sich bei 70 % $\dot{V}O_2$ max. um 36,6 % und bei 100 % $\dot{V}O_2$ max. um 80,6 % (Keizer et al. 1980, 1982). Obwohl die hepatische Durchblutung proportional zur Intensität der Arbeit abnimmt (Rowell et al. 1964), erklärt sich daraus allein nicht die deutlich über das Belastungsende hinaus reduzierte metabolische Clearancerate.

1. Erhöhte Mengen an freiem Steroid, 2. die unter Belastung ansteigenden Gesamthormonspiegel, 3. Veränderung des Plasmavolumens und 4. Interaktionen zwischen den Steroiden sind weitere Größen, deren biologische Wirkungen und Einflüsse auf die endokrine Regulation bisher unklar bleiben (Giebel u. Schoeppe 1984). Dabei ist zu bedenken, daß auch Körperfunktionen, wie die Herzmuskelaktivität, durch Sexualsteroide mitgesteuert werden. De Beer u. Keizer (1982) fanden an Ratten, daß 200 pg/ml 17-ß-Östradiol das Aktionspotential des Herzmuskels bei unverändertem maximalen Anstieg um bis zu 30 % durch Beeinflussung des langsamen Ioneneinstroms verkürzt. Welche Auswirkungen sich daraus auf die körperliche Leistungsfähigkeit des Menschen ergeben, ist bisher nicht untersucht.

Für die Entstehung von Zyklusstörungen ist ein erhebliches Maß an regelmäßigem körperlichen Training, vorwiegend im Ausdauerbereich, notwendig. Die der Literatur entnommenen wie die eigenen Daten (Wurster u. Koros 1984) lassen zwar eine Prognose zu, ob eine Athletin mit Zyklusstörungen durch den Sport zu rechnen hat, doch besteht auch mit Hilfe der Hormonanalysen keine Möglichkeit einer prospektiven Beurteilung.

Progesteron

Progesteron weist die größten Konzentrationsunterschiede zwischen Follikel- und Lutealphase auf. Auch in der Follikelphase werden geringe Mengen an Progesteron gebildet. Zu hohe follikuläre Gestagenspiegel können die Ausreifung des Graaf-Follikels stören oder die Ovulation verhindern (Dodson et al. 1975). Unter diesen Vorzeichen kommt der Veränderung der Progesteronkonzentration in der Follikelphase bei körperlicher Belastung eine wichtige Bedeutung zu.

Bei der standardisierten wie qualitativ differenzierten Belastung stieg Progesteron nach 1-bis 10minütiger Erholung auf sein Maximum an. Wie bei Kortisol, DHEA und FSH und entgegengesetzt zu Östradiol stieg Progesteron in der Vorstartphase der Belastung bereits an, ohne daß dies statistisch signifikant war. Unterschiede in der Hormonantwort durch den Belastungsmodus, eine längere Belastungsdauer, dem Zykluszeitpunkt oder die Einnahme von Antikonzeptiva bestanden nicht. Auffällig war der extrem hohe Progesteronanstieg bei einem Marathonlauf (von 1,4 auf 22,5 ng/ml am 4. Zyklustag bei 28tägiger Periode) (vgl. S. 80).

Bei einer 70- bis 75 %igen $\dot{V}O_2$ max.-Fahrradergometerbelastung für 30 min sahen Bonen et al. (1979) sowohl in der Lutealphase wie während der Menstruation 35- bis 40 %ige signifikante Anstiege. Langsam steigende Intensität bis zur Erschöpfung führte zu höheren lutealen Progesteronanstiegen (Jurkowski et al. 1978). 12 - 24 h nach einem 10-Meilen-Lauf waren die 17-Hydroxyprogesteronwerte unverändert gemessen worden (Baker et al. 1982). Keizer (1983) ermittelte bei trainierten wie untrainierten Frauen signifikante Progesteronanstiege, bei den Untrainierten jedoch nur auf einer mindestens 80 %igen $\dot{V}O_2$ max.-Belastungsstufe. Wie in der vorliegenden Untersuchung konnten keine Unterschiede zwischen Follikel- und Lutealphase nachgewiesen werden. Bonen et al. (1984) fanden nach 24stündigem Fasten signifikant niedrigere Progesteronspiegel und keinen Hormonanstieg bei der Fahrradergometerbelastung. Bei Männern ermittelten Schmid et al. (1984) nach einem 36-km-Skilanglauf einen 67 %igen Progesteronanstieg. Ihm kommt bei diesen geringen Konzentrationen keine Bedeutung zu.

Aufgrund der gehäuft auftretenden Zyklusstörungen wurden bei Sportlerinnen verminderte luteale Progesteronspiegel gemessen. Bonen et al. wiesen bei 15- bis 19jährigen Leistungsschwimmerinnen erhöhte Progesteronspiegel in der Lutealphase, aber fehlende mittzyklische Progesteronanstiege nach (Bonen u. Belcastro 1978; Bonen et al. 1981). Die Sportlerinnen mit höherem Trainingsumfang und einer deutlich höheren Rate an Oligoamenorrhöen hatten erniedrigte Progesteronkonzentrationen (Dale et al. 1979; Barwich et al. 1980 b). Ein zusätzliches Training in der Lutealphase von 16 - 24 Meilen/Woche reduzierte die Progesteronwerte um 30 - 60 % (Shangold et al. 1979; vgl. S. 102). Die Lutealphasenlänge nahm mit zunehmendem wöchentlichen Trainingsumfang ab. In der vorliegenden Untersuchung fielen bei der Langstrecke in der Follikelphase ebenfalls erhöhte Progesteronwerte auf. Vier der fünf Frauen waren oligo-amenorrhoisch.

Vielfältige Einflüsse können die Produktion von Progesteron in der Luteal-, aber auch bereits in der Follikelphase stören. Als Präkursor ist LDL notwendig, während mit HDL die Progesteronbiosynthese unterdrückt wird. FSH steuert dann die Degradation von Cholesterol aus LDL (Carr et al. 1982; Tureck u. Strauss 1982). In der Follikelphase unterdrückt das in der Follikelflüssigkeit enthaltene HDL die Progesteronsynthese. Erst durch ausreichend lange und hohe Östradiol- und FSH-Spiegel werden LH-Rezeptoren in den Granulosazellen ausgebildet. Erhöhte Progesteron- (Dodson et al. 1975), Androgen- (Louvet et al. 1975) oder LH-Spiegel (McNatty u. Sawers 1975) und erniedrigte FSH-Konzentrationen (Sherman u. Korenman 1974) in der Follikelphase wirken sich negativ auf das Follikelwachstum aus. Eine gestörte Follikelphase mit erniedrigten FSH- und E_2-Werten zieht eine Lutealinsuffizienz oder eine Anovulation nach sich (Sherman u. Korenman 1974). Weiter kann eine Hyperprolaktinämie zur Corpus-luteum-Insuffizienz führen (Seppällä et al. 1976; del Pozo et al. 1976; vgl. S. 95). Da Progesteron-, Testosteron-, Prolaktin- und LH-Erhöhungen und FSH-Abnahmen auf körperliche Belastung beschrieben wurden (Keizer 1983; Shangold et al. 1981; Wurster et al. 1984; Baker et al. 1982; Wurster et al. 1983), erscheint dadurch eine Störung in der Follikelreifung möglich (Sutton et al. 1973; Dale et al. 1979; Bonen et al. 1981).

Aufgrund der verschiedenen Möglichkeiten, daß erhöhte oder erniedrigte Hormonkonzentrationen das Follikel- und Corpus-luteum-Wachstum stören können, bieten sich Ansatzpunkte zur Erklärung sportassoziierter Zyklusstörungen.

Am Herzmuskel der Ratte findet sich eine reduzierte maximale Druckentwicklung mit verkürzter Kontraktionszeit bei 15 ng/ml Progesteron. Inwieweit das Tiermodell auf den Menschen übertragbar ist, wurde bislang nicht untersucht. Doch wird bei Leistungssportlerinnen in der prämenstruellen Phase nach langer Progesteronwirkung von verminderter Leistungsfähigkeit berichtet (Jurkowski et al. 1981; Wurster u. Keller 1985), wobei unbekannt ist, ob direkte Hormonwirkungen daran beteiligt sind.

ACTH und ß-Endorphin

Den endogenen Morphinen gilt in den letzten Jahren im Zusammenhang mit endokrinen wie psychischen Veränderungen besondere Aufmerksamkeit. Von Endorphinen ist bekannt, daß intrazerebral wesentlich höhere Konzentrationen als in der Peripherie vorliegen.

Die ß-Endorphin- und ACTH-Konzentrationen hatten die höchsten Werte sofort nach Belastungsende, sowohl nach kurzzeitiger Laborbelastung wie nach einem Marathonlauf. Die ß-Endorphinspiegel erreichten nach der 2 1/2- bis 3stündigen Arbeit das 5- bis 6fache der Werte auf dem Laufband. Die Kurvencharakteristik von beiden Hormonen war gleich, wobei ACTH rund doppelt so hoch wie ß-Endorphin anstieg. Während ACTH mit einem 550 %igen Anstieg reagierte, stieg Kortisol nur um 120 %, DHEA um 257 % und Gesamttestosteron um 56 % an. Galbo (1981) weist in diesem Zusammenhang darauf hin, daß ACTH einen Schwellenwert überschreiten muß, um eine adrenale Stimulation zu induzieren.

Die einzige Untersuchung im Sport mit der Bestimmung von ACTH und ß-Endorphin erstellten Moretti et al. (1981) mit einem ähnlichen Laufbandbelastungsprotokoll. Sie fanden bei professionellen Mittelstreckenläufern ebenfalls sofort nach Belastungsende ß-Endorphinanstiege von 550 % und ACTH-Anstiege von 830 % (vorliegende Untersuchung: 215 % bzw. 550 %). Dessypris et al. (1980) konnten bei einem Marathonlauf ACTH-Erhöhungen um 100 % zum Vorstartwert und 460 % zum Ruhewert messen. Die im Vergleich zu anderen Untersuchungen geringen ACTH-Veränderungen könnten in den bis zu 20 min nach Laufende erfolgten Abnahmen begründet sein. Laufbelastungen, die nach 1 h wiederholt wurden, führten zu identischen ACTH-Anstiegen (Barwich et al. 1984).

Bei einer Belastungsintensität von 65 % ihrer maximalen Pulsraten ebenso wie unterhalb der 4 mmol/l-Laktatschwelle stieg ß-Endorphin nicht an, jedoch bei erschöpfender Arbeit signifikant (de Meirleir et al. 1983).

Ein 8wöchiges Ausdauertraining beeinflußte die Antwort von ß-Endorphin auf die Laufbandarbeit nicht (Howlett et al. 1983). Die Autoren bestimmten ebenfalls am Belastungsende die
höchsten ß-Endorphinspiegel, während Metenkephalin bereits im ersten Drittel der körperlichen Arbeit seine Maximalwerte erreichte und durch Training weniger hohe Antworten
aufwies.

Carr et al. (1981) konnten dagegen signifikant höhere ß-Endorphin- und ACTH-Anstiege bei
körperlicher Belastung durch Training feststellen. Sie weisen in diesem Zusammenhang auch
auf den inhibitorischen Effekt erhöhter ACTH- und ß-Endorphinspiegel für die Gonadotropin-
freisetzung hin. So fanden Russell et al. (1984) erhöhte Endorphinspiegel bei oligomenor-
rhoischen Schwimmerinnen. Sie postulierten, daß über den Einfluß von ß-Endorphinen auf die
Katecholamine LH-RH inhibiert wird. Auch Quigley et al. (1980) konnten bei amenorrhoischen
Frauen durch Blockierung von ß-Endorphin mit Naloxon die LH-Spiegel anheben. Die ACTH-
Antwort auf körperliche Belastung war durch Naloxon unbeeinflußt, während die Prolaktinantwort zunahm (Bramnert u. Hökfelt 1983).

ACTH und ß-Endorphin entstammen derselben Vorstufe, Proopiocortin (31 K) (Krieger u.
Liotta 1979; Eipper u. Mains 1980; Harber u. Sutton 1984). Zwar scheinen Anstieg wie
Abnahmen der beiden Hormone bei körperlicher Belastung in gleicher Dynamik abzulaufen,
doch das Ausmaß der Veränderung ist unterschiedlich und auch einzeln blockierbar (Harber u.
Sutton 1984).

Die endogenen Opiate haben Einfluß auf die Analgesie, die Krampfbereitschaft des Gehirns,
die Psyche, das Erinnerungsvermögen, die Thermo-, Blutdruck-, Atem- und Appetitregulation,
auf das Sexualverhalten sowie die hormonelle Steuerung (Harber u. Sutton 1984). An den
Wirkorten zeigt sich die enge Kopplung der endogenen Opiate mit den verschiedensten
Organsystemen einschließlich der reproduktiven Hormone.

Der Einfluß von Leistungssport auf die endokrine Regulation gestattet deshalb zwar zur
Analyse die Betrachtung einzelner Regelkreise, doch sind sie in ihrer Funktion nur in der
Gesamtheit zu sehen. ACTH und ß-Endorphin reagieren als erste auf die körperliche
Belastung. Ihnen kommt sicher eine Schlüsselrolle für die Veränderungen der anderen
Hormone zu; doch alle beschriebenen Reaktionen im Hormonhaushalt sind dadurch nicht
erklärbar.

5 Schlußfolgerungen

Körperliche Belastung im Sport kann zu signifikanten Hormonveränderungen führen. Offensichtlich beeinflußt der Modus der physischen Anstrengung die dabei ausgelöste Hormonantwort: Qualitativ differenzierte Belastungen in Training und Wettkampf führen zu größeren Anstiegen bei ß-Endorphin, Prolaktin, Kortisol, DHEA, Testosteron, Östradiol und Progesteron als Laborbelastungen.

Der Zeitpunkt der größten Hormonspiegel liegt - unabhängig von der Dauer der Anstrengung - am Belastungsende oder in den ersten 30 min der Erholungsphase.

Körperliche Anstrengung auf Fahrradergometer oder Laufband löst mit besserem Trainingszustand und damit besserer aerober Leistungsfähigkeit höhere Prolaktin- und DHEA- sowie niedrigere Östradiolanstiege aus.

Zweimonatiges Ausdauertraining untrainierter Frauen steigert die Prolaktinantwort auf maximale körperliche Belastung.

Die Wiederholungsuntersuchungen von sechs Hochleistungssportlerinnen nach einem Jahr weisen außer größeren FSH-Abnahmen und DHEA-Anstiegen keine Unterschiede zur Voruntersuchung auf.

Kurzzeitige hohe muskuläre Leistung bei Wurfserien bewirken keine signifikanten Hormonänderungen. Dagegen führt das kardiopulmonal höher belastende Krafttraining zu Hormonveränderungen wie bei Läuferinnen.

Psychische Anspannung eines Wettkampfes verstärkt die Hormonantworten auf die physische Belastung erheblich.

Der Zykluszeitpunkt bei der Untersuchung sowie die Einnahme hormonaler Kontrazeptiva beeinflussen die endokrinen Veränderungen nicht.

Passagere Anstiege von Prolaktin, Östradiol, Progesteron und Androgenen sowie die Abnahme von FSH sind möglicherweise für die vermehrten Zyklusstörungen bei Leistungssportlerinnen verantwortlich. Langstreckenläuferinnen weisen unter körperlicher Belastung größere Hormonveränderungen als Kurzstreckenläuferinnen und untrainierte Frauen auf. Zyklusstörungen sind bei ausdauertrainierten Sportlerinnen häufiger als bei den Sprinterinnen, Werferinnen und untrainierten Frauen.

Kurzfristige Prolaktinerhöhungen machen keine Galaktorrhö, passagere Androgenerhöhungen keine Androgenisierungserscheinungen. Bei oligo- oder amenorrhoischen Leistungssportlerinnen kann ein Östrogenmangel bestehen. Der Östrogenmangel sollte therapiert werden, um somatische Veränderungen an Brust, Genitale und Knochen-Band-Apparat zu vermeiden.

In welchem Umfang allerdings diese belastungsbedingten, über einige Minuten oder Stunden andauernde Hormonveränderungen das reproduktive System langfristig beeinflussen können, muß weiter untersucht werden. Sportbedingte Hormonveränderungen bei Leistungssportlerinnen, die rund 20 h/Woche trainieren, sind mit keinem anderen physiologischen oder pathologischen Zustand vergleichbar.

Geschlechtsspezifische Unterschiede bei den Hormonveränderungen unter intensiver körperlicher Belastung bestehen nicht. Ob sich dies, wie bei den Leistungssportlerinnen, negativ auf das reproduktive System des Athleten auswirken kann, ist bisher nicht geklärt.

6 Zusammenfassung

Die Zahl der Frauen, die intensiv Sport betreiben, hat in den letzten Jahren deutlich zugenommen. Es wird vermehrt über das Auftreten von Zyklusstörungen berichtet. Bei jugendlichen Athletinnen wird eine Verzögerung der Menarche von durchschnittlich 2,2 Jahren beobachtet, während die Pubarche und Adrenarche nicht verspätet eintreten (Frisch et al. 1980).

Folgende Faktoren begünstigen bei Sportlerinnen das Auftreten von Zyklusstörungen:
Alter bei Beginn des Leistungssports, Menarchealter, Zyklusirregularitäten in der Anamnese, Nulliparae, erheblicher Gewichtsverlust und Verminderung des Körperfettgehalts unter sportlicher Anstrengung, rasche Intensivierung des Trainings und hoher Trainingsumfang, große Ausdauerbelastung und psychischer Streß in Training und Wettkampf.

Da körperliche Belastung sowohl qualitativ wie quantitativ gut faßbar ist, läßt sich der Einfluß sportlicher Betätigung auf das endokrine System der Frauen gut erfassen. Aufgabe der vorliegenden Untersuchung war es, Umfang und Dynamik von Hormonveränderungen in ihrer zeitlichen Zuordnung zur körperlichen Belastung nachzugehen. Weiter interessierte der Einfluß von Trainingszustand, Belastungsmodus und Herz-Kreislauf-System auf die Hormonantwort. Die möglichen Veränderungen bei unterschiedlichem Zyklusgeschehen sowie die exogene Beeinflussung mit kontrazeptiven Steroiden sollten erfaßt werden, ebenso die klinischen Auswirkungen veränderter Steroidspiegel.

Drei Gruppen mit unterschiedlichem Trainingszustand wurden untersucht:
1. Hochleistungssportlerinnen der Deutschen Leichtathletiknationalmannschaft (n = 56).
2. Leistungssportlerinnen (n = 6) und Leistungssportler auf der Marathondistanz (n = 20).
3. Untrainierte Frauen als Vergleichsgruppe (n = 25).

152 körperliche Belastungen erfolgten
a) unter standardisierten Bedingungen im Labor auf dem Fahrradergometer (nur untrainierte Frauen) oder auf dem Laufband (rasche, stufenweise Steigerung der Belastung bis zur körperlichen Erschöpfung nach 10 - 18 min) und
b) unter qualitativ differenzierten Bedingungen (disziplintypische Trainingseinheit - Lauf- oder Wurftraining - für 40 - 90 min, Marathonlauf in 150 - 190 min, 400- bis 1500-m-Wettkampf).

Für Hormonanalysen wurden im Zeitraum 30 min vor, während sowie innerhalb 1 h nach der Belastung 6 - 9 Blutproben entnommen. Es erfolgte die Analyse folgender Parameter: FSH, LH, Prolaktin, Östradiol, Progesteron, Kortisol, DHEA, Testosteron, Dihydrotestosteron und SHBG. In der Leistungssportgruppe wurde beim Marathonlauf zusätzlich ß-Endorphin, bei der Laufbanduntersuchung zusätzlich ACTH untersucht. Die Flächen unter den Hormonkurven wurden als Maß für die Hormonsekretionen berechnet.

56 Hochleistungssportlerinnen der Disziplinen Kurz-, Mittel- und Langstrecke sowie Wurf (durchschnittlich 21 Jahre, seit 5 - 8 Jahren Leistungssport) hatten eine wöchentliche Trainingsbelastung von 9 - 12 h. Der subkutane Fettgehalt (8 - 11 %) nahm von den Kurz- zu den Langstreckenläuferinnen ab. Bei der standardisierten Belastung erreichten die Athletinnen der Mittel- und Langstrecke mit signifikant höherer kardiopulmonaler Leistungsfähigkeit eine signifikant längere Belastungsdauer. Die Zyklusstabilität nahm bei den Hochleistungs

sportlerinnen mit längerer Laufdisziplin ab (regelmäßiger Zyklus: Kurzstrecke 73 %, Mittelstrecke 54 %, Langstrecke 25 %).

Die Leistungssportlerinnen und -sportler (Marathongruppe, durchschnittlich 41 Jahre alt) trainierten 8 -9 h/Woche. Der subkutane Fettgehalt betrug 11 %. In der Zyklusstabilität entsprachen sich Leistungssportlerinnen und Hochleistungsathletinnen. Bei der kardiopulmonalen Leistungsfähigkeit erreichten die Leistungssportlerinnen die Werte der Kurz- und Mittelstreckenläuferinnen der Hochleistungssportgruppe.

Die untrainierten Frauen (durchschnittlich 24 Jahre alt) hatten einen um 4 Prozentpunkte höheren subkutanen Fettgehalt (15 %) als die Hochleistungssportlerinnen. Mit 73 % regelmäßiger Zyklen waren sie den Kurzstreckenläuferinnen der Hochleistungssportgruppe in der Zyklusstabilität vergleichbar. Nach einem 2monatigen Ausdauertraining blieben subkutaner Fettgehalt und Zyklusstabilität bei verbesserter kardiopulmonaler Leistungsfähigkeit unverändert. Die untrainierten Frauen hatten bei kürzerer Belastungsdauer eine signifikant schlechtere kardiopulmonale Leistungsfähigkeit als alle Sportlerinnen.

Die körperliche Belastung führte zu erheblichen Änderungen der meisten Hormonkonzentrationen. Lediglich LH- und SHBG-Spiegel änderten sich nur geringfügig.

Bei der standardisierten Belastung stiegen ACTH, ß-Endorphin, Prolaktin, Kortisol, DHEA, Testosteron, Dihydrotestosteron, Östradiol und Progesteron signifikant an. FSH fiel signifikant ab. Die Hochleistungssportlerinnen der Mittel- und Langstrecke erreichten bei längerer Belastungsdauer höhere Prolaktin- und DHEA-Spiegel als die Kurzstreckenläuferinnen. Östradiol wies mit zunehmender Belastungsdauer geringere Anstiege und in der Erholungsphase größere Abnahmen auf.

Die untrainierten Frauen hatten im Vergleich zu den Hochleistungs- und Leistungssportlerinnen die geringsten Hormonveränderungen bei der standardisierten Belastung: DHEA, Testosteron und Progesteron stiegen im Vergleich zu den Leistungs- und Hochleistungssportlerinnen nur gering an. Prolaktin veränderte sich nicht. Die untrainierten Frauen hatten signifikant kleinere Flächen unter den Kortisol- und Testosteronkurven als beide Sportgruppen. Die Flächen unter den FSH-Kurven wiesen bei den untrainierten Frauen sowie den Kurz- und Mittelstreckenläuferinnen der Hochleistungssportgruppe geringere Abnahmen auf als bei den Langstreckenläuferinnen. Die LH-Veränderungen waren bei den untrainierten und trainierten Frauen gleich.

11 untrainierte Frauen wurden einem 2monatigen Ausdauertraining unterzogen und danach erneut untersucht: im Vergleich zur Ausgangsuntersuchung war nun ein signifikanter Prolaktinanstieg nachweisbar. Die übrigen Hormonveränderungen entsprachen der Erstuntersuchung.

Die Hormonantwort von 6 Hochleistungssportlerinnen auf die Laufbandbelastung war nach 1jährigem, unveränderten Training bis auf signifikant höhere DHEA-Anstiege und größere FSH-Abnahmen gleich geblieben.

Die qualitativ differenzierte Belastung des Trainings führte zu signifikant größeren Hormonantworten als die Untersuchungen unter standardisierten Bedingungen. So waren bei identischen Personen die Anstiege von ß-Endorphin, Prolaktin, Kortisol, DHEA, Testosteron, Östradiol und Progesteron beim Marathonlauf größer als bei der Laufbandbelastung. Signifikant erhöht waren die Flächen unter den Kurven von Prolaktin, Kortisol und DHEA.

An Einzelfällen konnte gezeigt werden, daß unter der disziplintypischen Trainingsbelastung deutlich höhere Werte bei den Hormonen erreicht werden. Auch beim Marathonlauf waren sie signifikant höher angestiegen.

Das diziplinspezifische Training führte bei 5 Werferinnen zu differenten Hormonantworten: Prolaktin, DHEA, FSH und LH veränderten sich nicht. Bei Kortisol wurden Abfälle im Bereich der zirkadianen Schwankungen gemessen. Bei der Laufbanduntersuchung von 2 Werferinnen waren dagegen identische Hormonveränderungen wie bei Läuferinnen zu ermitteln.

Trotz 40- bis 190minütigem Training unter qualitativ differenzierten Bedingungen wurden maximale oder minimale Hormonwerte wie bei den 10- bis 18minütigen Laufband- oder Fahrradergometeruntersuchungen erst am Ende der Belastung oder in den ersten 10- bis

30 min der Erholungsphase gemessen: ACTH und ß-Endorphin wiesen die höchsten Werte in der ersten Minute der Erholungsphase auf. Prolaktin und Östradiol erreichten innerhalb der ersten 10 min und Kortisol, DHEA, Testosteron, DHT wie Progesteron innerhalb der ersten 30 min der Erholungsphase die maximalen Spiegel. FSH fiel dagegen ab und wies die tiefsten Werte während oder kurz nach der Belastung auf.

ß-Endorphin, ACTH und Prolaktin stiegen bei der Laborbelastung zwischen 140 und 515 % an. Die Zunahme von Kortisol, DHEA, Testosteron, DHT, Östradiol und Progesteron lag zwischen 12 und 148 %. Die Untersuchungen unter qualitativ differenzierten Belastungen in Training und Marathonlauf erbrachten Prolaktin- und ß-Endorphinerhöhungen von 210 - 1590 %, während die Steroide von Ovar und Nebenniere um 15 - 230 % anstiegen.

Der Zykluszeitpunkt hatte auf das Ausmaß der Hormonantwort keinen Einfluß. Die Einnahme kontrazeptiver Steroide veränderte Zeitpunkt und Größenordnung der hormonellen Veränderungen bei körperlicher Belastung nicht.

Um geschlechtsspezifische Unterschiede zu erfassen, wurden 20 Männer der Leistungssportgruppe auf dem Laufband und beim Marathonlauf mituntersucht. Die Leistungssportler hatten bei beiden Belastungsformen signifikant kleinere Anstiege und Flächen unter der Prolaktinkurve als die Mittel- und Langstreckenläuferinnen der Hochleistungssportgruppe. Bei allen anderen endokrinen Veränderungen bestanden keine signifikanten geschlechtsspezifischen Unterschiede.

Zyklusstörungen traten bei Mittel- und Langstreckenläuferinnen häufiger auf als bei Sprinterinnen oder untrainierten Frauen. Ebenso waren unter körperlicher Belastung größere Hormon-veränderungen nachzuweisen. Die passageren Anstiege von Prolaktin, Östradiol, Progesteron und Androgenen sowie die Abnahme von FSH sind möglicherweise für vermehrte Zyklusstörungen und Verzögerungen der Pubertät verantwortlich.

Galaktorrhö oder Androgenisierungserscheinungen als Folge passager erhöhter Prolaktin- oder Androgenspiegel wurden nicht beobachtet. Bei amenorrhoischen Sportlerinnen bestand ein deutlicher Östrogenmangel: Eine Therapie zur Vermeidung somatischer Veränderungen an Brust, Genitale und Knochen-Band-Apparat erscheint angezeigt. Ob Zyklusstörungen symptomatisch oder kausal behandelt werden sollten, bedarf weiterer Untersuchungen.

In welchem Umfang allerdings diese belastungsbedingten, über einige Minuten oder Stunden andauernden Hormonveränderungen das reproduktive System langfristig beeinflussen können, muß weiter untersucht werden. Sportbedingte Hormonveränderungen bei Leistungssportlerinnen, die rund 20 h/Woche trainieren, sind mit keinem anderen physiologischen oder pathologischen Zustand vergleichbar.

Geschlechtsspezifische Unterschiede bei den Hormonveränderungen unter intensiver körperlicher Belastung bestehen nicht. Ob sich dies, wie bei den Leistungssportlerinnen, negativ auf das reproduktive System des Athleten auswirken kann, ist bisher nicht geklärt.

7 Literatur

Abraham GE (1974) Ovarian and adrenal contribution to peripheral androgens during the menstrual cycle. J Clin Endocrinol Metab 39: 340-346

Abraham GE (1977) Handbook of radioimmunoassay. Dekker, New York Basel

Adlercreutz H, Kuoppasalmi K, Närvänen S, Kosunen K, Heikkinen R (1982) Use of hypnosis in studies of the effect of stress on cardiovascular function and hormones. Acta Med Scand [Suppl] 660:84-94

Aedo AR, Pedersen PH, Pedersen SC, Diczfalusy E (1980 a) Ovarian steroid secretion in normally menstruating women. I. The contribution of the developing follicle. Acta Endocrinol (Copenh) 95:212-221

Aedo AR, Pedersen PH, Pedersen SC, Diczfalusy E (1980 b) Ovarian steroid secretion in normally menstruating women. II. The contribution of the corpus luteum. Acta Endocrinol (Copenh) 95: 222-231

Anderson DC, Thorner MO, Fischer RA, Woodham JP, Goble HL, Besser GM (1975) Effects of hormonal treatment on plasma unbound androgen levels in hirsute women. Acta Endocrinol [Suppl] (Copenh) 199:224

Arstila M (1972) Pulse-conducted triangular exercise - ECG test. Acta Med Scand Suppl 529

Aschoff J (1978) Circadiane Rhythmen im endokrinen System. Klin Wochenschr 56: 425-435

Bäckström CT, McNeilly AS, Leask RM, Baird DT (1982) Pulsatile secretion of LH, FSH, Prolactin, Oestradiol, and Progesterone during the human menstrual cycle. Clin Endocrinol (Oxf) 17: 29-42

Baker ER (1981) Menstrual dysfunction and hormonal status in athletic women: a review. Fertil Steril 36: 691-696

Baker ER, Mathur RS, Kirk RF, Williamson HO (1981) Female runners and secondary amenorrhea: correlation with age, parity, mileage, and plasma hormonal, and sex-hormone-binding globulin concentrations. Fertil Steril 36: 183-187

Baker ER, Mathur RS, Kirk RF, Landgrebe SC, Moody LO, Williamson HO (1982) Plasma gonadotropins, prolactin and steroid hormone concentrations in female runners immediately after a long-distance run. Fertil Steril 38: 38-41

Barwich D (1985) Reaktionsweisen des adrenalen Glukokortikoid-Systems bei Sportlerinnen. In: Wurster KG, Keller E (Hrsg) Endokrine Regulation und Frauenhochleistungssport. Springer, Berlin Heidelberg New York Tokyo, S 550-60

Barwich D, Klett G, Eckert W, Weicker H (1980 a) Exercise-induced lipolysis in patients with central Cushing's disease. Int J Sports Med 1:120-126

Barwich D, Zachmann L, Bauer D, Weiker H (1980 b) Die gonadotrope Partialfunktion der Hypophyse bei Sportlerinnen. Kongreßbd Dtsch Sportärztekongreß Saarbrücken. Demeter, Gräfelfing, S 69-72

Barwich D, Hägele H, Weiss M, Weicker H (1981) Hormonal and metabolic adjustment in patients with central Cushing's disease after adrenalectomy. Int J Sports Med 2:220-227

Barwich D, Rettenmaier A, Weicker H, Schwarz W (1984) Stress hormones in the serum of athletes after successive exertions. In: Bachl N, Prokop L, Suckert R (Eds) Current tropics in sports medicine. Urban & Schwarzenberg München pp 420-426

Beer EL de, Keizer HA (1982) Direct action of estradiol-17ß on the atrial action potential. Steroids 40: 223-231

Beer EL de, Keizer HA, Schiereck P, Amerongen C van (1982) Effects of physiological doses of female sex hormones on the mechanical and electrical behaviour of the heart. In: Kennert TT, Busse R, Hinghefer-Szalkay H (eds) Cardiovascular system dynamics: models and measurements. Plenum Press, New York, pp 613-620

Böhmer D, Baron D, Bausenwein I et al. (1975) Das sportmedizinische Untersuchungssystem. Leistungssport, Beiheft

Bonen A (1983 b) Exercise-related disturbances in the menstrual cycle. In: Borer KT, Edington DW, White TP (eds) Frontiers of exercise biology. Human Kinetics Publishers, Illinois

Bonen A, Belcastro AN (1978) Effects of exercise and training on menstrual cycle hormones. Aust J Sports Med 10:39-44

Bonen A, Ling WY, MacIntyre KP, Neil R, McGrail JC, Belcastro AN (1979) Effects of exercise on the serum concentrations of FSH, LH, Progesterone, and Estradiol. Eur J Physiol 42:15-23

Bonen A, Belcastro AN, Ling WY, Simpson AA (1981) Profiles selected hormones during menstrual cycles of teenage athletes. J Appl Physiol 50:545-551

Bonen A, Haynes FJ, Watson-Wright W, Sopper MM, Pierce GN, Low MP, Graham TE (1984) Effects of menstrual cycle on metabolic responses to exercise. J Appl Physiol

Boyden TW, Pamenter RW, Grosso D, Stanforth P, Rotkis T, Wilmore JH (1982) Prolactin responses menstrual cycles, and body composition of women runners. J Clin Endocrinol Metab 54:711-714

Boyden TW, Pamenter RW, Stanforth P, Rotkis T, Wilmore JH (1983) Sex steroids and endurance running in women. Fertil Steril 39:629-632

Brandenberger G, Follenius M (1975) Influence of timing and intensity of muscular exercise on temporal patterns of plasma cortisol levels. J Clin Endocrinol Metab 40:845-849

Bramnert M, Hökfelt B (1983) Effect of exercise on sympathetic activity and plasma pituitary hormones in naloxone treated subjects. 1st Int Meeting of the Italian Society of Endocrinology, Viareggio, Oct. 6-8, 1983

Brisson GR, Volle MA, Carufel D de, Desharnais M, Tanaka M (1980) Exercise-induced dissociation of the blood prolactin response in young women according to their sports habits. Horm Metab Res 12:201-205

Buskirk ER (1974) Nutrition for the athlete. In: Ryan AJ, Allman FL (eds) Sports medicine. Academic Press, New York, pp 141-159

Carr DB, Bullen BA, Skrinar GS et al. (1981) Physical conditioning facilitates the exercise-induced secretion of beta-endorphin and beta-lipotropin in women. N Engl J Med 305:560-563

Carr BR, MacDonald PC, Simpson ER (1982) The role of lipoproteins in the regulation of progesterone secretion by the human corpus luteum. Fertil Steril 38:303-311

Cashmore GC, Davies CTM, Few JD (1977) Relationship between increases in plasma cortisol concentration and rate of cortisol secretion during exercise in man. J Endocrinol 72:109-110

Chandra AM, Patra PB, Chatterjee P, Deb C (1978) Adrenocortical activity in female rats following long-term exposure to treadmill running. Endokrinologie 72:239-242

Chatterton RT, DeLeon-Jones A, Hudgens GA, Dan AJ (1984) Lack of effect of initiation of exercise training on incidence of ovulation. Fertil Steril 41:2S Abstracts

Costill DL, Bowers R, Kammer WF (1970) Skinfold estimates of body fat among marathon runners. Med Sci Sports 2:93-95

Cumming DE, Strich G, Brunsting L, Greenberg L, Ries AL, Yen SSC, Rebar RW (1981) Acute exercise-related endocrine changes in women runners and nonrunners. Fertil Steril 36:421-422

Cumming DC, Strich G, Brunsting LB III, Greenberg L, Ries AL, Yen SSC, Rebar RW (1982) Hormonal responses to exercise in long-distance runners with normal menstrual cycles or amenorrhea (Abstract). Endocrine & Fertility Forum, p2. Report from the 29th annual of the society for gynecologic investigation. Dallas, March 24-27, 1982

Dale E, Gerlach DH, Withite AL (1979) Menstrual dysfunction in distance runners. Obstet Gynecol 54:47-53

Dallman MF, Jones MT (1973) Corticosteroid feetback control of ACTH secretion: effect of stress-induced corticosterone secretion on subsequent stress responses in the rat. Endocrinology 92:1367-1375

Davies CTM, Few JD (1976) Effect of hypoxia on the adrenocortical response to exercise in man. J Endocrinol 71:157-158

Dessypris A, Wägar G, Fyhrquist F, Mäkinen T, Welin MG, Lamberg BA (1980) Marathon run: effects of blood cortisol-ACTH, iodothyronines-TSH and vasopressin. Acta Endocrinol (Copenh) 95:151-157

Dodson KS, MacNaughton MC, Coutts JRT (1975) Infertility in women with apparently ovulatory cycles. I. Comparison on their plasma sex steroid and gonadotrophin profiles with those in the normal cycle. Br J Obstet Gynaecol 82:615-624

MacDonald PC, Edman CD, Hemsell DL (1978) Effect of obestiy on conversion of plasma androstenedione to estone in postmenopausal women with and without endometrial cancer. Am J Obstet Gynecol 130:448-455

Dufaux B, Liesen H, Hoederath A, Hollmann W (1980) Über den Einfluß eines Ausdauer trainings auf die Plasmakonzentration einiger Hormone. In: Nowacki PE, Böhmer D (Hrsg) Sportmedizin: Aufgaben und Bedeutung für den Menschen in unserer Zeit. Thieme, Stuttgart, S 133-135

Dunn JF, Nisula BC, Rodbard D (1981) Transport of steroid hormones: binding of 21 endogenous steroids to both testosterone binding globulin and corticosteroid binding globulin in human plasma. J Clin Endocrinol Metab 53:58-68

Eipper BA, Mains RE (1980) Structure and biosynthesis of pro-andrenocorticotropin/endorphin and related peptides. Endocr Rev 1:1

Erdelyi G (1976) Effects of exercise on the menstrual cycle. Phys Sports Med 4:79-81

Feicht CB, Johnson TS, Martin BJ, Sparkes KE, Wagner WW Jr (1978) Secondary amenorrhea in athletes. Lancet 2:1145-1146

Few JD (1974) Effect of exercise on the secretion and metabolism of cortisol in man. J Endocrinol 62:341-353

Fishman J, Boyar RM, Hellmann L (1975) Influence of body weight on estradiol metabolism to estrogen. J Clin Endocrinol Metab 41:989-991

Fraser WM, Blachar WG (1977) The effect of lipids on prolactin and growth hormone secretion. Horm Metab Res 9:389-394

Frenkl R, Csalay L, Csakvary G (1975) Further experimental results concerning the relationship of muscular exercise and adrenal function. Endokrinologie 66: 285-291

Frisch RE (1977) Fatness and the onset and maintenance of menstrual cycle. Res Reprod 9:1

Frisch RE (1981) Nutrition, fatness, puberty, and fertility. Compr Ther 7:15-23

Frisch RE, Wyshak G, Vincent L (1980) Delayed menarche and amenorrhea in ballet dancers. N Engl J Med 303:17-19

Frisch RE, Gotz-Welbergen AV, McArthur JW et al. (1981) Delayed menarche and amenorrhea of college athletes in relation to age of onset of training. JAMA 246:1559-1563

Galbo H (1981) Endocrinology and metabolism in exercise. Int J Sports Med 2:203-211

Galbo H (1983) Hormonal and metabolic adaption to exercise. Thieme, Stuttgart

Galbo H, Hummer L, Petersen IB, Christensen NJ, Bie N (1977) Thyroid and testicular hormone responses to graded and prolonged exercise in man. Eur J Applied Physiol 36: 101-106

Galbo H, Christensen NJ, Mikines KJ, Sonne B, Hilsted J, Hagen C, Fahrenkrug J (1981) The effect of fasting on the hormonal response to graded exercise. J Clin Endocrinol Metab 52:1106-1112

Giebel G, Schoeppe W (1984) Die Anpassung der Katecholaminausschüttung beim Langstrek-kenlauf. Dtsch Z Sportmed 35:48-62

Goldman A, Dill DB (1977) A physiological profile of a jogging class: young and old, male and female. Ann NY Acad Sci 301:550-560

Harber VJ, Sutton JR (1984) Endorphins and exercise. Sports Medicine 1:154-171

Harms PG, Langlier P, McCann SM (1975) Modification of stress-induced prolactin release by dexamethasone or adrenalectomy. Endocrinology 96:475-478

Heck H, Liesen H, Mader A, Hollmann W (1981) Der Einfluß der Stufendauer und der Pausendauer bei Laufbanduntersuchungen auf die Sauerstoffaufnahme und das Laktatver-halten. Sport- und Leistungsmed/Kongreßbd Dtsch Sportärztekongreß 1980, Saarbrücken. Demeter, Gräfelfing, S 245-253

Howlett T, Tomlin S, Ngahfoong L, Bullen BA, Skrinar GS, McArthur J, Rees LH (1983) Exercise-induced release of met-enkephalin and β-endorphin. 1st Int. Meeting of the Italian Society of Endocrinology, Viareggio, Oct 6-8, 1983

Jeschke D, Heitkamp CH, Locher R, Schneider D (1984) Effects of different work duration in gradual bicycle and treadmill ergometer tests on aerobic/anaerobic capacity and anaerobic threshold determinations. In: Bachl N, Prokop L, Suckert R (eds) Current tropics in sports medicine. Urban & Schwarzenberg, München, S 151-161

Johannessen A, Hagen C, Galbo H (1981) Prolactin, growth hormone, thyrotropin, 3, 5, 3'-triiodothyronine, and thyroxine responses to exercise after fat-and carbohydrate-enriched diet. J Clin Endocrinol Metab 52:56-61

Josimovich JB, Devanesan M, Wilchins SH (1984) Statistical exclusion of women with tendency toward hyperprolactinemia as adjunct to analysis of oral contraceptive (OC) effects on prolactin levels. Fertil Steril 41: 3S Abstracts

Jurkowski JE, Jones NL, Walker WC, Younglai EV, Sutton JR (1978) Ovarian hormonal responses to exercise. J Appl Physiol 44:109-114

Jurkowski JE, Jones NL, Toews CJ, Sutton JR (1981) Effects of menstrual cycle on blood lactate. O_2 delivery, and performance during exercise. J Appl Physiol 51:1493-1499

Kato T, Horton R (1968) Studies of testosterone binding globulin. J Clin Endocrinol Metab 28:1160-1165

Keil E, Scheibe J, Börner A (1979) Der Einfluß eines extremen Ausdauerlaufes auf den Östradiol-, Testosteron- and Kortisolspiegel im Blut bei Frauen. Med Sport 19:373-375

Keizer HA (1983) Hormonal responses in women as a function of physical exercise and training. de Vrieseborch, Haarlem

Keizer HA, Poortman J, Bunnik GSJ (1980) Influence of physical exercise on sex-hormone metabolism. J Appl Physiol 48:765-769

Keizer HA, Schaik FW van, Beer EL de, Schiereck P, Heeswijk G van, Poortman J (1981) Exercise-induced changes in estradiol metabolism and their possible physiological meaning. Med Sport 14:141-147

Keizer HA, Kuipers H, Verstappen FTJ, Janssen E (1982) Limitations of concentration measurements for evaluation of endocrine status of exercising women. Can J Appl Sport Sci 7:79-84

Keller E, Jasper A, Zwirner M, Unterberg H, Schumacher T, Schindler AE (1982) Sexualhormonbindendes Globulin (SHBG) und Plasmaandrogene vor und unter Marvelon. In: Mall-Haefeli M (Hrsg) (1982) Wirkung kontrazeptiver Steroide. Organon, Oberschleißheim

Krieger DT, Liotta AS (1979) Pituitary hormones in brain: Where, how, and why? Science 205:366

Kõrge D, Roosson S (1975) The importance of adrenal glands in the improved adaption of trained animals to physical exertion. Endokrinologie 64:232-238

Korsten-Reck U, Schmid P, Breckwoldt M, Burmeister P, Decker D, Lehmann M, Keul J (1985) Das Verhalten verschiedener Hormone und Stoffwechselparameter nach TRH-Stimulation und Ergometerbelastung bei Sportlerinnen. In: Wurster KG, Keller E (Hrsg) Endokrine Regulation und Frauenhochleistungssport. Springer, Berlin Heidelberg New York Tokyo, S 20-36

Kuoppasalmi K, Näveri H, Rehunen S, Härkönen M, Adlercreutz H (1976) Effect of strenuous anaerobic running exercise on plasma growth hormone, cortisol, luteinizing hormone, testosterone, androstenedione, estrone, and estradiol. J Steroid Biochem 7:823-829

Kuoppasalmi K, Näveri H, Härkönen M, Adlercreutz H (1980) Plasma cortisol, androstenedione, testosterone, and luteinizing hormone in running exercise of different intensities. Scand J Clin Lab Invest 40:403-409

Langer H, Buhl H, Neumann G, Sattler R (1981) Zur Regulation des Serum-Testosteronspiegels bei Ausdauerbelastungen. Med Sport 21:278-280

Lata GF, Hu HK, Bagshaw G, Tucker RF (1980) Equilibrium and kinetic characteristics of steroid interactions with human plasma sex steroid binding protein. Arch Biochem Biophys 199 (1): 200-227

Louvet JP, Harman SM, Schreiber JR, Ross GT (1975) Evidence for a role of androgens in follicular maturation. Endocrinology 97:366-372

Lucking MT (1982) Steroid hormones in sports. Special reference: Sex hormones and their derivates. Int J Sports Med 3:65-67

Meirleir K de, Naaktgeboren N, Steirteghem A van, Gorus F, Mey G de, Block P (1983) Beta-endorphin levels in peripheral blood during and after aerobic and anaerobic exercise. 1st Int. Meeting of the Italian Society of Endocrinology, Viareggio, Oct. 6-8, 1983

Métivier G, Gauthier R, Chevrotière J de la, Grymala D (1980) The effect of acute exercise on the serum levels of testosterone and luteinizing (LH) hormone in human male athletes. J Sports Med 20:235-238

Moll GW, Rosenfield RL, Helke JH (1981) Estradiol-testosterone binding interactions and free plasma estradiol under physiological conditions. J Clin Endocrinol Metab 52:868-874

Moretti C, Cappa M, Paolucci D, Fabbri A, Santoro C, Fraioli F, Isidori A (1981) Pituitary response to physical exercise: sex differences. In: Borms J, Hebbelinck M, Venerando A (eds) Women and sport. Karger, Basel, S 180-186

McNatty KP, Sawers RS (1975) Relationship between the endocrine environment within the graafian follicle and the subsequent rate of progesterone secretion by human granulosa cells in vitro. J Endocrinol 66:391-400

Neumann G, Salomon B (1979) Der Einfluß von Antikonzeptiva auf die Konzentration der unkonjugierten 11-Hydroxykortikosteroide im Plasma. Med Sport 19:366-369

Nimrod A, Ryan KJ (1975) Aromatization of androgens by human abdominal and breast fat tissue. J Clin Endocrinol Metab 40:367-372

Noel GL, Suh HK, Stone JG, Frantz AG (1972) Human prolactin and growth hormone release during surgery and other conditions of stress. J Clin Endocrinol Metab 35:840-851

Oscai LB (1973) The role of exercise in weight control. In: Wilmore JH (ed) Exercise and sport sciences reviews 1. Academic Press, New York, pp 103-123

Pearlman WH, Crepy O, Murphy M (1967) Testosterone-binding levels in the serum of women during the normal menstrual cycle, pregnancy and the postpartum period. J Clin Endocrinol Metab 27:1012-1020

Pozo E del, Wyss H, Lancranjan I, Obolensky W, Varga L (1976) Prolactin-induced luteal insufficiency and its treatment with bromocriptin: preliminary results. In: Crosignani PG, Mishell DR (eds) Ovulation in the human. London, Academic Press p 297

Prior JC, Jensen L, Ho Yuen B, Higgins H, Brownlie L (1981) Prolactin changes with exercise vary with brest motion: analysis of running versus cycling. Fertil Steril 36:268

Quigley ME, Sheehan KL, Casper RF, Yen SSC (1980) Evidence for increased dopaminergic and opoid activity in patients with hypothalamic hypogonadotropic amenorrhea. J Clin Endocrinol Metab 50:949-954

Rost R, Hollmann W (1982) Belastungsuntersuchungen in der Praxis. Thieme, Stuttgart, New York

Rowell LB, Blackmon JR, Bruce RA (1964) Indocyanine green clearance and estimated hepatic blood flow during mild to maximal exercise in upright position. J Clin Invest 43:1677-1690

Russel JB, Musey PI, Mitchell D, Collins DC (1984) ß-endorphins and catechol estrogens in female athletes with amenorrhea. Fertil Steril 41: Abstracts 1S, 40th Ann Meet of the American Fertil Soc

Sachs L (1972) Statistische Auswertmethoden. Springer, Berlin Heidelberg New York

Salomon B, Neumann G (1982) Die Beeinflussung der 11-Hydroxykortikoid-Konzentration durch Antikonzeptiva im Verlauf des Menstrualzyklus bei Sportlerinnen. Med Sport 22:7-10

Schindler AE'(1983) Endokrine und morphologische Veränderungen während Pubertät und Adoleszenz. Gynäkologe 16:2-12

Schmid P, Pusch HH, Wolf W, Pilger E et al. (1982) Serum FSH, LH, and testosterone in humans after physical exercise. Int J Sports Med 3:84-89

Schmid P, Wolf W, Pürstner P, Pessenhofer H, Schwaberger G, Pristautz H, Leb G (1984) Progesterone in men at physical exercise. In: Bachl N, Prokop L, Suckert R (eds) Current tropics of sports medicine. Urban & Schwarzenberg, München, pp 400-408

Schmitt WM, Kindermann W, Schnabel A (1984) Testosterone blood level and physical exercise. In: Bachl N, Prokop L, Suckert R (eds) Current tropics in sports medicine. Urban & Schwarzenberg, München, pp 394-400

Schwartz B, Rebar RW, Yen SSC (1980) Amenorrhea and long distance running. Fertil Steril 34:306

Seppälä M, Hirvonen E, Ranta T (1976) Hyperprolactinaemia and luteal insufficiency. Lancet 1:229-230

Shangold MM (1980) Sports and menstrual function. Phys Sportsmed 8:66-69

Shangold MM (1982 a) Update: Advising patients about exercise. Endocrine and fertility forum. Report from the 29th annual of the society for gynecologic investigation. Dallas, March 24-27

Shangold MM (1982 b) Evaluating menstrual irregularity in athletes. Phys Sportsmed 10:21-24

Shangold MM, Freeman R, Thysen B, Gatz M (1979) The relationship between long-distance running, plasma progesterone and luteal phase length. Fertil Steril 31:130-133

Shangold MM, Gatz ML, Thysen B (1981) Acute effects of exercise on plasma concentrations of prolactin and testosterone in recreational women runners. Fertil Steril 35:699-702

Sherman MB, Korenman SG (1974) Measurement of plasma LH, FSH, estradiol, and progesterone in disorders of the menstrual cycle. The short luteal phase. J Clin Endocrinol Metab 38:88-94

Sidney KH, Shepard RJ (1977) Growth hormone and cortisol-age differences, effects of exercise and training. Can J Appl Sports Sci 2:189-193

Soto-Albors CE, Walters CA, Riddick DH, Daly DC (1984) Titrating the dose of bromocriptine when treating hyperprolactinemic women. Fertil Steril 41: Abstracts 5 S/6 S, 40th Ann Meet of the American Fertil Soc

Sowers JR, Raj RP, Hershman JM, Carlson HE, McCallum RW (1977) The effect of stressful diagnostic studies and surgery on anterior pituitary hormone release in man. Acta Endocrinol (Copenh) 86:25-32

Sowers JR, Viosca SP, Windsor C, Korenman SG (1983) Influence of dopaminergic mechanisms on 24-hour secretory patterns of prolactin, luteinizing hormone and testosterone in recumbent men. J Endocrinol Invest 6:9-15

Strott CA, Cargille CM, Ross GT, Lipsett MB (1970) The short luteal phase. J Clin Endocrinol Metab 30:246-251

Sutton JR (1977) Effect of acute hypoxia on the hormonal response to exercise. J Appl Physiol 42:587-592

Sutton JR (1978) Hormonal and metabolic responses to exercise in subjects of high and low work capacities. Med Sci Sports 10:1-6

Sutton JR (1981) Drugs used in metabolic disorders. Med Sci Sports Exerc 13:266-271

Sutton JR, Casey JH (1975) The adrenocortical response to competitive athletics in veteran athletes. J Clin Endocrinol Metab 40:135-138

Sutton JR, Coleman MJ, Casey J, Lazarus L (1973) Androgen responses during physical exercise. Br Med J 1:520-522

Sutton J, Coleman M, Casey J (1974) The adrenal cortical contribution to serum androgens in physical exercise. Med Sci Sports Exerc 6:72

Sutton J, Coleman M, Casey J (1976) Testosterone production rate during exercise. In: Landry F, Orban WAR (eds) International Symposium on Biochemistry of Exercise, 3rd edn. Symp Spec (Quebec) p 227

Sutton JR, Jurkowski JE, Keane P (1978) The effect of the menstrual cycle on the plasma catecholamine response to exercise in normal females. Clin Res 26:847 A

Tacker MM, Leach CS, Owen CA, Rummel JA (1978) Levels of cortisol, corticosterone, cortisone, and 11-deoxycortisol in the plasma of stressed and unstressed subjects. J Endocrinol 76:165-166

Taler SJ, Coulam CB, Annegers JF, Brittain E (1984) Case-control study of galactorrhea and its relation to the use of oral contraceptives. Fertil Steril 41: Abstracts 3S, 40th Ann Meet of the American Fertil Soc

Tureck RW, Strauss JF III (1982) Progesterone synthesis by luteinized human granulosa cells in culture: The role of de novo sterol synthesis and lipoprotein-carried sterol. J Clin Endocrinol Metab 54:367-373

Vermeulen A, Verdonck L (1968) Studies on the binding of testosterone to human plasma. Steroids 11:609-635

Vermeulen A, Verdonck L, Straeten M van der, Orie N (1969) Capacity of the testosterone-binding globulin in human plasma and influence of specific binding of testosterone on its metabolic clearance rate. J Clin Endocrinol Metab 29:1470-1480

Vermeulen A, Stoicca T, Verdonck L (1975) The apparent free testosterone concentration, an index of androgenity. J Clin Endocrinol 33:756-768

Wakat DA, Sweeney KE (1979) Etiology of athletic amenorrhea in cross-country runners (Abstract). Med Sci Sports Exerc 11:91

Wakat D, Sweeney KA, Rogol AD (1982) Reproductive system function in women cross-country runners. Med Sci Sports Exerc 14:263-269

Warren MP (1980) The effects of exercise on pubertal progression and reproductive function in girls. J Clin Endocrinol Metab 51:1150-1157

Weber E (1972) Grundriß der biologischen Statistik. Fischer, Stuttgart

Wiebe H, Handwerger S (1984) Episodic LH secretion in hyperprolactinemic women. Fertil Steril 41: Abstracts 5S, 40th Ann Meet of the American Fertil Soc

Wilmore JH, Brown CH, Davis JA (1977) Body physique and composition of the female distance runner. Ann NY Acad Sci 301:764-776

Wilson RG, Singhal VK, Percy-Robb I, Forrest APM, Cole EN, Boyns AR, Griffiths K (1972) Response of plasma prolactin and growth hormone to insulin hypoglycaemia. Lancet 2:1283-1285

Wolf W, Schmid P, Schwaberger G, Pessenhofer H (1984) The behaviour of cortisol, insulin, HGH, and glucagon serum levels under the effect of short- and longtime physical exertion in athletes. In: Bachl N, Prokop L, Suckert R (eds) Current tropics in sports medicine. Urban & Schwarzenberg, München, pp 433-440

Wolf AS, Müller P, Grünert M (1985) Langstreckenläuferinnen: Psyche und Hormone. In: Wurster KG, Keller E (Hrsg) Endokrine Regulation und Frauenhochleistungssport. Springer, Berlin Heidelberg New York Tokyo. S 103-107

Woolf PD, Lee A, Leebaw W, Thompson D, Lilavivathana U, Brodows R, Campbell R (1977) Intracellular glucopenia causes prolactin release in man. J Clin Endocrinol Metab 45:377-383

Wu CH, Motohashi T, Abdel-Rahman HA, Flickinger GL, Mikhail G (1976) Free and protein-bound plasma estradiol-17β during the menstrual cycle. J Clin Endocrinol Metab 43:436-445

Wurster KG, Keller E, Schumacher T, Pohl C, Unterberg H (1985) Beeinflussung endokriner Organe durch Hochleistungssport - Ovar. In: Wurster KG, Keller E (Hrsg) Endokrine Regulation und Frauenhochleistungssport. Springer, Berlin Heidelberg New York Tokyo, S 37-49

Wurster KG, Keller E (1985) Endokrine Regulation und Frauenhochleistungssport. Springer, Berlin Heidelberg New York Tokyo

Wurster KG, Koros L (1984) Wechselbeziehungen zwischen Menstruationszyklus und körperlicher Belastung sowie Leisungsfähigkeit bei Leichtathletinnen des A- bis D-Kaders. In: Jeschke D (Hrsg) Stellenwert der Sportmedizin in Medizin und Wissenschaft. Springer, Berlin Heidelberg New York Tokyo, S 182-187

Wurster KG, Keller E, Zwirner M, Schindler AE, Jeschke D (1982) Endocrine studies in female top athletes: hormonal changes during competitions and under standardized exercise. Neuroendocrinol Letters 4:209

Wurster KG, Keller, E, Zwirner M, Schindler AE, Jeschke D (1983) Hormonale Veränderungen unter sportlicher Höchstbelastung bei Spitzensportlerinnen. Arch Gynecol 235:367-368

Wurster KG, Zwirner M, Keller E, Schindler AE, Schrode M, Heitkamp H (1984) Discipline specific differences in the responses of pituitary, gonadal and adrenal hormones to maximal physical exercise in female top athletes. Int J Sports Medicine 5:203-205

Yates A, Leehey K, Shisslak CM (1983) Running - an analogue of anorexia? N Engl J Med 308:251-255

8 Anhang-Tabellen 1–11 und Anhang-Abbildungen 1–23

Anhang-Tabelle 1. Verwendete hormonelle Kontrazeptiva

Östrogenanteil	Tag	Dosierung (mg)	Gestagenanteil	Dosierung (mg)	Handelsname
Einphasenpräparate					
Ethinylestradiol	1.-21.	0,03	Desogestrel	0,15	Marvelon
Ethinylestradiol	5.-25.	0,035	Norethisteron	1,00	Ovysmen 1/35
Ethinylestradiol	1.-22.	0,04	Lynestrenol	2,00	Yermonil
Ethinylestradiol	5.-25.	0,05	Levenorgestrel	0,25	Steridil-d
Ethinylestradiol	5.-25.	0,05	Cyproteronacetat	2,00	Diane
Zweistufenpräparat					
Ethinylestradiol	1.-11.	0,05	Levenorgestrel	0,050	Sequilar
	12.-21.	0,05		0,125	Perikursal
Zweiphasenpräparate					
Ethinylestradiol	1.- 7.	0,05	-	-	Ovanon
	8.-22.	0,05	Lynestrenol	2,50	
Ethinylestradiol	1.- 7.	0,05	-	-	Oviol
	8.-22.	0,05	Desogestrel	0,125	
Dreistufenpräparat					
Ethinylestradiol	1.- 6.	0,03	Levenorgestrel	0,050	Triquilar
	7.-11.	0,04		0,075	Trinordiol
	12.-21.	0,03		0,125	

Anhang-Tabelle 2. Anamnestische und klinische Daten [$\tilde{x}$ (ABW) oder Einzelwerte] von 49 Frauen ohne hormonale Kontrazeption mit standardisierter Belastung

Disziplin	n	Alter (J.)	Gewicht (kg)	Größe (cm)	Subk. Fett (%)	Sport seit Jahren	Trainings- stunden pro Woche	Trainings- einheiten pro Woche	Vital- kapazität (l/min)	Tiffeneau- Test (%)
Kurzstrecke	10	18(1,0)	58(2,0)	173(2,0)	12(3,5)	5(1,0)	8(0,5)	4(0,5)	4.0(0,3)	90(3,7)
Mittelstrecke	10	19(1,5)	62(5,5)	172(2,5)	11(1,5)	6(1,0)	12(2,0)	6(0,5)	4,8(0,3)	90(2,5)
Langstrecke	5	20(2,0)	52(1,5)	167(4,0)	9(3,5)	5(2,0)	11(1,0)	6(0,5)	4,3(0,2)	95(1,6)
Marathon	1	42	53	166	8	16	9	6	3,3	85
Marathon	1	41	57	166	17	31	10	5	4,0	75
Marathon	1	41	59	168	6	9	11	7	4,8	88
Untrainierte	21	24(1,5)	58(4,5)	165(2,0)	15(3,0)	-	-	-	3,8(0,3)	91(5,5)

Anhang-Tabelle 3. Herzfrequenz-, Laktat- und pH-Veränderungen [$\tilde{x}$ (ABW) oder Einzelwerte] von 49 Frauen ohne hormonale Kontrazeption bei standardisierter Belastung

Disziplin	n	Belastungs- dauer (min)	HF max.	Δ HF	HF +1'	HF +3'	HF +5'	Δ Laktat (mmol/l)	pH min	Grad der Ausbel. (%)
						nach Belastung				
Kurzstrecke	10	11(0,5)	195(6,5)	125(10,0)	168(7,5)	121(5,0)	113(4,5)	9,6(1,3)	7,20(0,05)	90(5,0)
Mittelstrecke	10	13(1,0)	193(10,0)	118(10,0)	166(16,0)	120(8,0)	110(6,0)	9,8(1,9)	7,22(0,06)	92(6,0)
Langstrecke	5	17(0,5)	196(4,0)	139(11,0)	163(3,5)	111(8,0)	105(5,5)	9,7(2,9)	7,20(0,03)	92(5,0)
Marathon	1	12	190	134	139	93	87	9,1	7,24	90
Marathon	1	14	171	106	135	92	85	11,6	7,21	100
Marathon	1	14	195	145	148	100	92	8,4	7,23	90
Untrainierte	21	10(0,5)	187(7,0)	104(8,0)	170(11,0)	127(11,0)	116(10,0)	9,4(1,1)	7,26(0,03)	91(5,0)

Anhang-Tabellen 4 a-aa. Wilcoxon-Test (Weber 1972) bei standardisierter Belastung zwischen den einzelnen Belastungsstufen innerhalb verschiedener Untersuchungsgruppen bei 5prozentigem Signifikanzniveau. Getrennte Tabellen nach den verschiedenen Hormonen und den Zyklusphasen sowie der Einnahme hormoneller Kontrazeptiva.

Getestet wurden das Zeitraster **1** gegen **2** bis **9** (Zeitraster s. unten) bzw. **2** gegen **3** bis **9** etc. Unter den einzelnen Untersuchungsgruppen (Kurz-, Mittel-, Langstrecke etc.) sind die Zeitraster angegeben, für die eine Signifikanz bei 5 %iger Irrtumswahrscheinlichkeit besteht. Bei fehlender Signifikanz einzelner Zeitraster zueinander fehlt die Angabe des Zeitrasters, bei fehlender Signifikanz zwischen zwei Zeitrastern erfolgt die Angabe - . Das Zeichen / bedeutet, daß keine Hormonuntersuchung zu diesem Zeitpunkt erfolgt.

Zeitraster der Blutabnahmen

1 - 30 min vor Belastungsbeginn
2 -   1 min vor Belastungsbeginn
3 - nach 6 min der Belastung
4 - nach 12 min der Belastung
5 -   1 min nach Belastungsende
6 -   5 min nach Belastungsende
7 - 10 min nach Belastungsende
8 - 30 min nach Belastungsende
9 - 60 min nach Belastungsende

Tabelle 4 a

Prolaktin	30' vor Belastung	1'	6' unter Belastung	12'	1' nach Belastung	5'	10'	30'
Zeitraster	**1**	**2**	**3**	**4**	**5**	**6**	**7**	**8**
Kurzstrecke	5,6,7,8	5,6,7,8	6,7	/	6,7	8,9	8	-
Mittelstrecke	5,6,7,8,9	5,6,7,8,9	5,6,7,8	/	6,7,9	8,9	8,9	-
Langstrecke	5,6,7,8	5,6,7,8	5,6,7,8	/	7	-	8	-
Marathon (m)	5,7,8,9	/	/	/	7,9	/	8,9	9
Untrainierte	3	-	-	/	7	-	-	-

Tabelle 4 b

Kortisol	30' vor Belastung	1'	6' unter Belastung	12'	1' nach Belastung	5'	10'	30'
Zeitraster	**1**	**2**	**3**	**4**	**5**	**6**	**7**	**8**
Kurzstrecke	2,3,5,6,7,8	3,5,6,7,8	6,7	/	7,8	7,9	9	9
Mittelstrecke	2,3,6,8,9	3,5,6	-	/	-	-	-	-
Langstrecke	5,7,8	3,5,8	-	/	-	7	-	-
Marathon (m)	7,8,9	/	/	/	7,8,9	/	9	9
Untrainierte	6,7,8	5,6,7,8	5,7,8	/	7,8	7	9	9

Tabelle 4 c

DHEA	30' vor Belastung	1'	6' unter Belastung	12'	1' nach Belastung	5'	10'	30'
Zeitraster	**1**	**2**	**3**	**4**	**5**	**6**	**7**	**8**
Kurzstrecke	3,5,6,7,8	3,5,6,7,8	-	/	9	9	9	9
Mittelstrecke	5,6,7,8	5,6,7,8	6,7,8	/	7,9	7,9	9	9
Langstrecke	3,5,6,8	3,5,6,8	5,6,8	/	-	8	-	-
Marathon (m)	5,7,8	/	/	/	7,8,9	/	9	9
Untrainierte	5,6,7,8	3,5,6,7,8	5,6,7,8	/	7,9	7,9	9	9

Tabelle 4 d

Testosteron	30' vor Belastung	1'	6' unter Belastung	12'	1' nach Belastung	5'	10'	30'
Zeitraster	1	2	3	4	5	6	7	8
Kurzstrecke	5,6	5,6,7,8	-	/	-	9	9	-
Mittelstrecke	2,6	-	-	/	-	-	-	-
Langstrecke	-	-	-	/	-	-	-	-
Marathon (m)	5	/	/	/	8,9	/	8,9	-
Untrainierte	-	5,6,7,8	5,7	/	9	-	-	9

Tabelle 4 e

Freies Testosteron	30' vor Belastung	1'	6' unter Belastung	12'	1' nach Belastung	5'	10'	30'
Zeitraster	1	2	3	4	5	6	7	8
Kurzstrecke	6	5,6,7	-	/	-	-	-	-
Mittelstrecke	6	-	-	/	-	-	-	-
Langstrecke	-	-	-	/	-	-	-	-
Marathon (m)	-	/	/	/	8,9	/	8,9	8,9
Untrainierte	-	5,6,7,8	5,7	/	-	-	-	-

Tabelle 4 f

DHT	30' vor Belastung	1'	6' unter Belastung	12'	1' nach Belastung	5'	10'	30'
Zeitraster	1	2	3	4	5	6	7	8
Kurzstrecke	6	-	-	/	-	-	-	-
Mittelstrecke	-	-	-	/	-	-	-	-
Langstrecke	-	-	-	/	-	-	-	-
Marathon (m)	-	/	/	/	9	/	8	9
Untrainierte	-	5,6,7,8	5,6	/	-	-	-	-

Tabelle 4 g

SHBG	30' vor Belastung	1'	6' unter Belastung	12'	1' nach Belastung	5'	10'	30'
Zeitraster	1	2	3	4	5	6	7	8
Kurzstrecke		5	8	/	8,9	0	0	-
Mittelstrecke	7	8	-	/	7,8,9	8,9	8,9	-
Langstrecke	5	5	-	/	-	-	-	-
Marathon (m)	5,8,9	/	/	/	7,8,9	/	8,9	-
Untrainierte	-	5	5	/	6,8,9	8,9	8	-

Tabelle 4 h

FSH Follikelphase	30' vor Belastung	1'	6' unter Belastung	12'	1'	5' nach Belastung	10'	30'
Zeitraster	1	2	3	4	5	6	7	8
Kurzstrecke	-	5,7	-	/	-	-	8	-
Mittelstrecke	6,7	5,6,7,8	-	/	9	-	9	9
Langstrecke	5,7,8	7	5,6,7,8	/	6	-	-	-
Marathon (m)	7,8,9	/	/	/	7,8,9	/	9	9
Untrainierte	5,6,7,8	7	-	/	-	-	-	-

Tabelle 4 i

FSH Lutealphase	30' vor Belastung	1'	6' unter Belastung	12'	1'	5' nach Belastung	10'	30'
Zeitraster	1	2	3	4	5	6	7	8
Untrainierte	5,6,7	5,6	5,6,7	/	-	-	-	-

Tabelle 4 j

LH Follikelphase	30' vor Belastung	1'	6' unter Belastung	12'	1'	5' nach Belastung	10'	30'
Zeitraster	1	2	3	4	5	6	7	8
Kurzstrecke	-	-	-	/	-	-	-	-
Mittelstrecke	-	9	-	/	9	9	9	9
Langstrecke	3	-	5,6	/	-	-	-	-
Marathon (m)	7,8,9	/	/	/	7,8,9	/	9	9
Untrainierte	5,7,8	-	-	/	-	-	-	-

Tabelle 4 k

LH Lutealphase	30' vor Belastung	1'	6' unter Belastung	12'	1'	5' nach Belastung	10'	30'
Zeitraster	1	2	3	4	5	6	7	8
Untrainierte	-	-	-	/	-	-	-	-

Tabelle 4 l

Östradiol Follikelphase	30' vor Belastung	1'	6' unter Belastung	12'	1'	5' nach Belastung	10'	30'
Zeitraster	1	2	3	4	5	6	7	8
Kurzstrecke	6	5,6,7	-	/	8	8	-	-
Mittelstrecke	-	-	-	/	-	9	-	-
Langstrecke	3,5	3	-	/	-	-	-	-
Untrainierte	-	5	5,6	/	-	-	-	-

Tabelle 4 m

Östradiol Lutealphase	30' vor Belastung	1'	6' unter Belastung	12'	1'	5' nach Belastung	10'	30'
Zeitraster	1	2	3	4	5	6	7	8
Untrainierte	6	5,6	5,7	/	6	-	-	-

Tabelle 4 n

Progesteron Follikelphase	30' vor Belastung	1'	6' unter Belastung	12'	1'	5' nach Belastung	10'	30'
Zeitraster	1	2	3	4	5	6	7	8
Kurzstrecke	5,6	-	-	/	-	-	-	-
Mittelstrecke	-	6,7,8	-	/	-	-	9	-
Langstrecke	-	-	6	/	-	-	8	-
Untrainierte	-	3,5,6,7	5	/	-	-	-	-

Tabelle 4 o

Progesteron Lutealphase	30' vor Belastung	1'	6' unter Belastung	12'	1'	5' nach Belastung	10'	30'
Zeitraster	1	2	3	4	5	6	7	8
Untrainierte	5,6,7	-	5	/	-	-	-	-

Tabelle 4 p

Prolaktin mit Pille	30' vor Belastung	1'	6' unter Belastung	12'	1'	5' nach Belastung	10'	30'
Zeitraster	1	2	3	4	5	6	7	8
Kurzstrecke	-	5,8	-	/	-	-	-	-
Mittelstrecke	-	6,7	6,7,8	/	7	-	8	-
Untrainierte	-	-	-	/	-	7	-	-

Tabelle 4 q

Kortisol mit Pille	30' vor Belastung	1'	6' unter Belastung	12'	1'	5' nach Belastung	10'	30'
Zeitraster	1	2	3	4	5	6	7	8
Kurzstrecke	7	7	7	/	6,7,8	7	-	-
Mittelstrecke	8	-	8	/	7,8	7,8	-	-
Untrainierte	-	-	-	/	-	-	-	-

Tabelle 4 r

DHEA mit Pille	30' vor Belastung	1'	6' unter Belastung	12'	1' nach Belastung	5'	10'	30'
Zeitraster	1	2	3	4	5	6	7	8
Kurzstrecke	2,3,5,6,7,8	5,6,7,8	-	/	7,8	-	8	-
Mittelstrecke	5,6,7,8	3,5,6,7,8	5,6,7,8	/	6,7	-	-	-
Untrainierte	-	-	7	/	8	-	8	-

Tabelle 4 s

Testosteron mit Pille	30' vor Belastung	1'	6' unter Belastung	12'	1' nach Belastung	5'	10'	30'
Zeitraster	1	2	3	4	5	6	7	8
Kurzstrecke	6,8	-	-	/	-	-	-	-
Mittelstrecke	-	5,6	5	/	-	-	-	-
Untrainierte	-	-	-	/	-	-	-	-

Tabelle 4 t

Freies Testo. mit Pille	30' vor Belastung	1'	6' unter Belastung	12'	1' nach Belastung	5'	10'	30'
Zeitraster	1	2	3	4	5	6	7	8
Kurzstrecke	6,8	-	-	/	8	-	-	-
Mittelstrecke	6	6	5,6	/	-	-	-	-
Untrainierte	-	-	-	/	9	-	8	-

Tabelle 4 u

DHT mit Pille	30' vor Belastung	1'	6' unter Belastung	12'	1' nach Belastung	5'	10'	30'
Zeitraster	1	2	3	4	5	6	7	8
Kurzstrecke	-	6	-	/	-	-	-	-
Mittelstrecke	-	-	-	/	-	-	-	-
Untrainierte	-	-	-	/	-	-	8	-

Tabelle 4 v

SHBG mit Pille	30' vor Belastung	1'	6' unter Belastung	12'	1' nach Belastung	5'	10'	30'
Zeitraster	1	2	3	4	5	6	7	8
Kurzstrecke	-	-	-	/	-	-	-	-
Mittelstrecke	-	-	-	/	-	-	-	-
Untrainierte	-	-	-	/	6,8	-	8	-

Tabelle 4 w

FSH mit Pille	30' vor Belastung	1'	6' unter Belastung	12'	1' nach Belastung	5'	10'	30'
Zeitraster	1	2	3	4	5	6	7	8
Kurzstrecke	8	6	-	/	6	8	8	-
Mittelstrecke	5,6,7	6,7,8	6,7	/	6	8	8	-
Untrainierte	-	-	7	/	6	-	-	-

Tabelle 4 x

LH mit Pille	30' vor Belastung	1'	6' unter Belastung	12'	1' nach Belastung	5'	10'	30'
Zeitraster	1	2	3	4	5	6	7	8
Kurzstrecke	-	-	-	/	-	-	-	-
Mittelstrecke	-	-	-	/	-	-	-	-
Untrainierte	-	-	-	/	-	-	-	-

Tabelle 4 y

Östradiol mit Pille	30' vor Belastung	1'	6' unter Belastung	12'	1' nach Belastung	5'	10'	30'
Zeitraster	1	2	3	4	5	6	7	8
Kurzstrecke	-	-	-	/	6	7	-	-
Mittelstrecke	3,6	-	-	/	-	-	-	-
Untrainierte	-	-	8	/	8	-	8	-

Tabelle 4 z

Progesteron mit Pille	30' vor Belastung	1'	6' unter Belastung	12'	1' nach Belastung	5'	10'	30'
Zeitraster	1	2	3	4	5	6	7	8
Kurzstrecke	5	-	-	/	6,7,8	-	8	-
Mittelstrecke	3,5,6	5	5	/	8	8	-	-
Untrainierte	-	-	5,6	/	6,8	8	8	-

Tabelle 4 aa

ACTH	30' vor Belastung	1'	6' unter Belastung	12'	1' nach Belastung	5'	10'	30'
Zeitraster	1	2	3	4	5	6	7	8
Marathon (w)	-	5	/	/	8,9	/	-	9
Marathon (m)	-	5,7,8	/	/	7,8,9	/	8,9	9

Anhang-Tabellen 5 a–v. U – Test (Sachs 1972) bei standardisierter Belastung zwischen den einzelnen Untersuchungsgruppen für verschiedene Zeitrasterkombinationen bei 5 %igem Signifikanzniveau. Getrennte Tabellen nach den verschiedenen Hormonen und den Zyklusphasen sowie der Einnahme hormoneller Kontrazeptiva.

Getestet wurden die einzelnen Untersuchungsgruppen gegeneinander für die Hormonveränderung zwischen z.B. Zeitraster 1 und 3 (1-3). Angegeben sind die Zeitrasterkombinationen (z.B. 1-3), bei denen im getesteten Hormon zwischen zwei Untersuchungsgruppen (z.B. Kurzstrecke gegen Untrainierte) eine Signifikanz bei 5 %iger Irrtumswahrscheinlichkeit besteht.

Zeitraster der Blutabnahmen

1 -   30 min vor Belastungsbeginn
2 -   1 min vor Belastungsbeginn
3 -   nach 6 min der Belastung
4 -   nach 12 min der Belastung
5 -   1 min nach Belastungsende
6 -   5 min nach Belastungsende
7 -   10 min nach Belastungsende
8 -   30 min nach Belastungsende
9 -   60 min nach Belastungsende

Tabelle 5 a

Prolaktin	Mittelstrecke	Langstrecke	Untrainierte	Marathon (m)
Kurzstrecke	-	-	1-3,6-8	1-5,1-8,1-9
Mittelstrecke		-	1-3,1-5,1-6, 1-7,1-8,2-5, 2-6,2-7,2-8, 3-5,3-6,3-7, 3-8,5-6,5-7, 6-8,6-9,7-8, 7-9	1-5,1-8
Langstrecke			1-3,1-5,1-6, 1-7,1-8,2-5, 2-8,3-5,3-6, 3-7,7-8	-
Untrainierte				1-5,1-7,1-8, 1-9,5-7,5-9, 7-8,7-9,8-9

Tabelle 5 b

Kortisol	Mittelstrecke	Langstrecke	Untrainierte	Marathon (m)
Kurzstrecke	-	-	1-6,2-3	1-8,5-7,5-8, 8-9
Mittelstrecke		-	1-7	1-8,5-7,5-8, 5-9,8-9
Langstrecke			2-5	-
Untrainierte				1-7,1-8,1-9, 5-7,5-8,5-9, 8-9

Tabelle 5 c

DHEA	Mittelstrecke	Langstrecke	Untrainierte	Marathon (m)
Kurzstrecke	6-9,7-9	3-8,6-8	-	1-5,1-7,1-8, 5-9,8-9
Mittelstrecke		-	7-9,8-9	1-5,1-7,1-8, 5-7,5-9,7-9, 8-9
Langstrecke			1-3,8-9	1-5,1-7,1-8, 5-7,5-8,5-9, 8-9
Untrainierte				1-5,1-7,1-8, 5-7,5-9,7-9, 8-9

Tabelle 5 d

Testosteron	Mittelstrecke	Langstrecke	Untrainierte	Marathon (m)
Kurzstrecke	1-2,2-5,2-6 2-8	7-9,8-9	2-5,2-6	1-8,5-8,7-8
Mittelstrecke		-	2-5,2-7,2-8	5-8,5-9,7-8
Langstrecke			8-9	7-8,7-9
Untrainierte				5-8,7-8

Tabelle 5 e

Freies Testosteron	Mittelstrecke	Langstrecke	Untrainierte	Marathon (m)
Kurzstrecke	2-5,2-6	3-7	-	1-8,5-8,7-8, 7-9
Mittelstrecke		3-5	2-8,6-8	1-8,5-8,7-8
Langstrecke			3-7	7-8,7-9
Untrainierte				5-8,5-9,7-8, 7-9

Tabelle 5 f

DHT	Mittelstrecke	Langstrecke	Untrainierte	Marathon (m)
Kurzstrecke	-	-	-	1-8
Mittelstrecke		-	-	-
Langstrecke			-	-
Untrainierte				1-8,5-8

Tabelle 5 g

SHBG	Mittelstrecke	Langstrecke	Untrainierte	Marathon (m)
Kurzstrecke	1-7,3-6,3-7	-	3-7,3-8	-
Mittelstrecke		-	1-2	1-7,7-8
Langstrecke			-	-
Untrainierte				-

Tabelle 5 h

FSH Follikelphase	Mittelstrecke	Langstrecke	Untrainierte	Marathon (m)
Kurzstrecke	-	1-8,5-6,5-8, 6-7	1-8,2-5,5-8, 6-7	-
Mittelstrecke		-	5-9,7-9	7-9
Langstrecke			-	-
Untrainierte				7-9

Tabelle 5 i

LH Follikelphase	Mittelstrecke	Langstrecke	Untrainierte	Marathon (m)
Kurzstrecke	6-9	3-5	1-2	5-8,7-8
Mittelstrecke		-	2-9,3-9,5-9, 6-9,7-9,8-9	-
Langstrecke			-	-
Untrainierte				1-5,1-7

Tabelle 5 j

Östradiol Follikelphase	Mittelstrecke	Langstrecke	Untrainierte
Kurzstrecke	-	1-6,2-6,7-9, 8-9	-
Mittelstrecke		3-6	-
Langstrecke			3-5,3-6

Tabelle 5 k

Progesteron Follikelphase	Mittelstrecke	Langstrecke	Untrainierte
Kurzstrecke	2-8	1-9,2-9,3-6 5-9,6-9,7-9	1-2
Mittelstrecke		2-8,2-9,6-9, 7-8	5-8
Langstrecke			2-3

Tabelle 5 l

Prolaktin mit Pille	Mittelstrecke	Untrainierte
Kurzstrecke	-	2-3
Mittelstrecke		1-6,1-7

Tabelle 5 m

Kortisol mit Pille	Mittelstrecke	Untrainierte
Kurzstrecke	-	1-7,2-7
Mittelstrecke		1-8,2-8,3-7, 3-8,5-8

Tabelle 5 n

DHEA mit Pille	Mittelstrecke	Untrainierte
Kurzstrecke	-	2-6,2-7,5-7, 7-8
Mittelstrecke		2-6,2-7,3-6, 3-7,5-6,5-7

Tabelle 5 o

Testosteron mit Pille	Mittelstrecke	Untrainierte
Kurzstrecke	3-5	-
Mittelstrecke		-

Tabelle 5 p

Freies Testo. mit Pille	Mittelstrecke	Untrainierte
Kurzstrecke	3-5	-
Mittelstrecke		3-6

Tabelle 5 q

DHT mit Pille	Mittelstrecke	Untrainierte
Kurzstrecke	7-8	-
Mittelstrecke		-

Tabelle 5 r

SHBG mit Pille	Mittelstrecke	Untrainierte
Kurzstrecke	-	-
Mittelstrecke		-

Tabelle 5 s

FSH mit Pille	Mittelstrecke	Untrainierte
Kurzstrecke	-	-
Mittelstrecke		-

Tabelle 5 t

LH mit Pille	Mittelstrecke	Untrainierte
Kurzstrecke	-	-
Mittelstrecke		-

Tabelle 5 u

Östradiol mit Pille	Mittelstrecke	Untrainierte
Kurzstrecke	5-6	7-8
Mittelstrecke		-

Tabelle 5 v

Progesteron mit Pille	Mittelstrecke	Untrainierte
Kurzstrecke	-	-
Mittelstrecke		-

Anhang-Tabellen 6 a-f. U - Test (Sachs 1972) bei standardisierter Belastung zwischen den einzelnen Untersuchungsgruppen für die Flächen unter den Hormonkurven bei 5 %igem Signifikanzniveau. Getrennte Tabellen nach betragsmäßigem Unterschied und Zyklusphasen sowie der Einnahme hormoneller Kontrazeptiva.

Getestet wurden die einzelnen Untersuchungsgruppen gegeneinander für Fläche I (ab 1 min vor Belastungsbeginn bis 60 min nach Belastungsende) und Fläche II (ab 1 min nach Belastungsende bis 60 min nach Belastungsende). Angegeben sind jene Hormone, bei denen für die Flächenunterschiede eine Signifikanz bei 5 %iger Irrtumswahrscheinlichkeit besteht. Hormonangaben mit * weisen eine negative Fläche auf.

Tabelle 6 a

Ohne Pille		Mittelstrecke	Langstrecke	Untrainierte	Marathon (w)	Marathon (m)
Kurzstrecke	I	FSH*	-	Prl	-	-
	II	-	FSH*	-	-	-
Mittelstrecke	I		-	Prl,Kort,LH	-	Prl
	II		-	Prl,Kort,LH	-	Prl
Langstrecke	I			Prl	DHEA	Prl
	II			Prl	DHEA	Prl
Untrainierte	I				-	-
	II				-	-
Marathon (w)	I					FSH*
	II					FSH*

Tabelle 6 b

Ohne Pille		Mittelstrecke	Langstrecke	Untrainierte	Marathon (w)	Marathon (m)
Kurzstrecke	I	-	-	-	-	-
	II	-	-	-	-	-
Mittelstrecke	I		-	-	FSH*	-
	II		-	-	FSH*	-
Langstrecke	I			-	FSH*	-
	II			-	FSH*	-
Untrainierte	I				Kort,FSH*	Prl,Kort
	II				Kort,FSH*	Kort
Marathon (w)	I					-
	II					-

Tabelle 6 c

Follikelphase		Mittelstrecke	Langstrecke	Untrainierte	Marathon (w)
Kurzstrecke	I	-	-	-	-
	II	-	-	-	-
Mittelstrecke	I		-	-	-
	II		-	-	-
Langstrecke	I			-	-
	II			-	-
Untrainierte	I				-
	II				-

Unter dem genannten ( ) Vorzeichen in der Follikelphase keine Flächenunterschiede der zyklusabhängigen Hormone FSH, LH, E_2 und Prog (s. jedoch a, b und d)

Tabelle 6 d

Follikelphase		Mittelstrecke	Langstrecke	Untrainierte	Marathon (w)
Kurzstrecke	I	-	-	-	-
	II	-	-	-	-
Mittelstrecke	I		-	-	FSH*
	II		-	-	FSH*
Langstrecke	I			FSH*	FSH*,Prog
	II			-	-
Untrainierte	I				-
	II				FSH*

Tabelle 6 e

Mit Pille		Mittelstrecke	Untrainierte
Kurzstrecke	I	-	DHEA
	II	-	DHEA
Mittelstrecke	I		Kort,DHEA
	II		DHEA

Tabelle 6 f

Mit Pille		Mittelstrecke	Untrainierte
Kurzstrecke	I	-	-
	II	-	-
Mittelstrecke	I		-
	II		-

Anhang-Tabelle 7. Anamnestische und klinische Daten [$\tilde{x}$ (ABW) oder Einzelwerte] von 17 Frauen unter hormonaler Kontrazeption mit standardisierter Belastung

Disziplin	n	Alter (J.)	Gewicht (kg)	Größe (cm)	Subk. Fett (%)	Sport seit Jahren	Trainingsstunden pro Woche	Trainingseinheiten pro Woche	Vitalkapazität (l/min)	Tiffeneau-Test (%)
Kurzstrecke	5	20(2,0)	54(1,5)	167(3,5)	9(1,0)	7(1,0)	11(1,0)	6(1,0)	4,1(0,1)	95(2,3)
Mittelstrecke	5	21(1,0)	54(0,5)	170(2,0)	11(1,5)	5(3,0)	10(1,0)	5(0,5)	4,2(0,2)	85(4,0)
Wurf	2	30/24	75/80	166/181	36/22	13/12	5/14	3/7	4,1/6,0	89/77
Marathon	1	38	51	157	13	3	5	4	3,7	83
Untrainierte	4	24(2,0)	60(4,8)	165(7,0)	22(4,3)	-	-	-	3,8(0,4)	86(5,6)

Anhang-Tabelle 8. Herzfrequenz-, Laktat- und pH-Veränderungen [$\tilde{x}$ (ABW) oder Einzelwerte] von 17 Frauen unter hormonaler Kontrazeption bei standardisierter Belastung

Disziplin	n	Belastungsdauer (min)	HF max.	Δ HF	HF +1'	HF +3'	HF +5'	Δ Laktat (mmol/l)	pH min	Grad der Ausbel. (%)
					nach Belastung					
Kurzstrecke	5	10(1,0)	197(5,0)	128(9,0)	160(13,0)	110(5,0)	100(5,0)	7,8(1,0)	7,20(0,15)	90(2,0)
Mittelstrecke	5	11(1,5)	190(5,0)	121(9,0)	165(2,0)	118(1,0)	111(5,0)	8,3(0,5)	7,21(0,15)	90(5,0)
Wurf	2	8/16	197/184	110/106	155/156	125/102	115/94	5,8/4,3	7,29/7,27	80/70
Marathon (Frauen)	1	13	182	131	151	103	90	10,3	7,27	90
Untrainierte	4	9(3,0)	184(18)	95(9,0)	171(17,0)	141(23,0)	121(27,0)	10,9(1,9)	7,23(0,08)	90(7,5)

Anhang-Tabellen 9 a-l. Wilcoxon-Test (Weber 1972) bei qualitativ differenzierter Belastung (Marathonlauf) zwischen den einzelnen Belastungsstufen innerhalb verschiedener Untersuchungsgruppen bei 5 %igem Signifikanzniveau. Getrennte Tabellen nach den verschiedenen Hormonen und Zyklusphasen.

Getestet wurden das Zeitraster 1 gegen 3 bis 9 (Zeitraster s. unten) bzw. 3 gegen 4 bis 9 etc. Unter den Untersuchungsgruppen (Marathon-Frauen und -Männer) sind die Zeitraster angegeben, für die eine Signifikanz bei 5 %iger Irrtumswahrscheinlichkeit besteht. Bei fehlender Signifikanz einzelner Zeitraster zueinander fehlt die Angabe des Zeitrasters, bei fehlender Signifikanz zwischen zwei Zeitrastern erfolgt die Angabe "-".

Zeitraster der Blutabnahme

1 - 30 min vor Belastungsbeginn [1]
2 - 1 min vor Belastungsbeginn [1]
3 - nach 40 min der Belastung
4 - nach 120 min der Belastung
5 - 1 min nach Belastungsende [1]
6 - 5 min nach Belastungsende [1]
7 - 10 min nach Belastungsende
8 - 30 min nach Belastungsende
9 - 60 min nach Belastungsende

[1] Beim Marathonlauf erfolgte zu diesem Zeitpunkt keine Blutabnahme

Tabelle 9 a

β-Endor-phine	30' vor Belastung	40' unter Belastung	120'	1' nach Belastung	10'	30'
Zeitraster	1	3	4	5	7	8
Marathon (w)	5	5,7	5	7,9	9	-
Marathon (m)	4,5,7,8,9	4,5,7,8,9	5,7,8	8,9	9	9

Tabelle 9 b

Prolaktin	30' vor Belastung	40' unter Belastung	120'	1' nach Belastung	10'	30'
Zeitraster	1	3	4	5	7	8
Marathon (w)	3,4,5,7,8,9	-	-	8,9	9	9
Marathon (m)	3,4,5,7,8,9	4,5,7,8,9	5,7,8	9	9	9

Tabelle 9 c

Kortisol	30' vor Belastung	40' unter Belastung	120'	1' nach Belastung	10'	30'
Zeitraster	1	3	4	5	7	8
Marathon (w)	4,5,7,8,9	5,7,8,9	5,7	-	-	-
Marathon (m)	4,5,7,8,9	4,5,7,8,9	5,7,8,9	-	-	-

Tabelle 9 d

DHEA	30' vor Belastung	40' unter Belastung	120'	1' nach Belastung	10'	30'
Zeitraster	1	3	4	5	7	8
Marathon (w)	4,7,8	7,8	-	-	-	-
Marathon (m)	3,4,5,7,8,9	4,5,7,8,9,	5,7,8,9	7	-	-

Tabelle 9 e

Testosteron	30' vor Belastung	40' unter Belastung	120'	1' nach Belastung	10'	30'
Zeitraster	1	3	4	5	7	8
Marathon (w)	5,9	8,9	8,9	-	-	-
Marathon (m)	3,8,9	5,7,8,9	5,7,8,9	9	9	9

Tabelle 9 f

Freies Testosteron	30' vor Belastung	40' unter Belastung	120'	1' nach Belastung	10'	30'
Zeitraster	1	3	4	5	7	8
Marathon (w)	7	-	-	-	9	-
Marathon (m)	3,9	5,8,9	-	9	8,9	9

Tabelle 9 g

DHT	30' vor Belastung	40' unter Belastung	120'	1' nach Belastung	10'	30'
Zeitraster	1	3	4	5	7	8
Marathon (w)	-	-	-	-	-	-
Marathon (m)	3	7,8,9	7,8,9	7,8,9	9	-

Tabelle 9 h

SHBG	30' vor Belastung	40' unter Belastung	120'	1' nach Belastung	10'	30'
Zeitraster	1	3	4	5	7	8
Marathon (w)	3	-	-	-	-	-
Marathon (m)	3,4,5,7	-	7,8,9	7,8,9	-	-

Tabelle 9 i

FSH Follikelphase	30' vor Belastung	40' unter Belastung	120'	1' nach Belastung	10'	30'
Zeitraster	1	3	4	5	7	8
Marathon (w)	-	-	-	-	-	-
Marathon (m)	3	8,9	8,9	-	-	-

Tabelle 9 j

LH Follikelphase	30' vor Belastung	40' unter Belastung	120'	1' nach Belastung	10'	30'
Zeitraster	1	3	4	5	7	8
Marathon (w)	-	-	-	-	-	-
Marathon (m)	4,5,7,8	5	5	-	-	-

Tabelle 9 k

E_2 Follikelphase	30' vor Belastung	40' unter Belastung	120'	1' nach Belastung	10'	30'
Zeitraster	1	3	4	5	7	8
Marathon (w)	3,4	-	9	-	-	-

Tabelle 9 l

Progesteron Follikelphase	30' vor Belastung	40' unter Belastung	120'	1' nach Belastung	10'	30'
Zeitraster	1	3	4	5	7	8
Marathon (w)	-	-	-	-	-	-

Anhang-Tabellen 10 u. b. U-Test (Sachs 1972) bei qualitativ differenzierter Belastung zwischen den einzelnen Untersuchungsgruppen für die Flächen unter den Hormonkurven bei 5 %igem Signifikanzniveau. Getrennte Tabellen je nach betragsmäßigem Unterschied.

Getestet wurden die einzelnen Untersuchungsgruppen gegeneinander für die Fläche II (ab 1 min nach Belastungsende bis 60 min nach Belastungsende). Angegeben sind jene Hormone, bei denen für die Flächenunterschiede eine Signifikanz bei 5 %iger Irrtumswahrscheinlichkeit.

Tabelle 10 a

	Lauf (Gesamt)	Marathon (w)	Marathon (m)	Wurf mit Pille
Kurzstrecke	-	-	T	Prl
Lauf (Gesamt)		-	F.T	Prl
Marathon (w)			T, F.T	Prl,Kort
Marathon (m)				Prl,Kort DHEA

Tabelle 10 b

	Lauf (Gesamt)	Marathon (w)	Marathon (m)	Wurf mit Pille
Kurzstrecke	-	Kort	Kort,LH	Kort
Lauf (Gesamt)		Kort	Prl,Kort,LH	Kort
Marathon (w)			-	-
Marathon (m)				-

Anhang-Tabellen 11 a-h. Korrelationen zwischen verschiedenen Hormonen auf dem 5%- und 1%-Signifikanzniveau zu den verschiedenen Zeitpunkten der Blutabnahmen innerhalb der untersuchten Gruppen bei der standardisierten Belastung. Die Zahlen in den Tabellen (s. Zeitraster für Korrelationstabellen) geben die Zeitpunkte positiver oder negativer* Korrelationen an.

Zeitraster für Korrelationstabellen

1 - 30 min vor Belastungsbeginn
2 - 1 min vor Belastungsbeginn
3 - nach 6 min der Belastung
4 - nach 12 min der Belastung
5 - 1 min nach Belastungsende
6 - 5 min nach Belastungsende
7 - 10 min nach Belastungsende
8 - 30 min nach Belastungsende
9 - 60 min nach Belastungsende

Tabelle 11 a. Hochleistungssportlerinnen

		Kortisol	Testosteron	Fr.Testo.	DHT	DHEA
Prolaktin	5%	-	-	-	-	-
	1%	-	-	-	-	-
Kortisol	5%	-	-	-	-	1,2,9
	1%	-	-	-	-	5
Testosteron	5%		-	-	3,8	5,6
	1%		1,2,3,5,6,7,8,9	-	-	1,2,3,7,8,9

Tabelle 11 b. Untrainierte

		Kortisol	Testosteron	Fr.Testo.	DHT	DHEA
Prolaktin	5%	-	-	5,8	9	2,5,8
	1%	-	7	6,7	6,7	6,7
Kortisol	5%	7,8	-		7	8,9
	1%	-	-		1	1,6,7
Testosteron	5%		-		2,3.5	3,5
	1%		1,2,3,5,6,7,8,9		6,7,8,9	6,7,8,9

Tabelle 11 c. Marathon-Männer

		Kortisol	Testosteron	Fr.Testo.	DHT	DHEA
Prolaktin	5%	-	9	-	7	-
	1%	-	-	-	-	-
Kortisol	5%	-	-	-	-
	1%	-	-	-	7
Testosteron	5%		-		-	9
	1%		1,5,7,8,9		1,5,8,9	-

Tabelle 11 d. Hochleistungssportlerinnen mit hormonaler Kontrazeption

		Kortisol	Testosteron	Fr.Testo.	DHT	DHEA
Prolaktin	5%	-	-	-	-	-
	1%	-	5*	5*	-	-
Kortisol	5%	-	-		-	2,5
	1%	2,7	-		-	-
Testosteron	5%		-	-	2,6	-
	1%		1,2,3,5,6,7, 8,9	-	1	-

Tabelle 11 e. Hochleistungssportlerinnen/Follikelphase

		FSH	E_2	Progesteron
LH	5%	-	3	3
	1%	9	-	8,9
FSH	5%		-	2
	1%		-	9
E_2	5%			-
	1%			-

Tabelle 11 f. Untrainierte/Follikelphase

		FSH	E_2	Progesteron
LH	5%	-	-	-
	1%	-	-	-
FSH	5%		1*,2*,5*,7*,9*	-
	1%		6*	-
E_2	5%			-
	1%			-

Tabelle 11 g. Marathon-Männer

		FSH
LH	5%	8
	1%	5

Tabelle 11 h. Hochleistungssportlerinnen mit hormonaler Kontrazeption

		FSH	E_2	Progesteron
LH	5%	7	-	3,9
	1%	-	-	-
FSH	5%		2,7,8	-
	1%		5,6	-
E_2	5%			3*
	1%			-

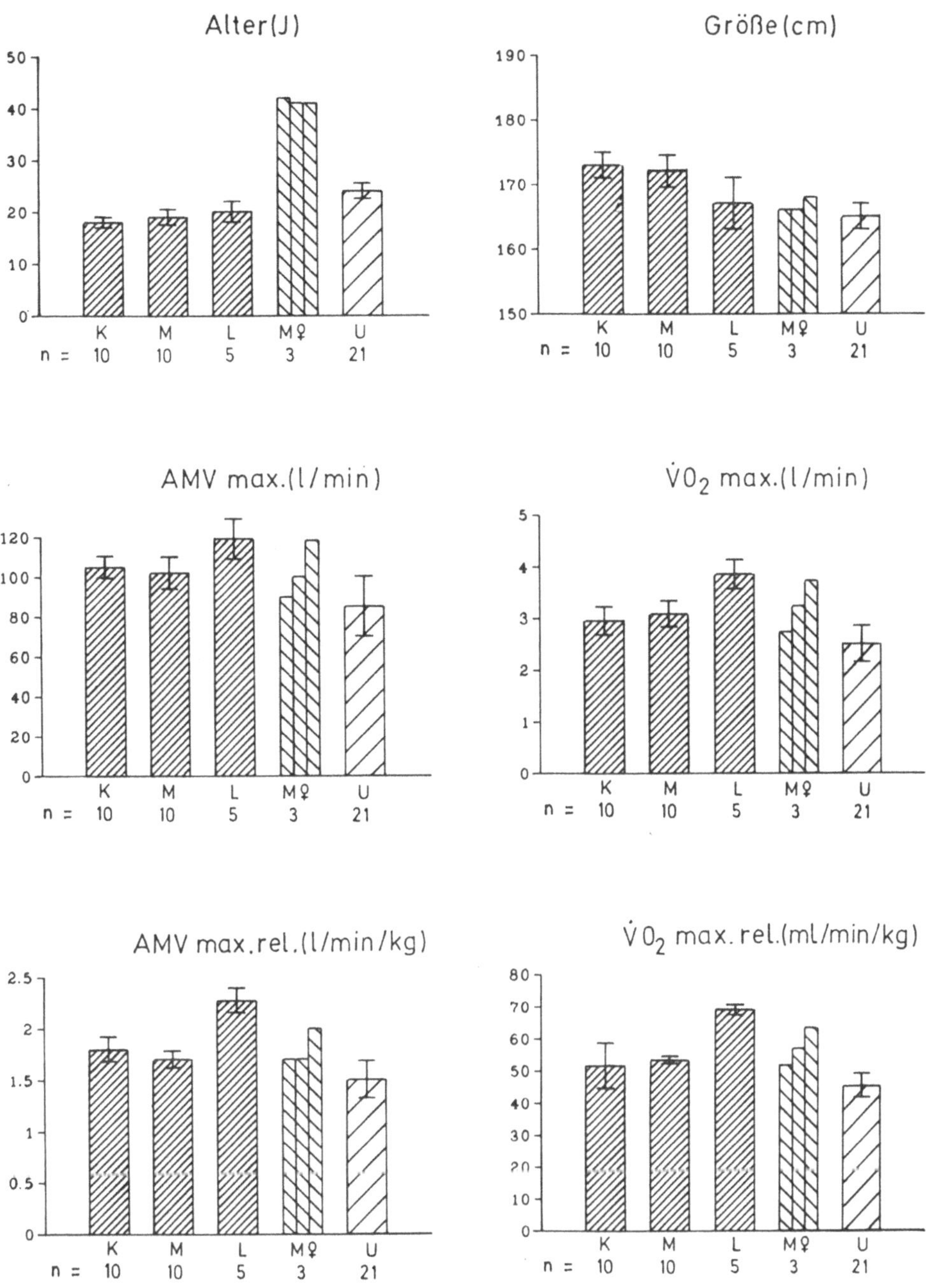

Anhang-Abb. 1. Alter, Größe und aerobe Kapazität [$\bar{x}$ (ABW) oder Einzelwerte] bei 49 standardisierten Belastungen, ohne hormonale Kontrazeption

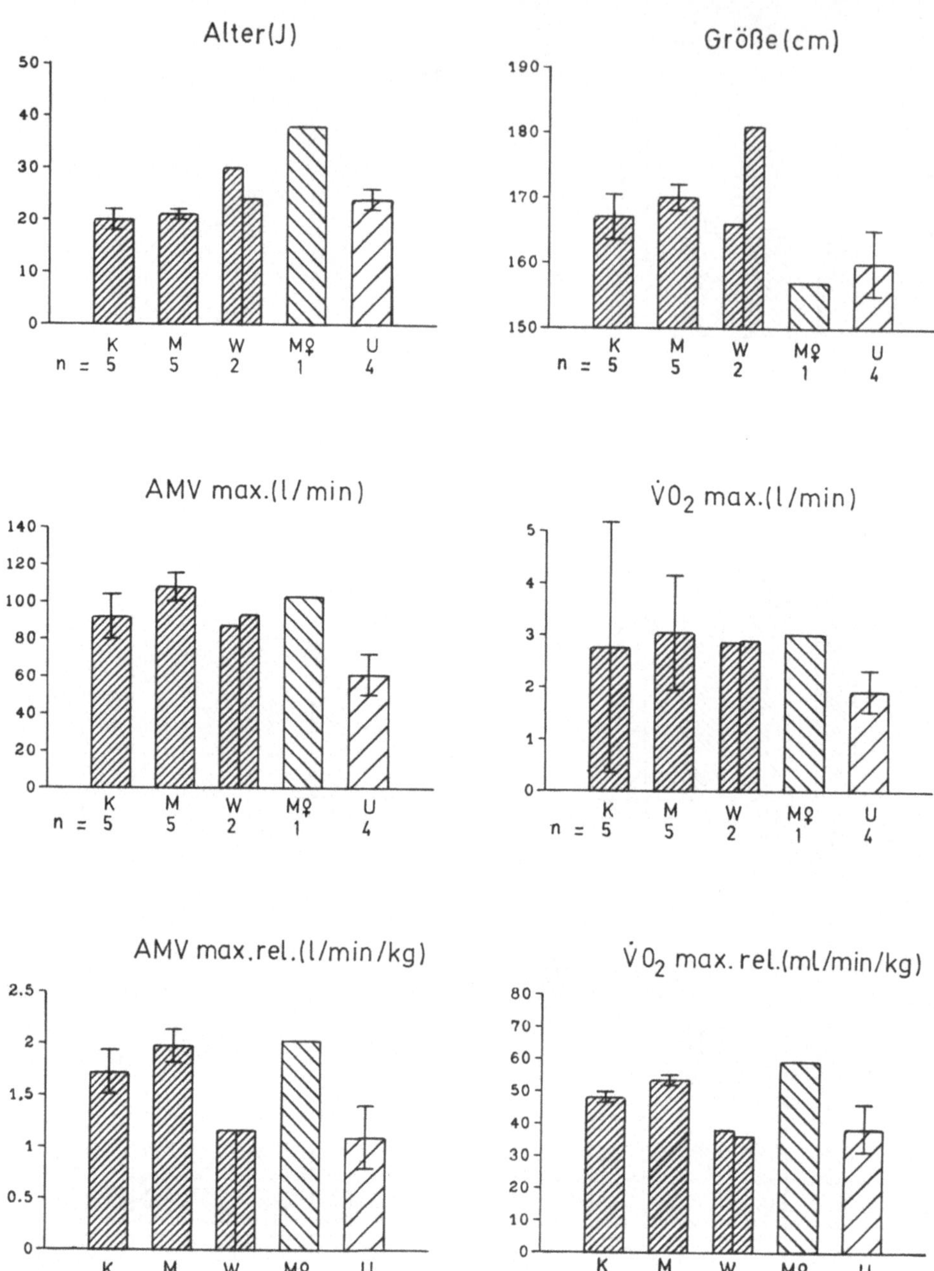

Anhang-Abb. 2. Alter, Größe und aerobe Kapazität [x̃ (ABW) oder Einzelwerte] bei 17 standardisierten Belastungen mit hormonaler Kontrazeption

140

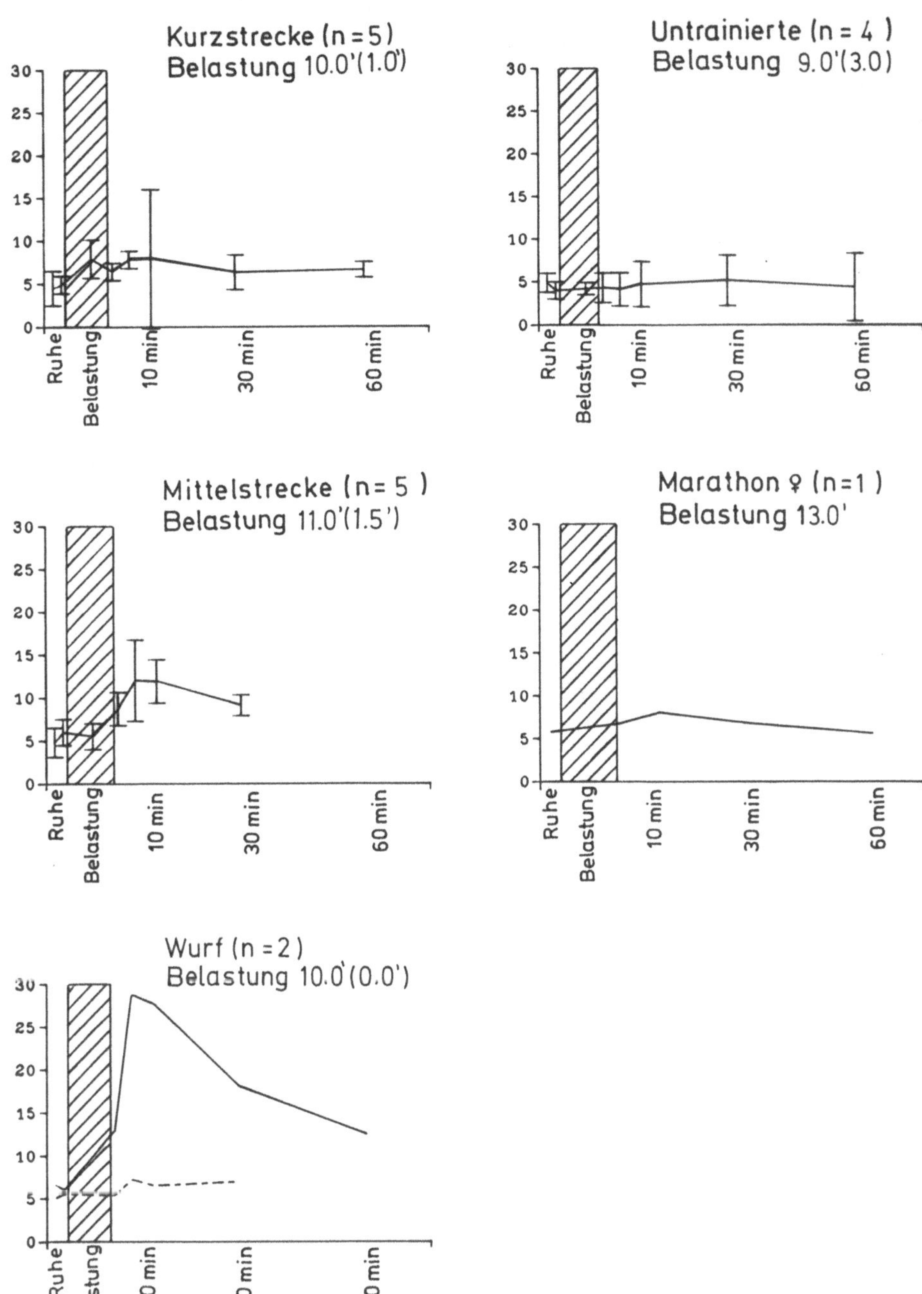

Anhang-Abb. 3. Prolaktin $[\text{ng/ml}, \tilde{x}\,(\text{ABW})]$ bei standardisierter Belastung mit hormonaler Kontrazeption

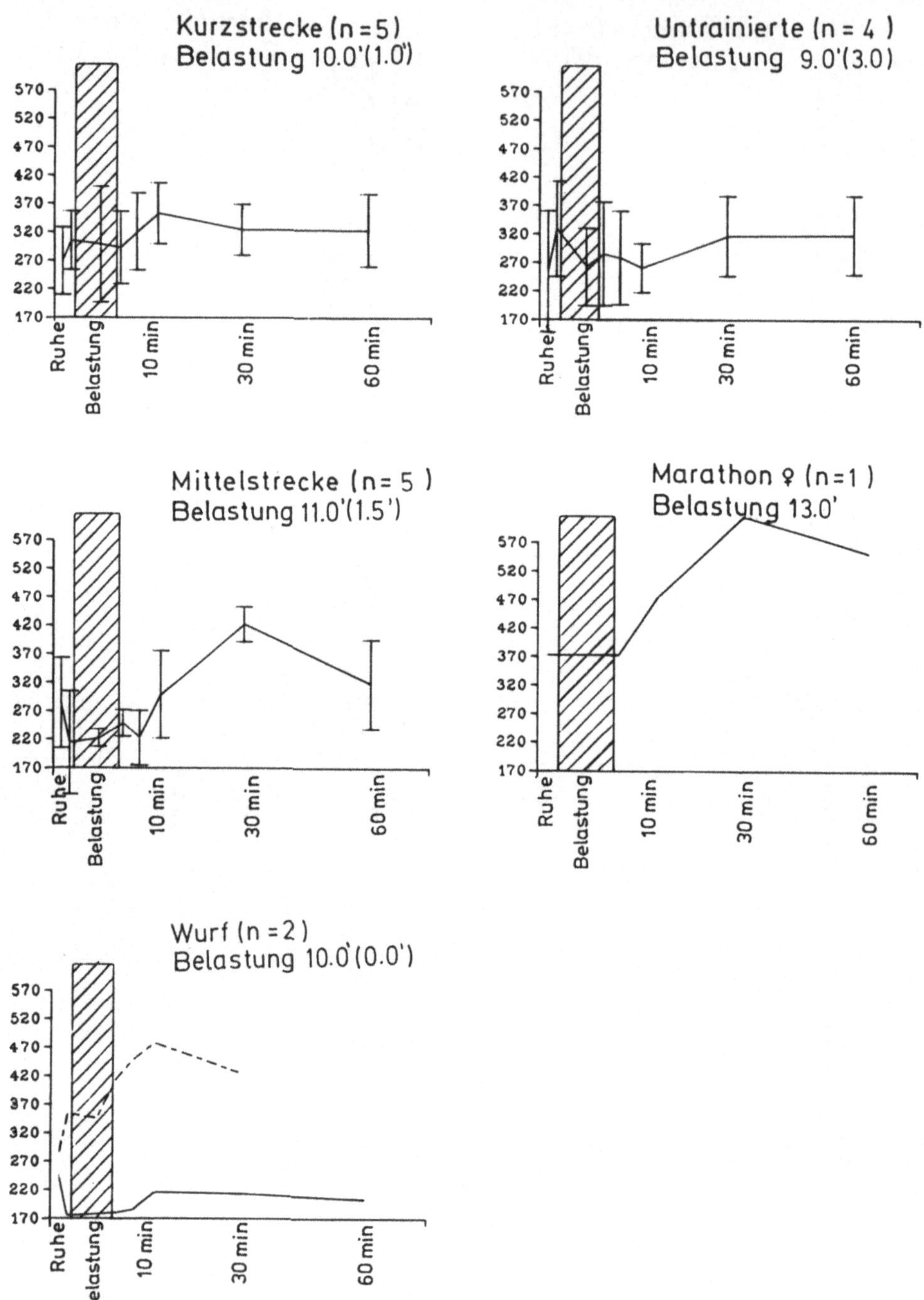

Anhang-Abb. 4. Kortisol $\left[\text{ng/ml}, \bar{x}\,(\text{ABW})\right]$ bei standardisierter Belastung mit hormonaler Kontrazeption

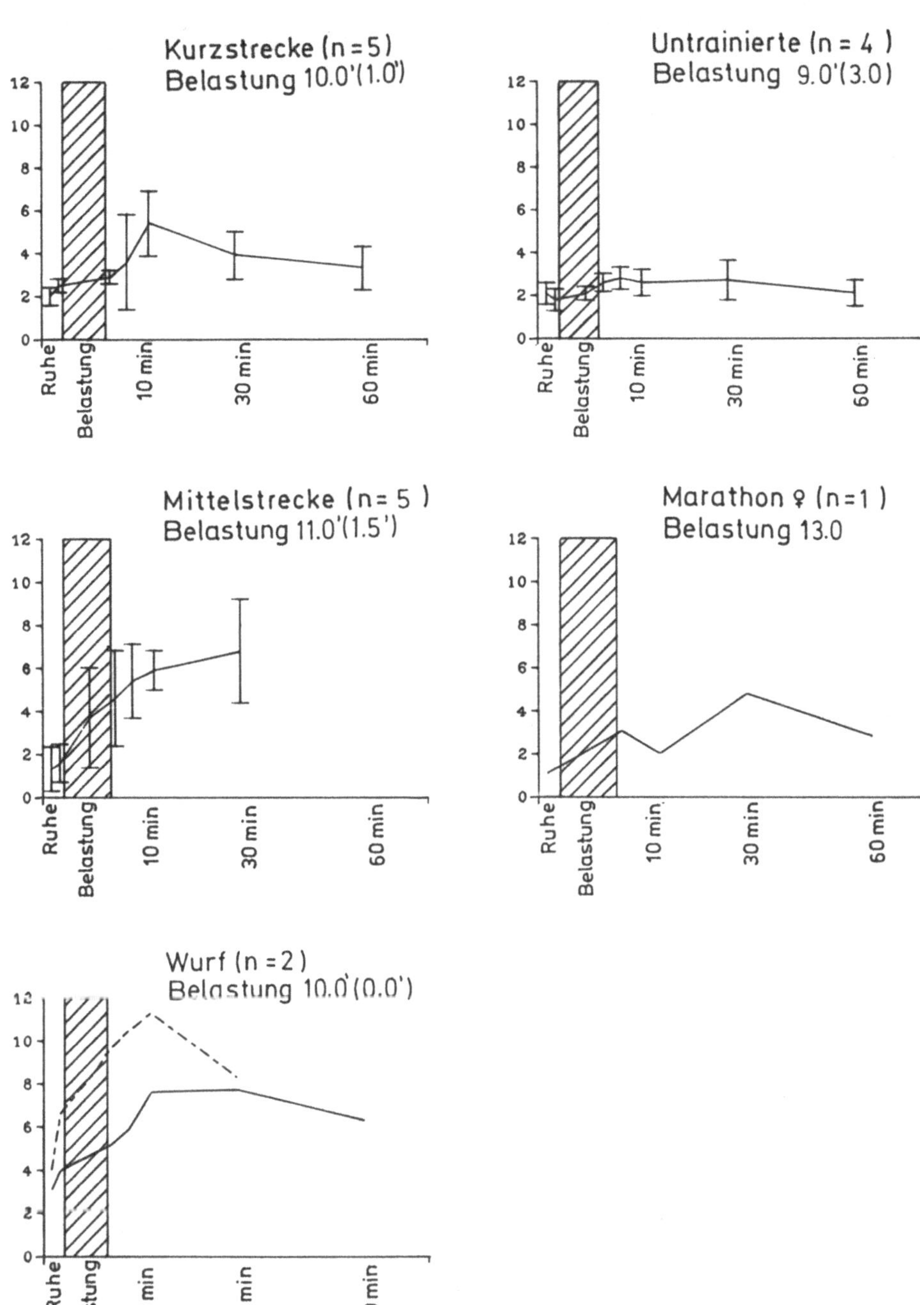

Anhang-Abb. 5. DHEA $\left[\text{ng/ml.}\ \tilde{x}\,(\text{ABW})\right]$ bei standardisierter Belastung mit hormonaler Kontrazeption

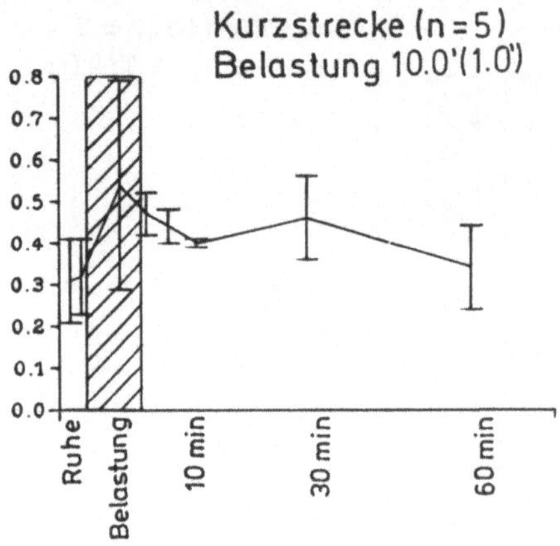

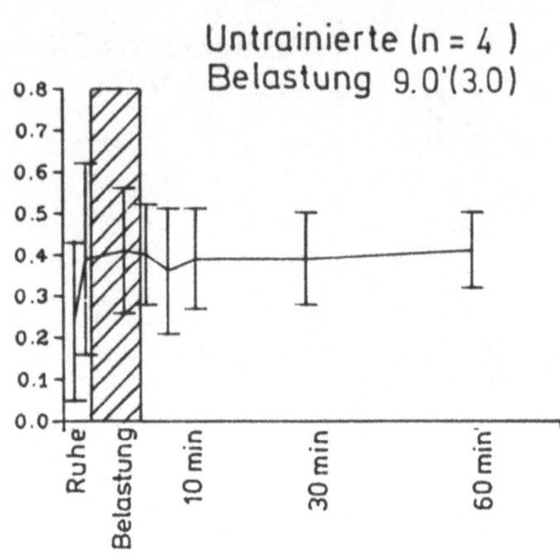

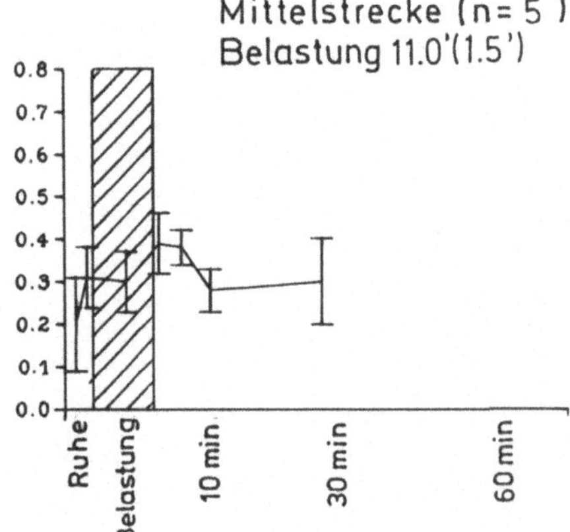

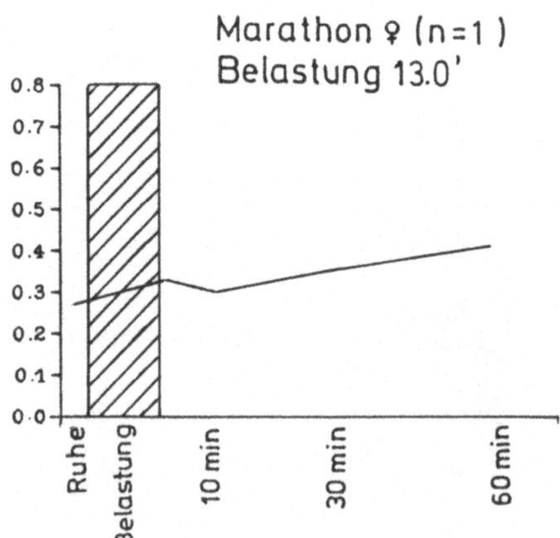

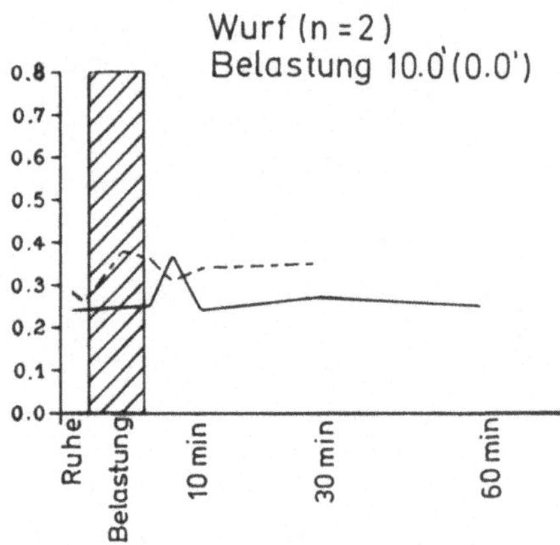

Anhang-Abb. 6. Testosteron $[\mathrm{ng/ml}, \tilde{x}\,(\mathrm{ABW})]$ bei standardisierter Belastung mit hormonaler Kontrazeption

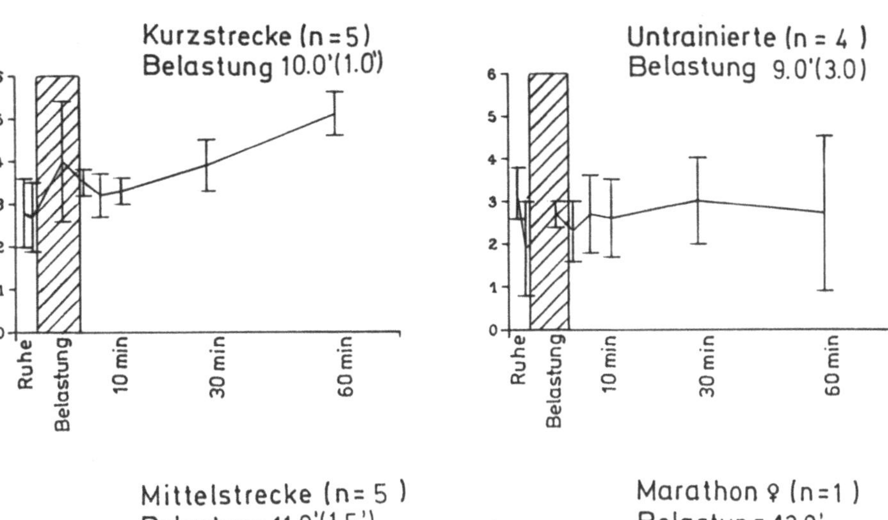

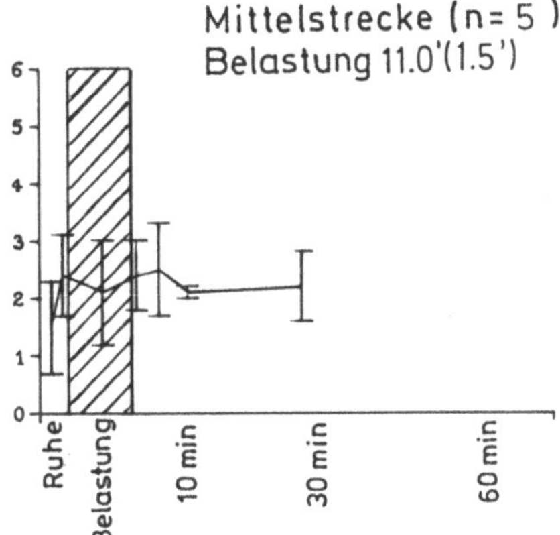

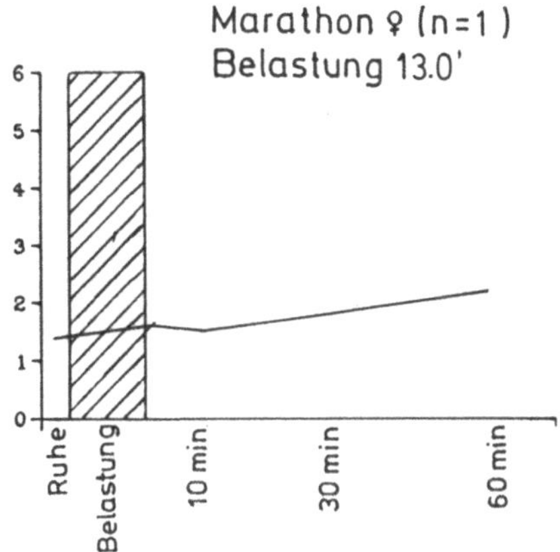

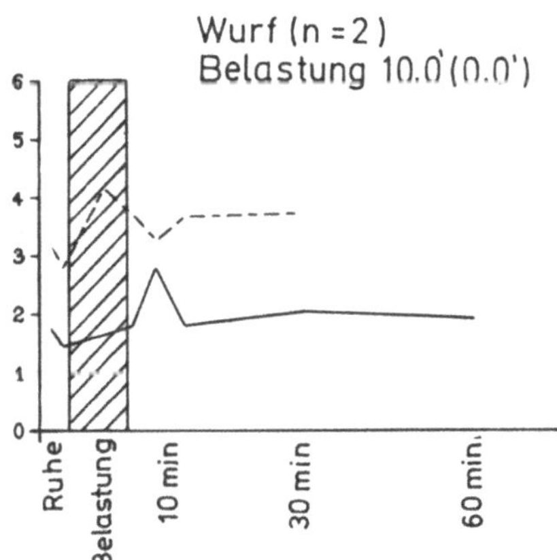

Anhang-Abb. 7. Freies Testosteron $[\text{pg/ml. } \tilde{x}\,(\text{ABW})]$ bei standardisierter Belastung mit hormonaler Kontrazeption

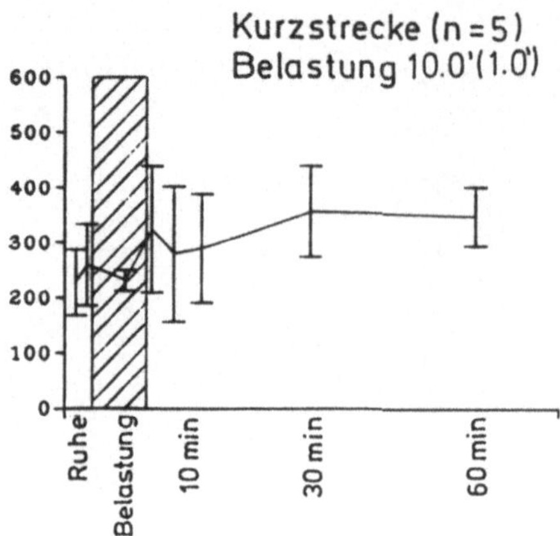

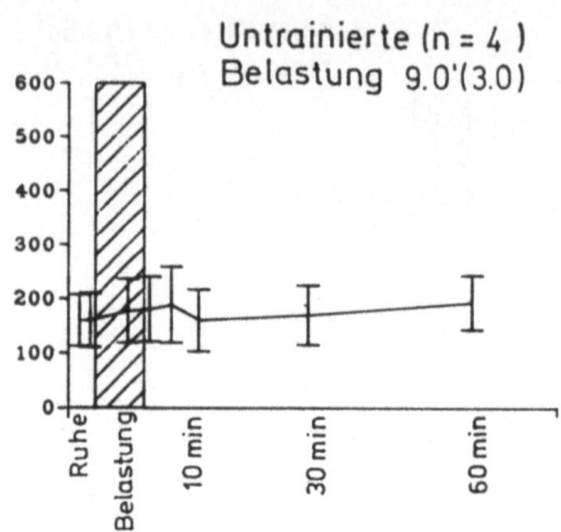

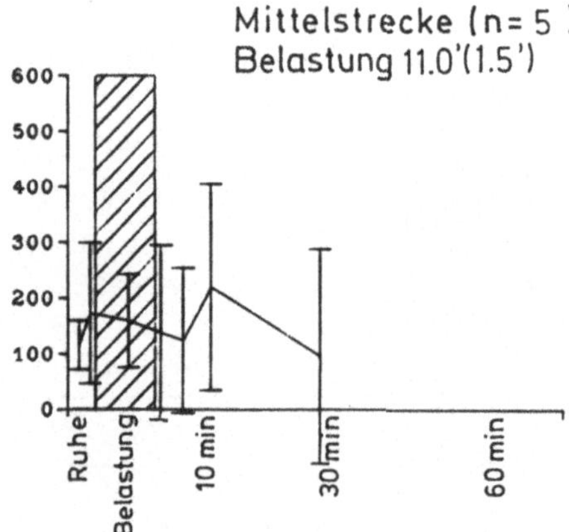

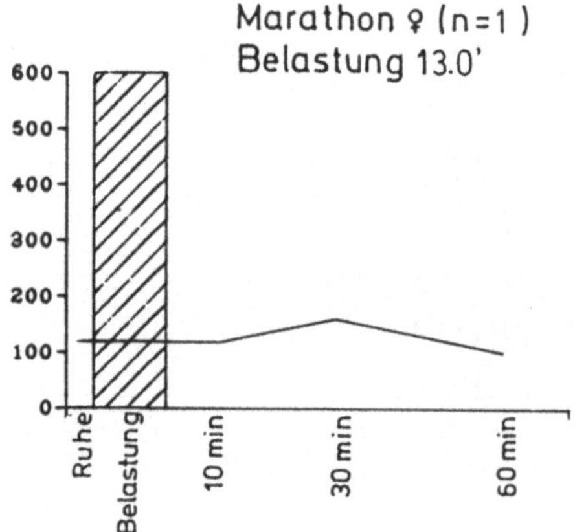

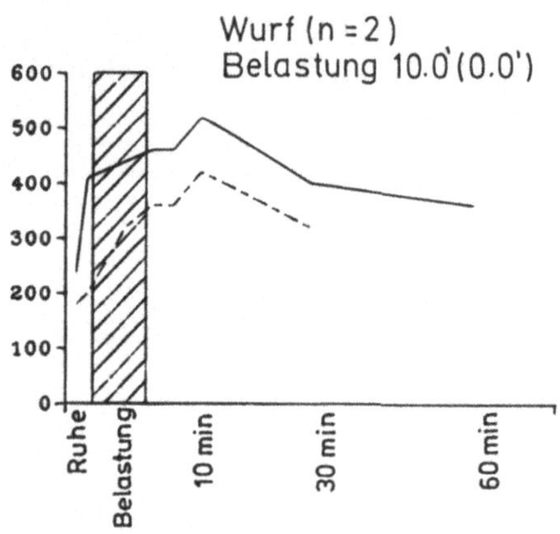

Anhang-Abb. 8. DHT $[$ pg/ml, $\bar{x}$ (ABW)$]$ bei standardisierter Belastung mit hormonaler Kontrazeption

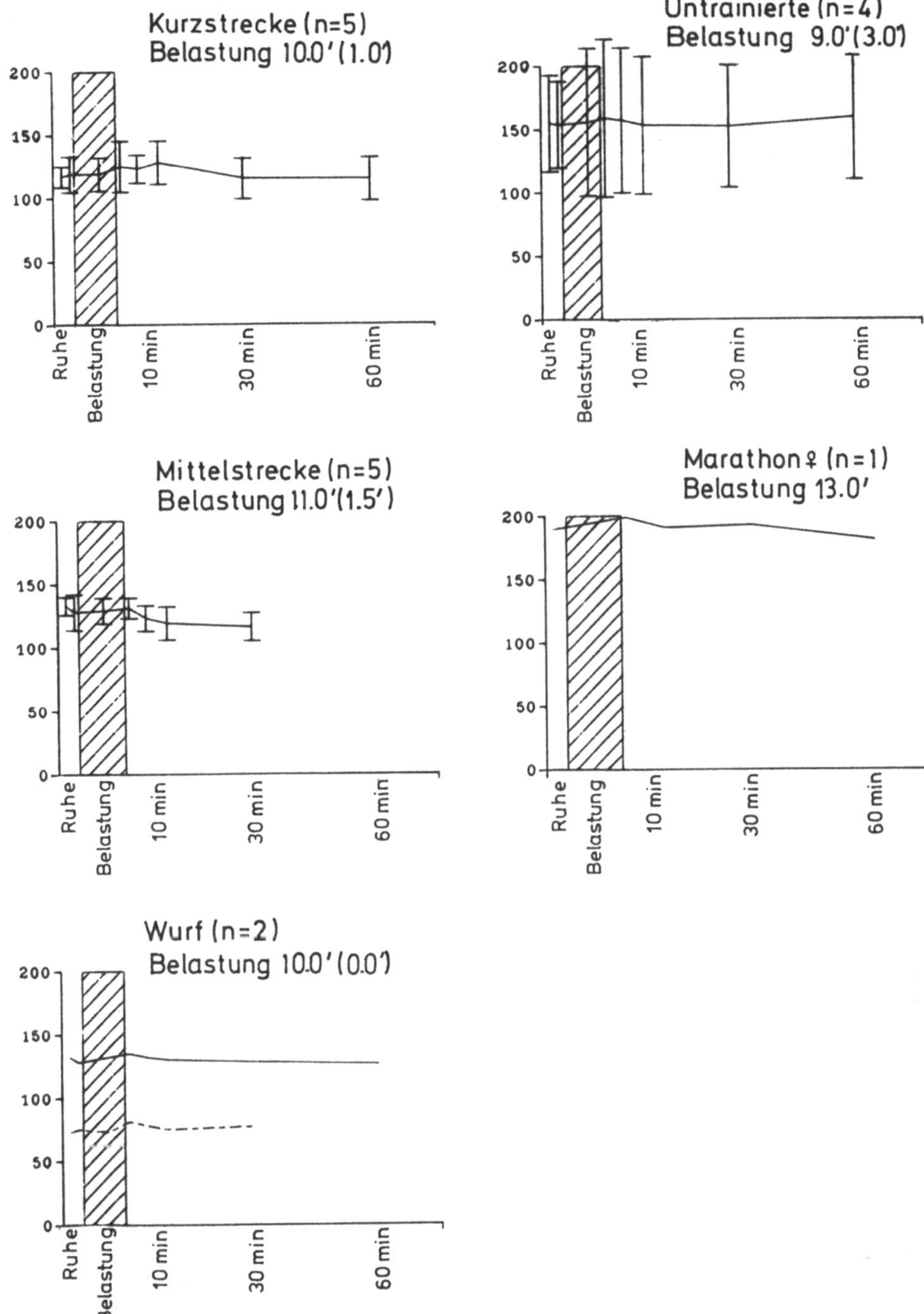

Anhang-Abb. 9. SHBG $[\text{nmol/l}, \tilde{x}\,(\text{ABW})]$ bei standardisierter Belastung mit hormonaler Kontrazeption

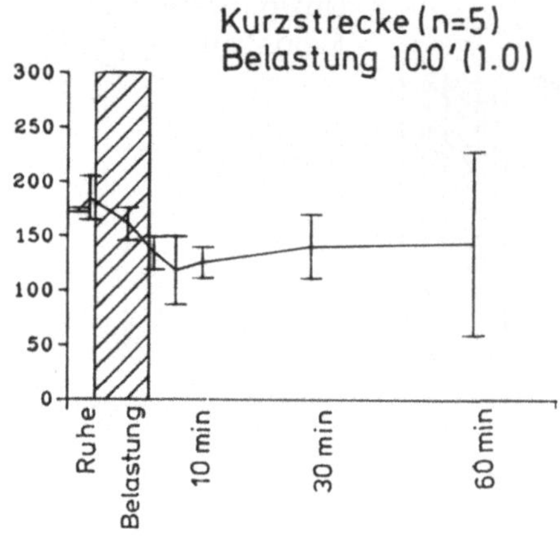

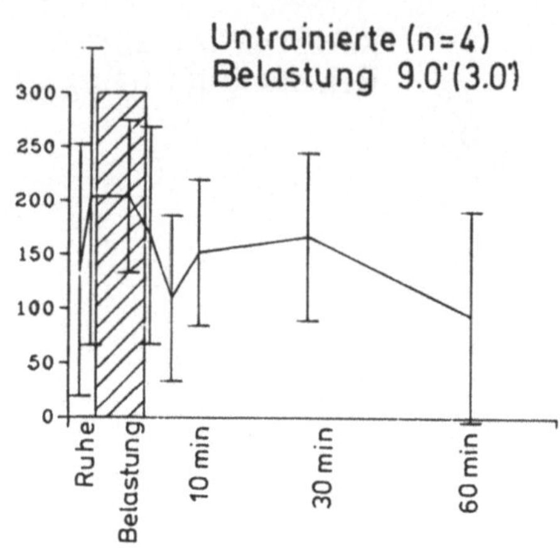

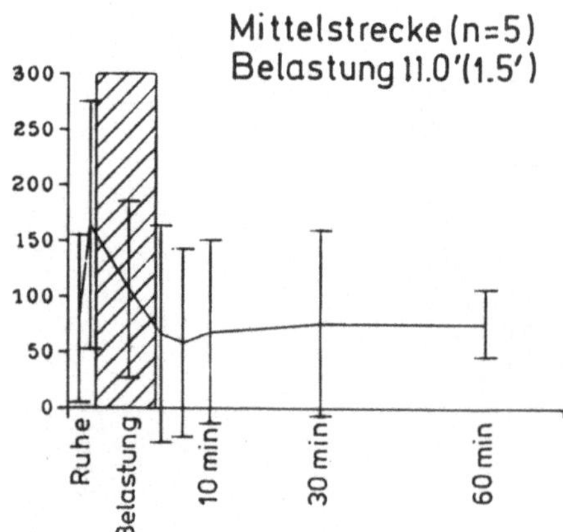

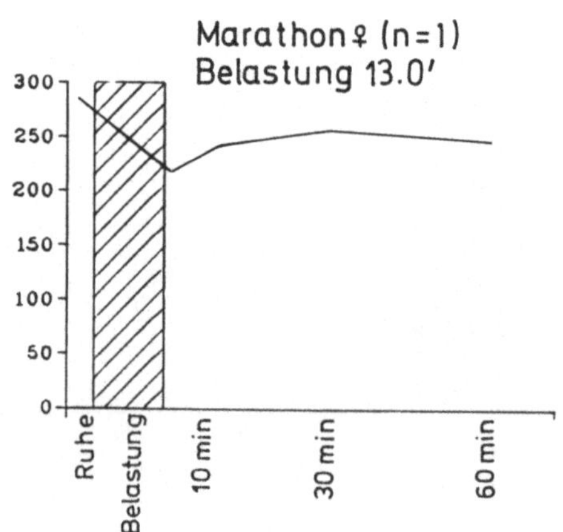

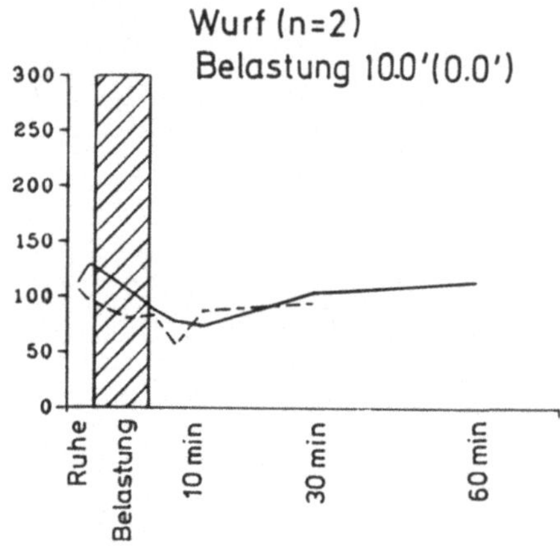

Anhang-Abb. 10. FSH $\left[\text{ng/ml. } \tilde{x}\,(\text{ABW})\right]$ bei standardisierter Belastung mit hormonaler Kontrazeption

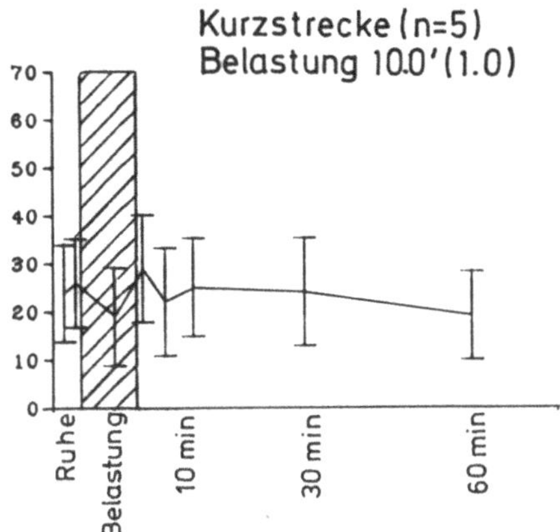

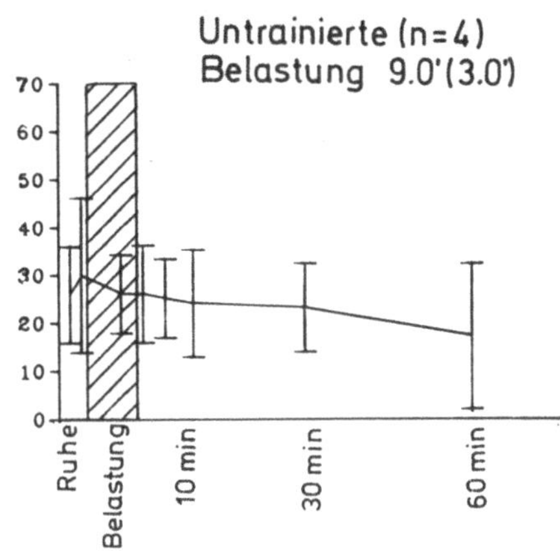

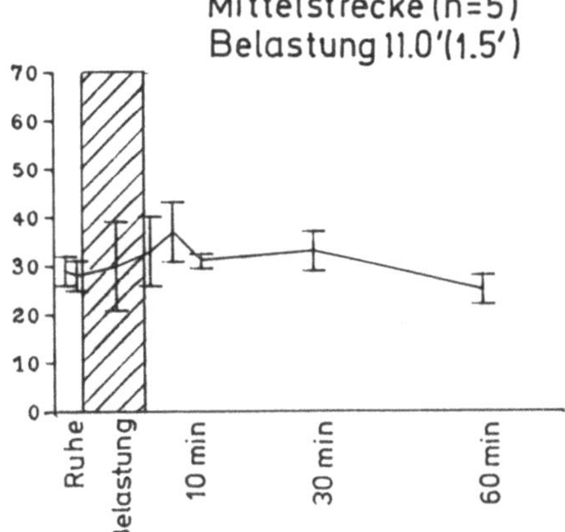

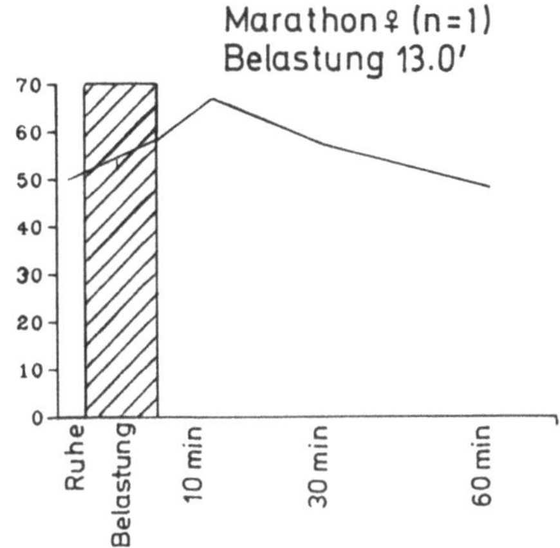

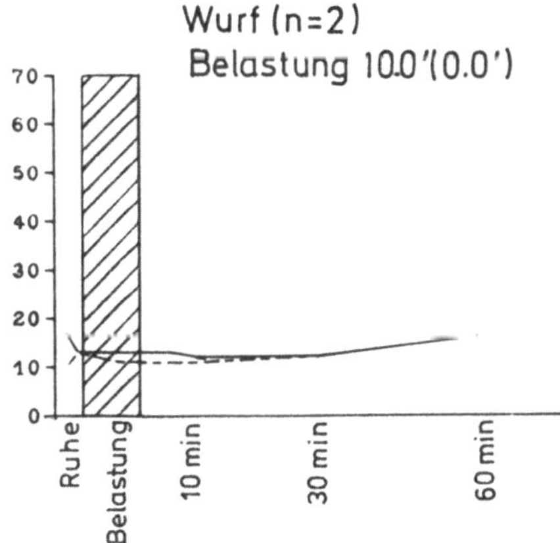

Anhang-Abb. 11. LH $[\text{ng/ml}, \tilde{x}(\text{ABW})]$ bei standardisierter Belastung mit hormonaler Kontrazeption

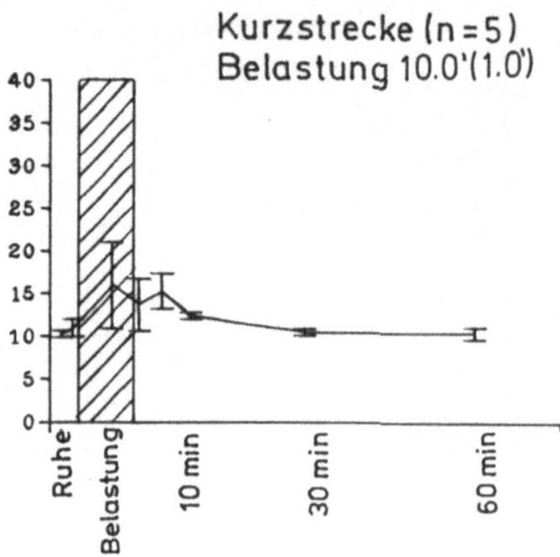

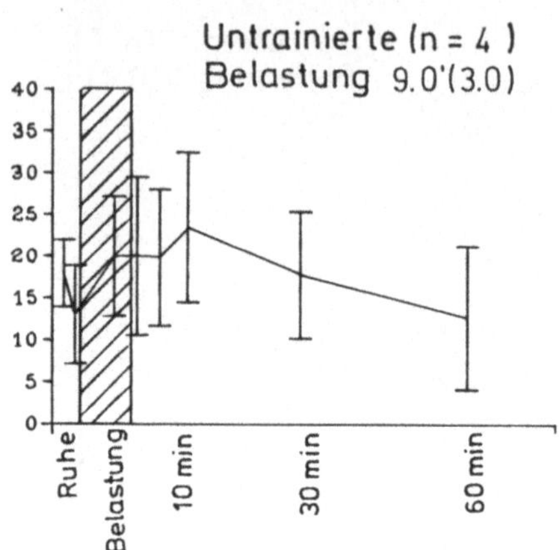

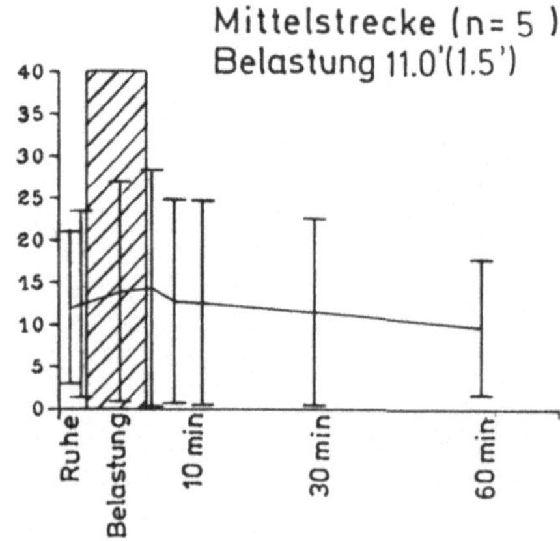

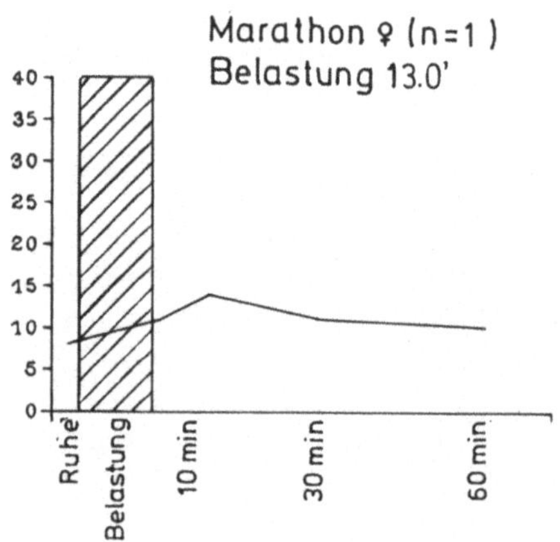

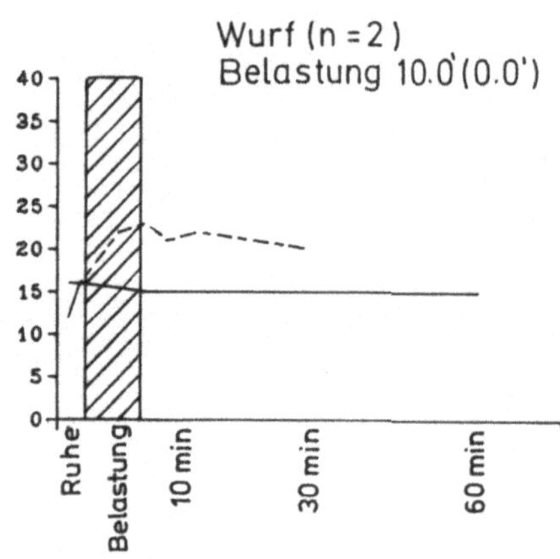

Anhang-Abb. 12. Östradiol $[$pg/ml, $\tilde{x}$ (ABW)$]$ bei standardisierter Belastung mit hormonaler Kontrazeption

150

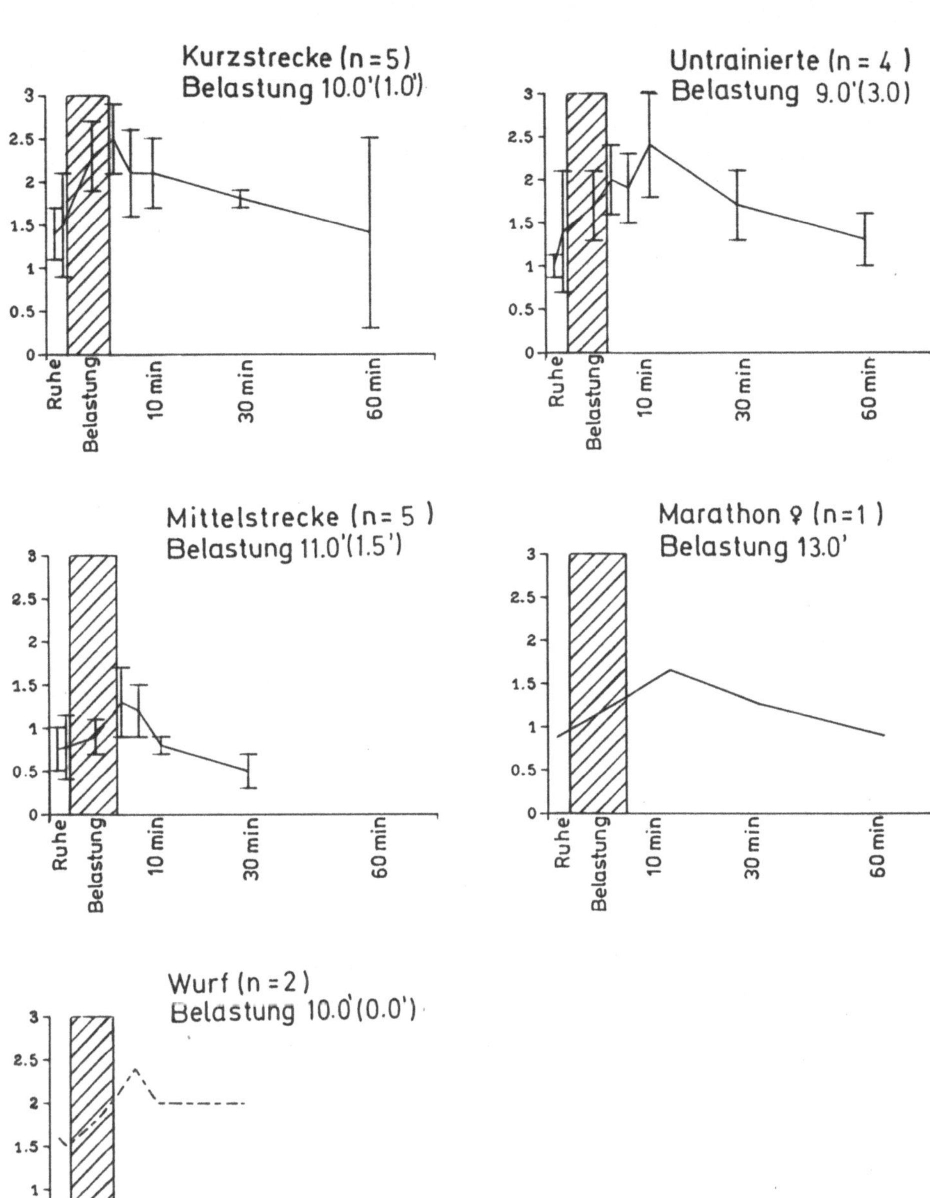

Anhang-Abb. 13. Progesteron $\left[\text{ng/ml, } \tilde{x}\,(\text{ABW})\right]$ bei standardisierter Belastung mit hormonaler Kontrazeption

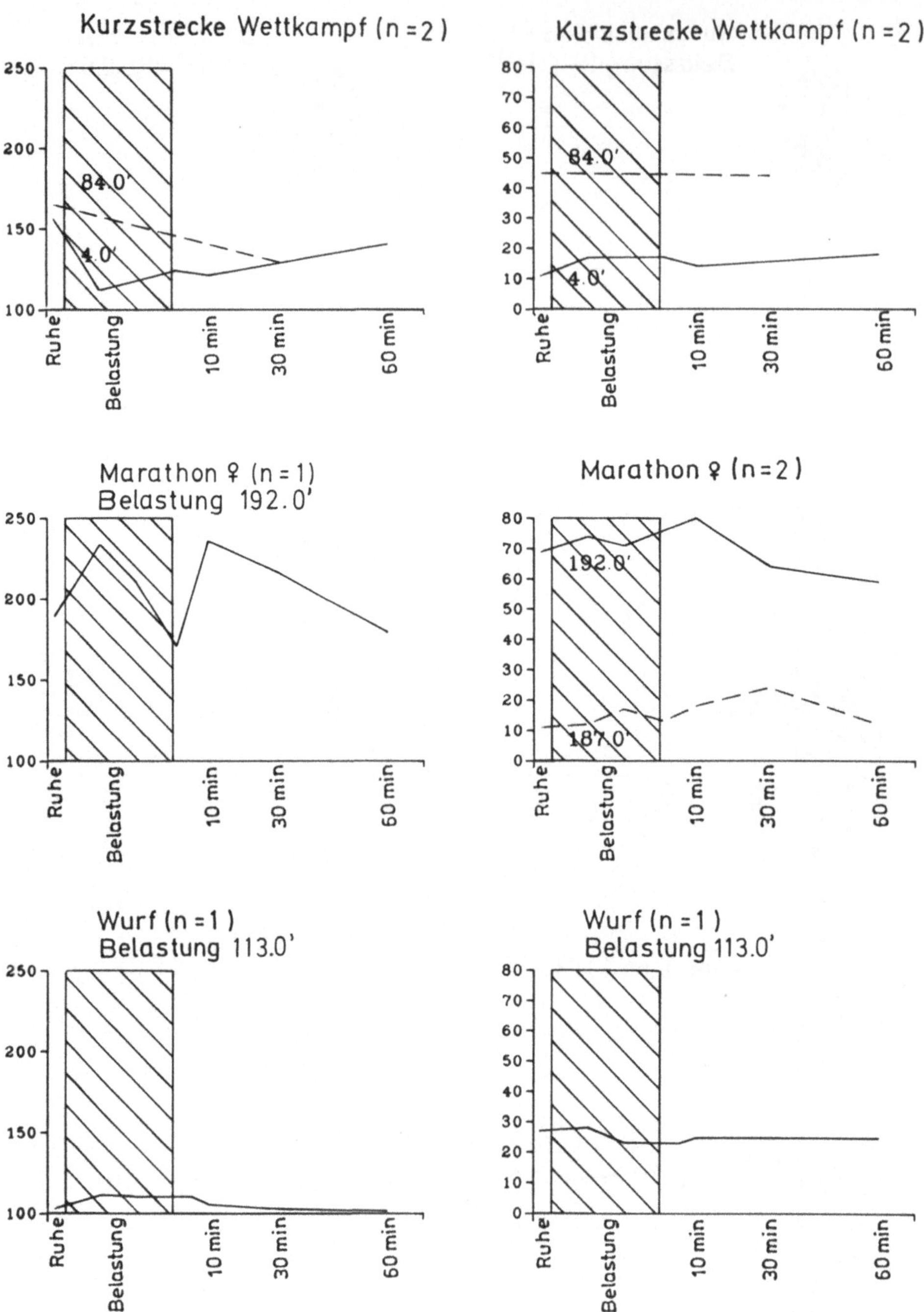

Anhang-Abb. 14. FSH (links, ng/ml, Einzelwerte) und LH (rechts. ng/ml, Einzelwerte) bei qualitativ differenzierter Belastung, in der Lutealphase

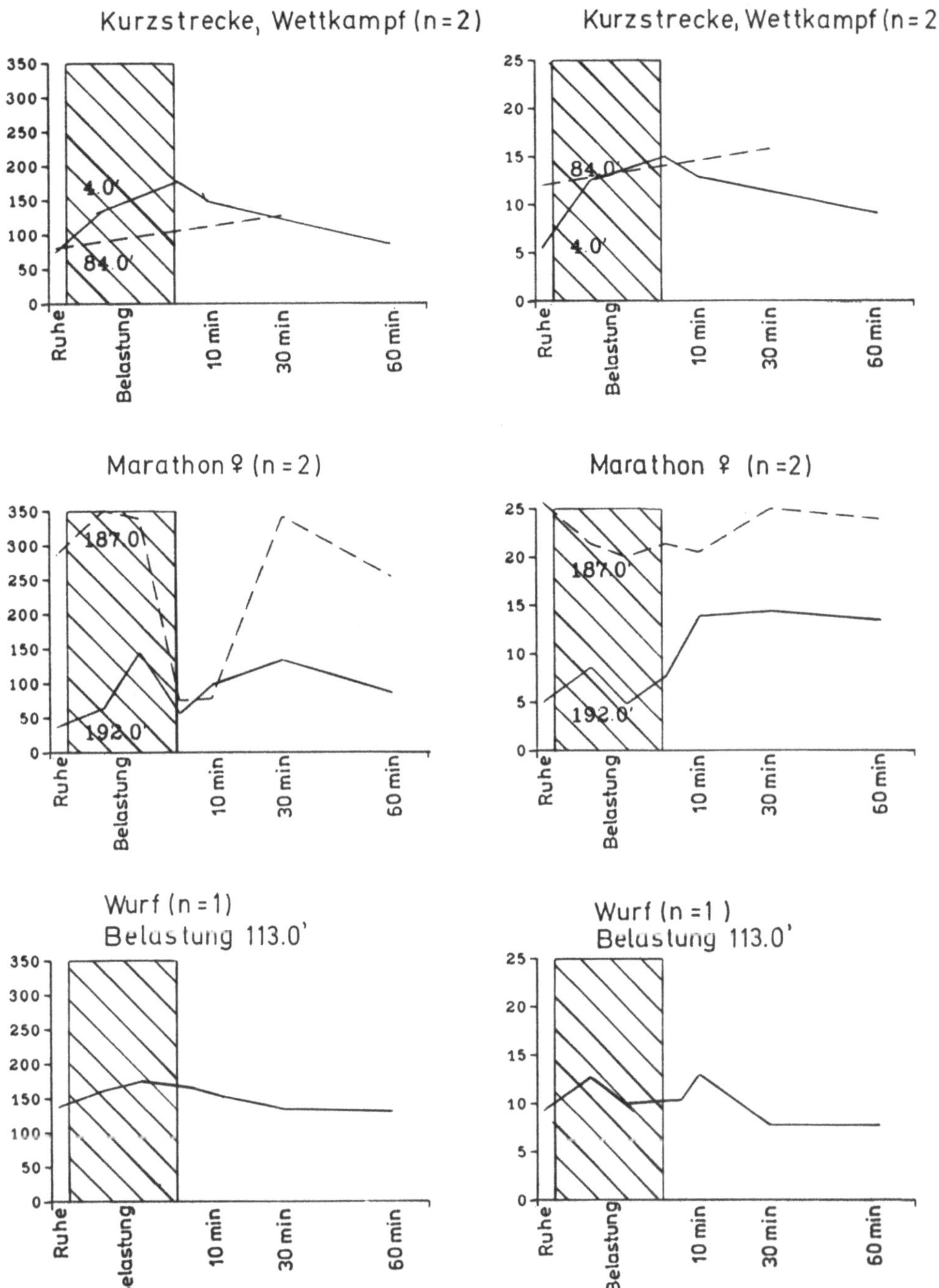

Anhang-Abb. 15. Östradiol (links, pg/ml, Einzelwerte) und Progesteron (rechts, ng/ml, Einzelwerte) bei qualitativ differenzierter Belastung, in der Lutealphase

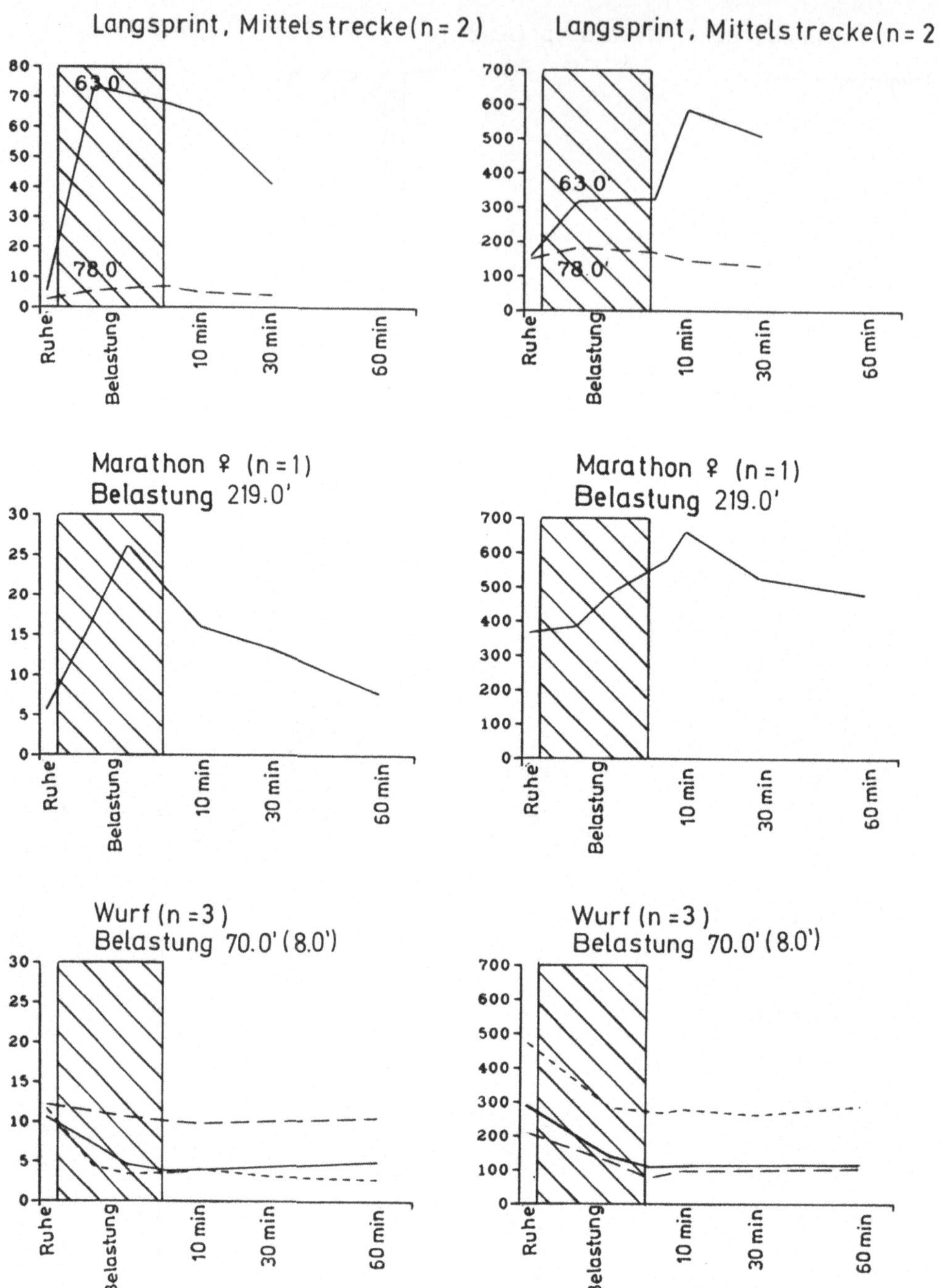

Anhang-Abb. 16. Prolaktin (links, ng/ml, Einzelwerte) und Kortisol (rechts, ng/ml, Einzelwerte) bei qualitativ differenzierter Belastung, mit hormonaler Kontrazeption

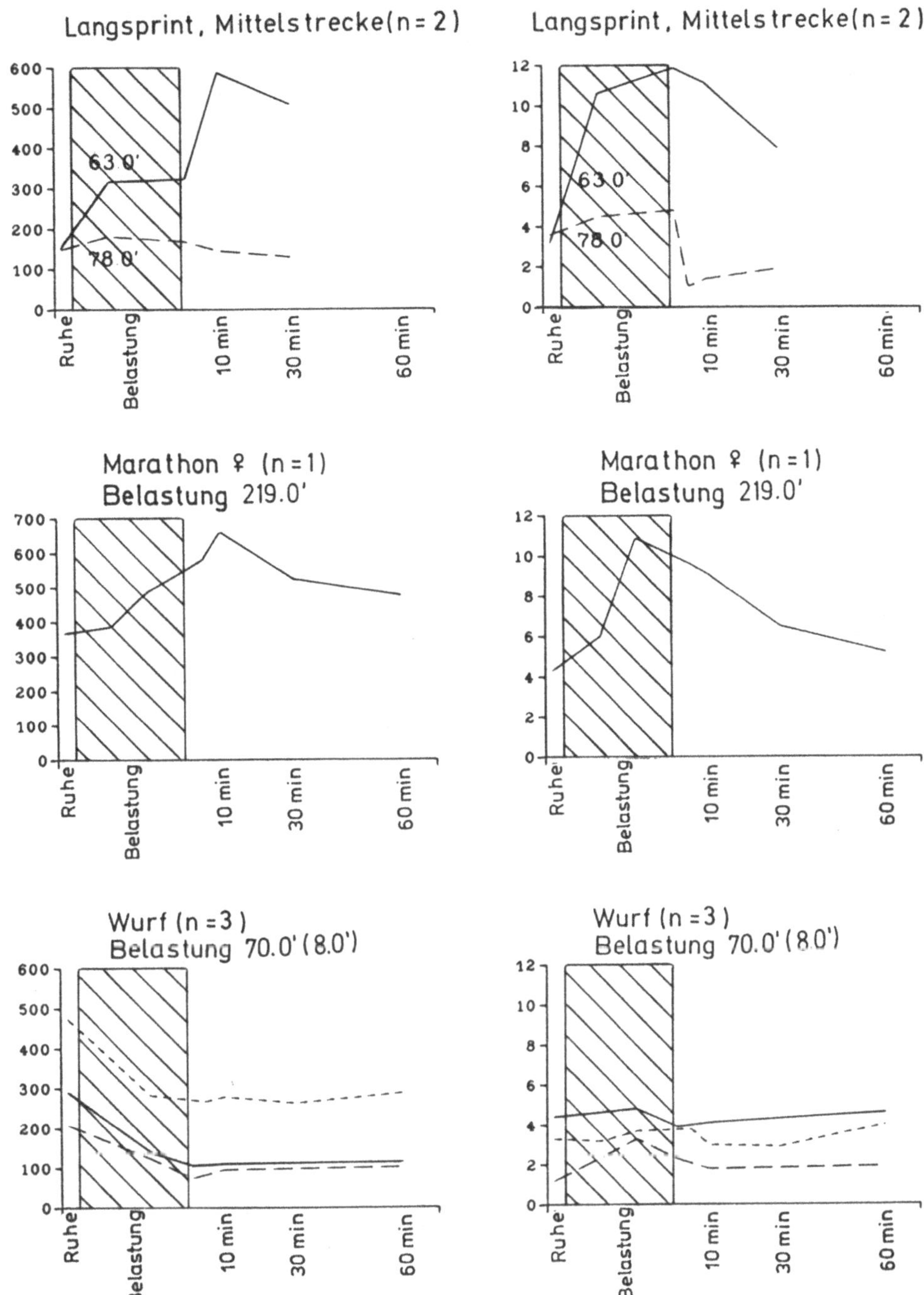

Anhang-Abb. 17. Kortisol (links, ng/ml, Einzelwerte) und DHEA (rechts, ng/ml, Einzelwerte) bei qualitativ differenzierter Belastung, mit hormonaler Kontrazeption

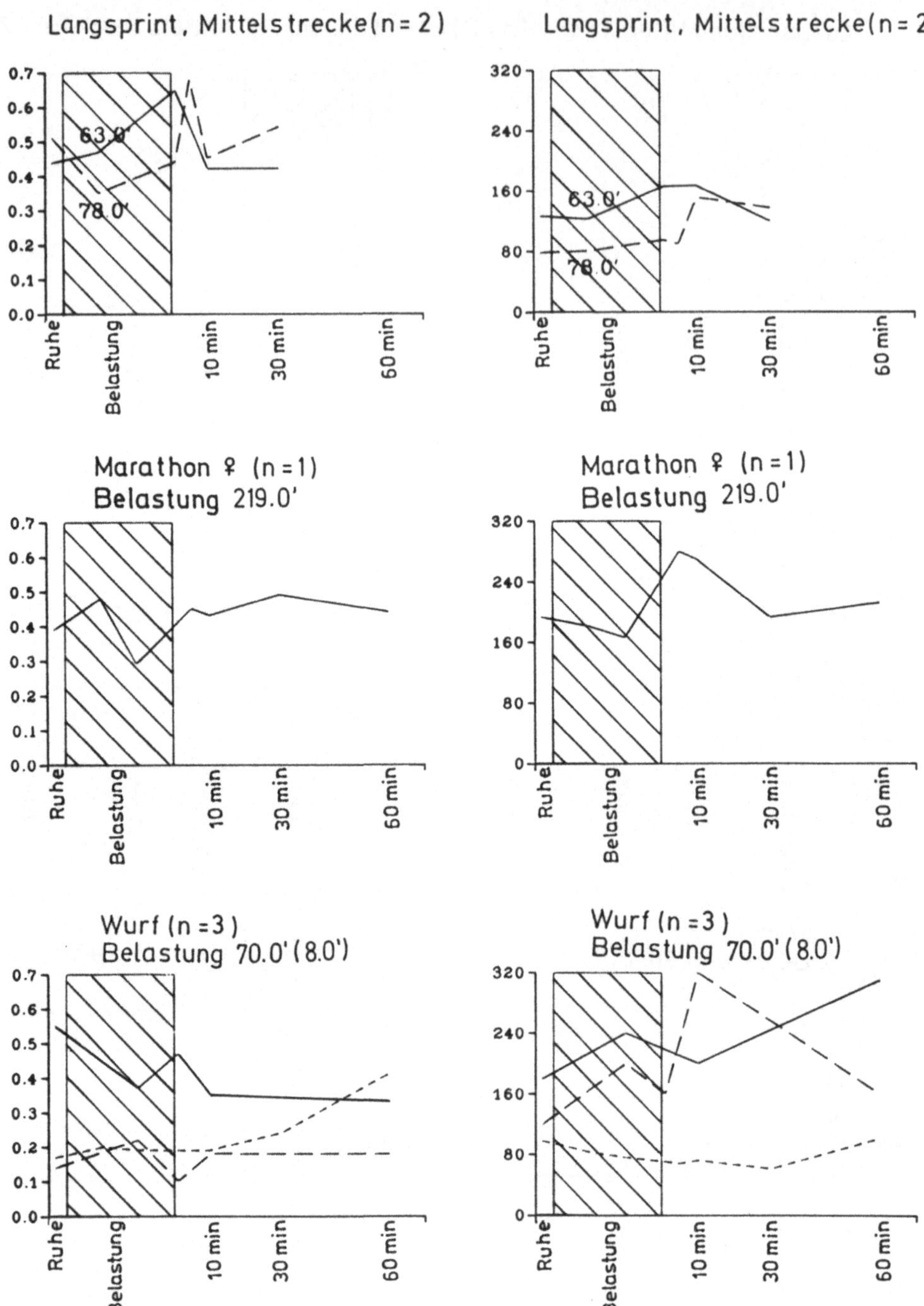

Anhang-Abb. 18. Testosteron (links, ng/ml, Einzelwerte) und DHT (rechts, pg/ml, Einzelwerte) bei qualitativ differenzierter Belastung, mit hormonaler Kontrazeption

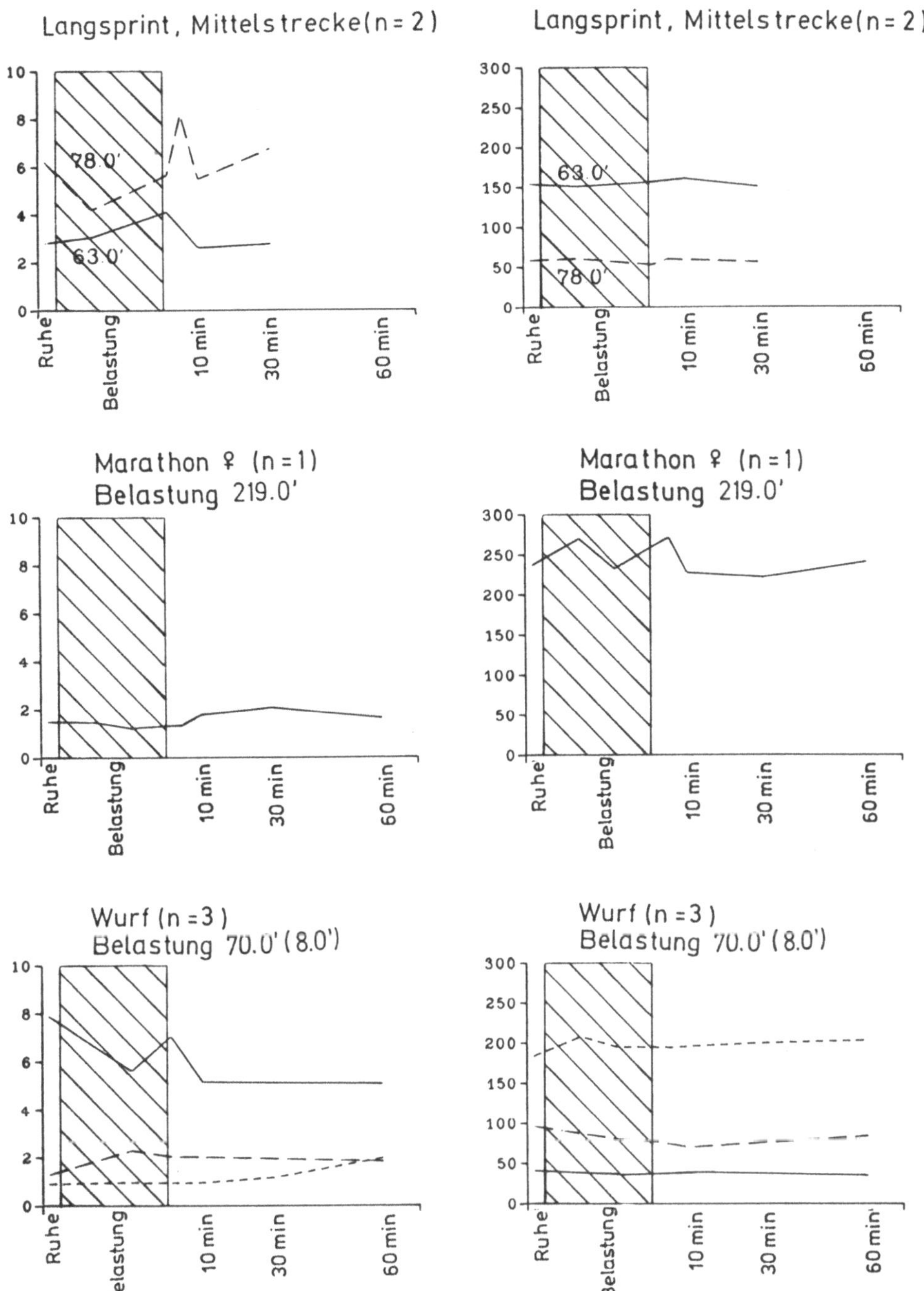

Anhang-Abb. 19. Freies Testosteron (links, pg/ml; Einzelwerte) und SHBG (rechts, nmol/l; Einzelwerte) bei qualitativ differenzierter Belastung, mit hormonaler Kontrazeption

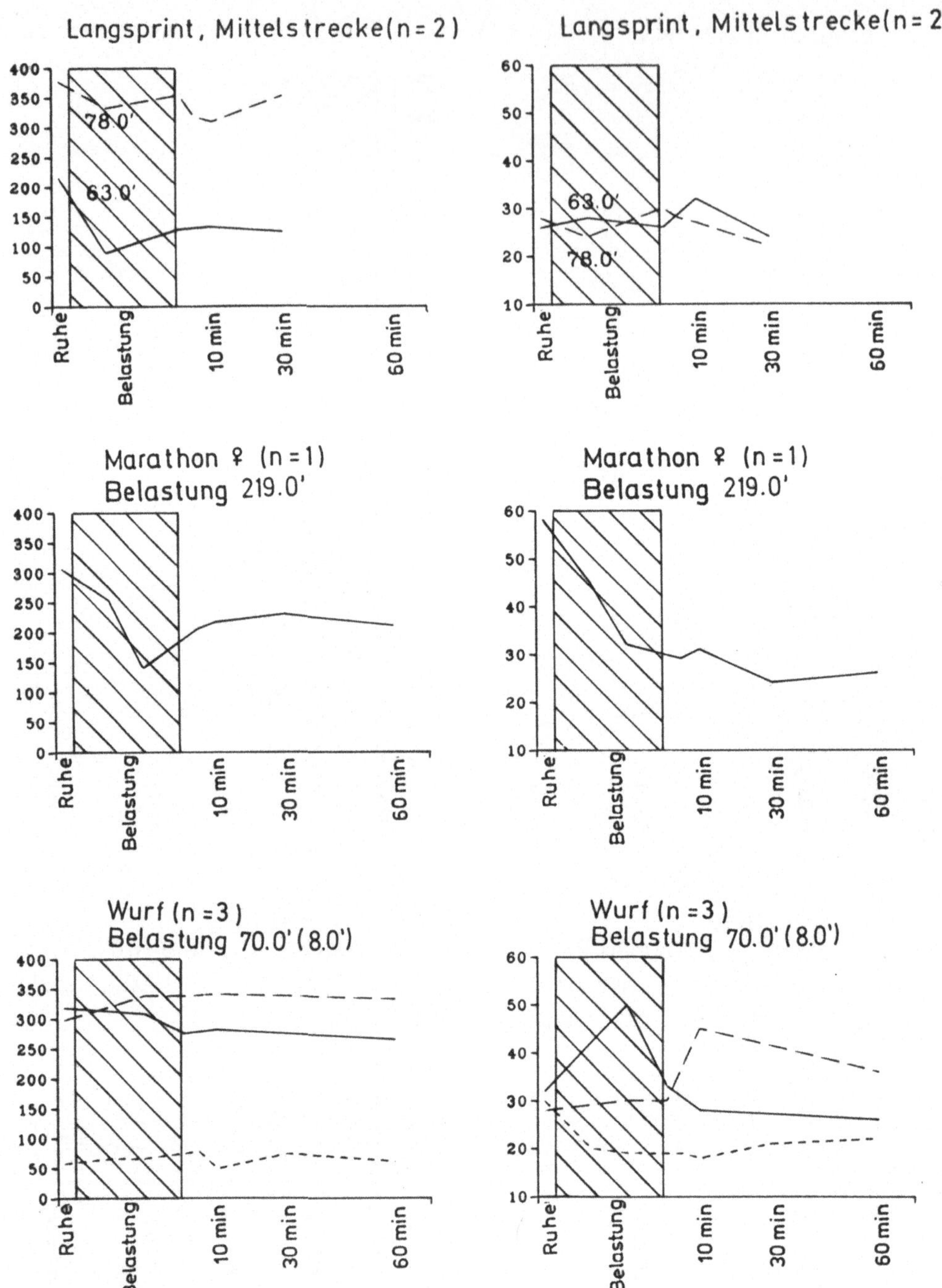

Anhang-Abb. 20. FSH (links, ng/ml. Einzelwerte) und LH (rechts, ng/ml. Einzelwerte) bei qualitativ differenzierter Belastung, mit hormonaler Kontrazeption

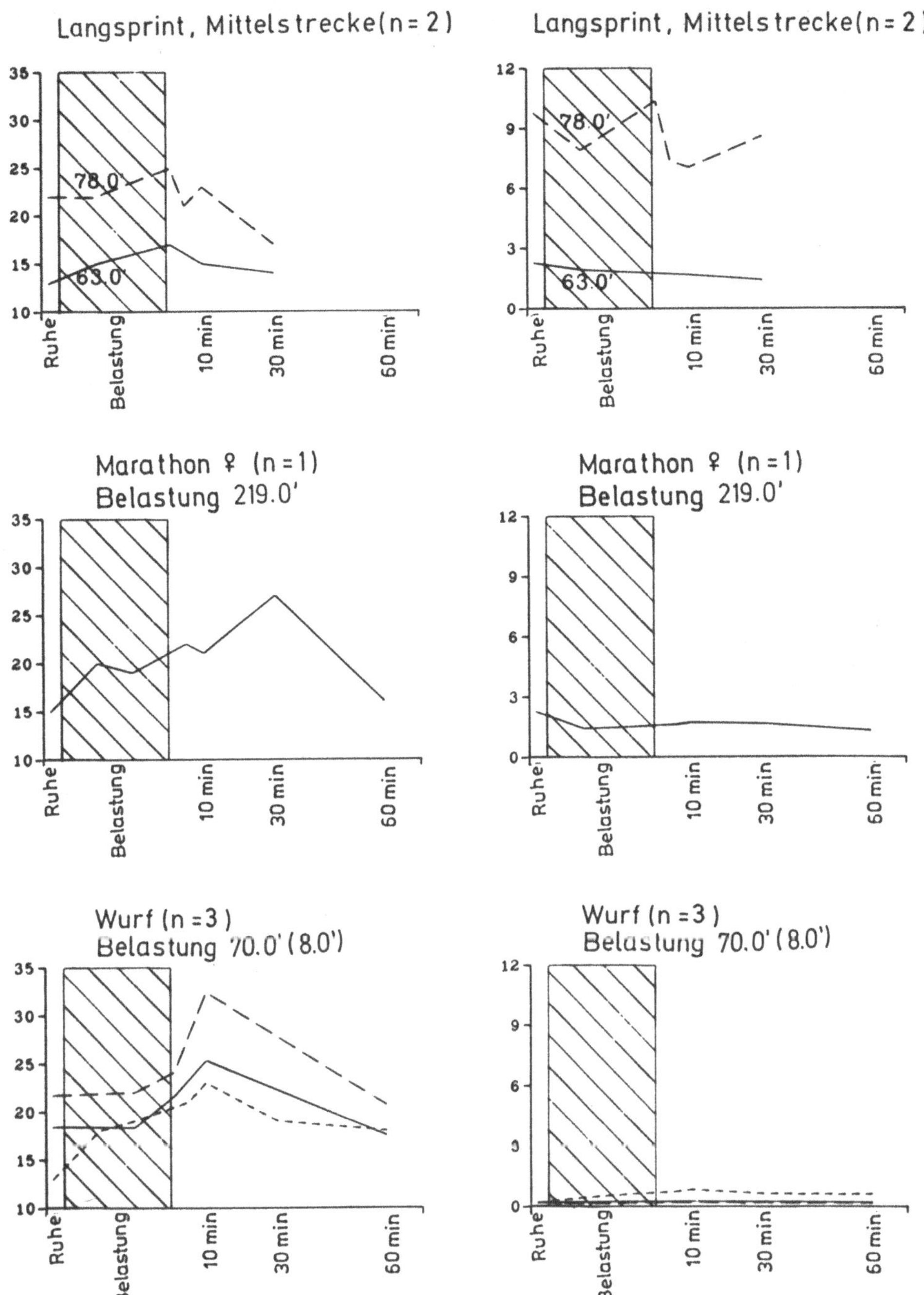

Anhang-Abb. 21. Östradiol (links, pg/ml, Einzelwerte) und Progesteron (rechts, ng/ml, Einzelwerte) bei qualitativ differenzierter Belastung, mit hormonaler Kontrazeption

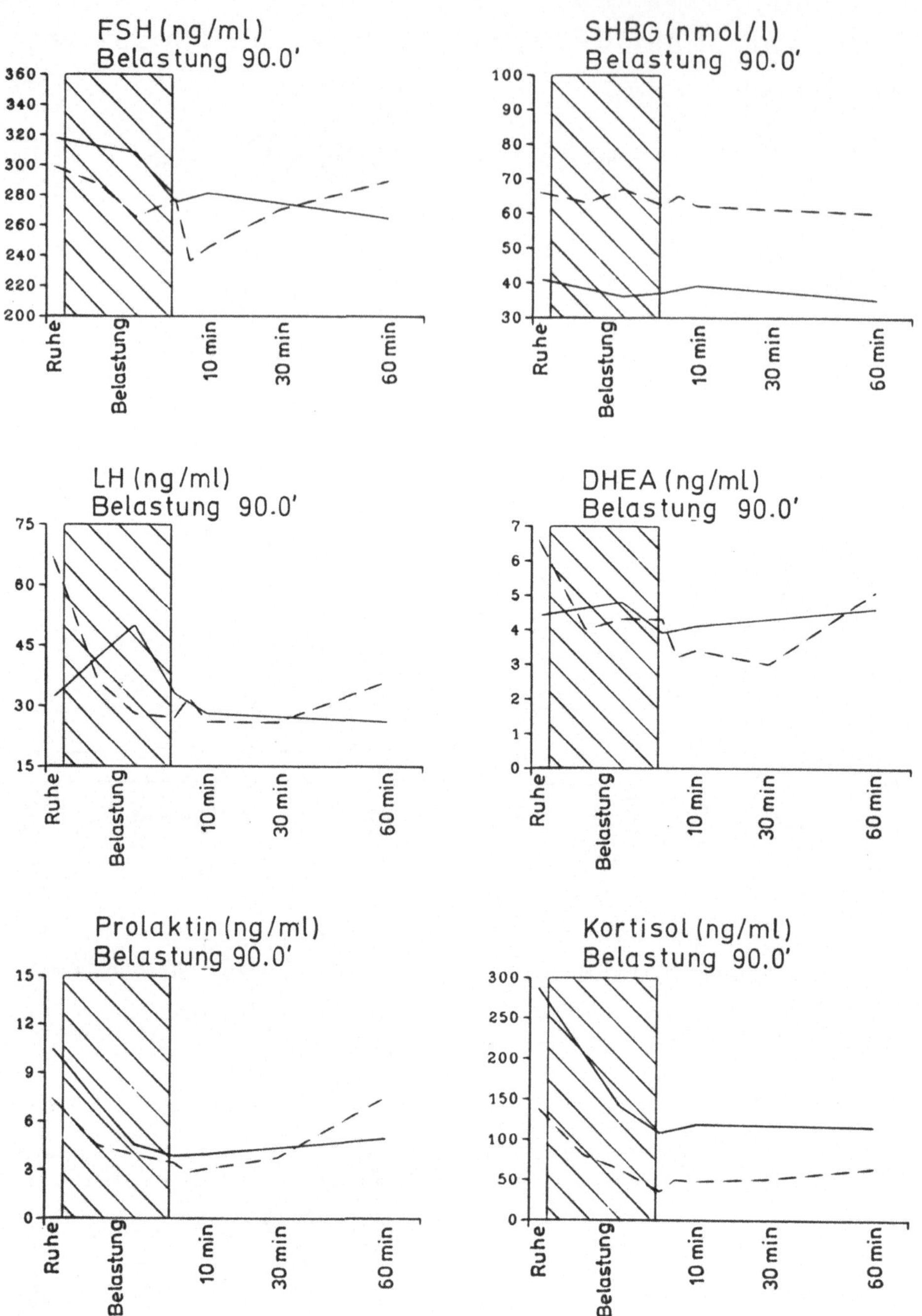

Anhang-Abb. 22. Wurf- und Krafttraining der B-Kader-Athletin N.N. unter Ovysmen 1/35

160

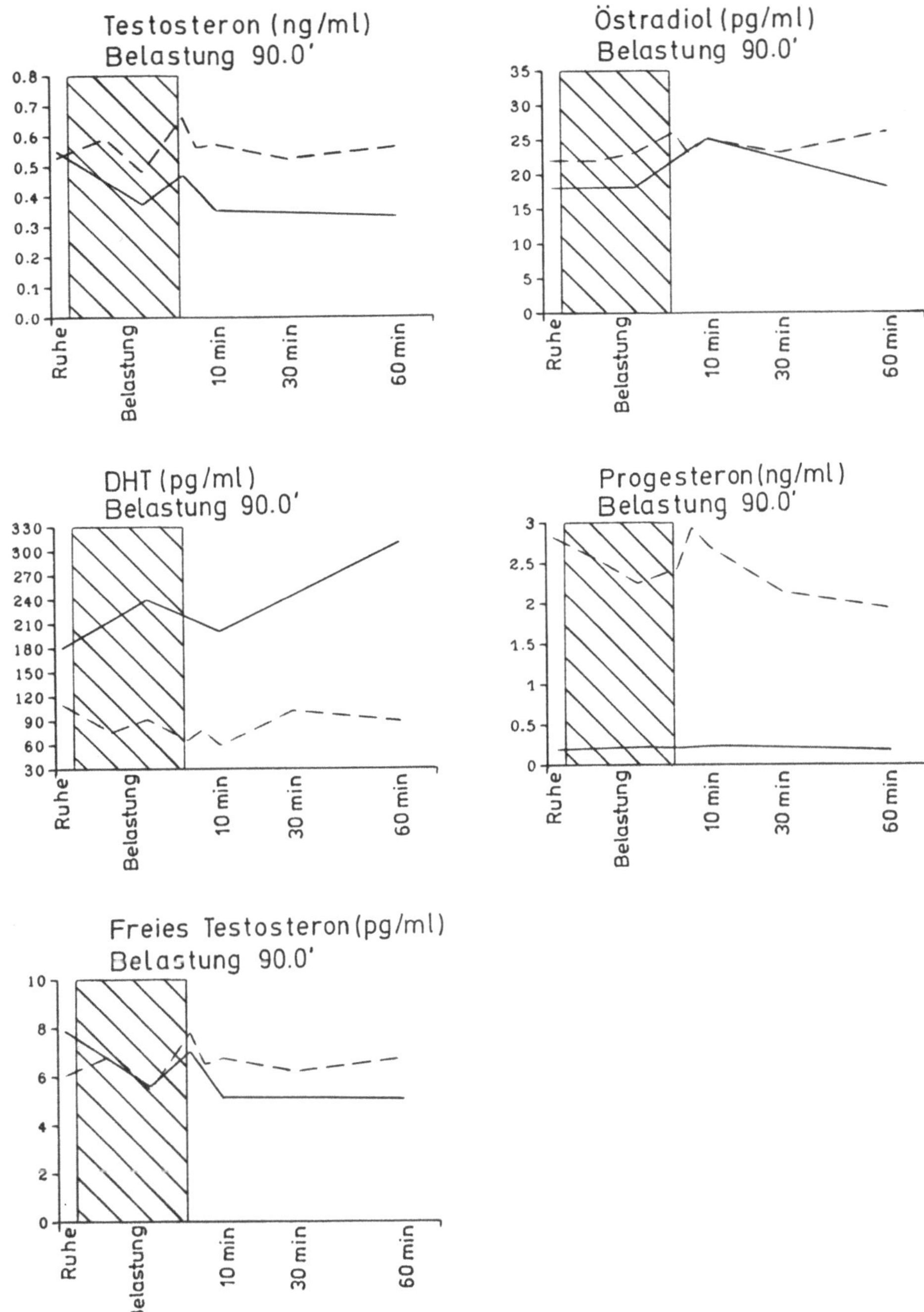

Anhang-Abb. 23. Wurf- und Krafttraining der B-Kader-Athletin N.N. unter Ovysmen 1/35